临床诊疗指南

癫痫病分册

（2023 修订版）

中国抗癫痫协会　编著

人民卫生出版社
·北京·

图书在版编目（CIP）数据

临床诊疗指南.癫痫病分册:2023修订版/中国抗
癫痫协会编著.—北京:人民卫生出版社,2023.2（2023.10重印）
　ISBN 978-7-117-34579-8

　Ⅰ.①临…　Ⅱ.①中…　Ⅲ.①临床医学-指南　②癫痫
-诊疗-指南　Ⅳ.①R4-62②R742.1-62

　中国国家版本馆CIP数据核字(2023)第033304号

人卫智网　www.ipmph.com	医学教育、学术、考试、健康，购书智慧智能综合服务平台	
人卫官网　www.pmph.com	人卫官方资讯发布平台	

临床诊疗指南

癫痫病分册（2023修订版）

Linchuang Zhenliao Zhinan

Dianxianbing Fence（2023 Xiuding Ban）

编　　著：中国抗癫痫协会
出版发行：人民卫生出版社（中继线 010-59780011）
地　　址：北京市朝阳区潘家园南里 19 号
邮　　编：100021
E - mail：pmph @ pmph.com
购书热线：010-59787592　010-59787584　010-65264830
印　　刷：北京市艺辉印刷有限公司
经　　销：新华书店
开　　本：787×1092　1/16　　印张：12
字　　数：292 千字
版　　次：2023 年 2 月第 1 版
印　　次：2023 年 10 月第 4 次印刷
标准书号：ISBN 978-7-117-34579-8
定　　价：59.00 元

打击盗版举报电话：010-59787491　E-mail：WQ @ pmph.com
质量问题联系电话：010-59787234　E-mail：zhiliang @ pmph.com
数字融合服务电话：4001118166　E-mail：zengzhi @ pmph.com

编者名单

主　编　洪　震　姜玉武

副 主 编　梁树立　陈　蕾

编　委　（以姓氏笔画为序）

丁　玎（复旦大学附属华山医院）

王　爽（北京大学第一医院）

刘永红（中国人民解放军空军军医大学西京医院）

江　文（中国人民解放军空军军医大学西京医院）

孙　丹（华中科技大学同济医学院附属武汉儿童医院）

孙　伟（首都医科大学宣武医院）

孙新宇（北京大学第六医院）

李文玲（河北医科大学第二医院）

杨志仙（北京大学第一医院）

吴　晔（北京大学第一医院）

吴洵昳（复旦大学附属华山医院）

何丽云（中国中医科学院中医临床基础医学研究所）

张　华（西安交通大学第一附属医院）

张　凯（首都医科大学附属北京天坛医院）

张月华（北京大学第一医院）

陈　蕾（四川大学华西医院）

陈子怡（中山大学附属第一医院）

邵晓秋（首都医科大学附属北京天坛医院）

季涛云（北京大学第一医院）

金丽日（北京协和医院）

周　健（首都医科大学三博脑科医院）

姜玉武（北京大学第一医院）

洪　震（中国抗癫痫协会）

郭　强（广东三九脑科医院）

梁树立（首都医科大学附属北京儿童医院）

彭　镜（中南大学湘雅医院）

蔡立新（北京大学第一医院）

编写秘书　季涛云（北京大学第一医院）（兼）

批　　准　中国抗癫痫协会常务理事会（2021 年 12 月 11 日会议）

　　本书是在中国抗癫痫协会组织全国主要从事癫痫诊治的神经内科、神经外科、儿科、精神科及中医专家编写出版的《临床诊疗指南——癫痫病分册》（2015 修订版）的基础上，进行更新和修订的《临床诊疗指南——癫痫病分册》（2023 修订版）。全书共 13 章，系统介绍了癫痫的定义、分类、诊断、预后，药物治疗、外科治疗，癫痫持续状态的诊断与处理，药物难治性癫痫的诊断与处理，脑电图及神经电生理监测，癫痫相关影像学技术，癫痫共患病，癫痫患者就诊及治疗注意事项，癫痫患者综合管理以及癫痫的中医诊断与治疗等。本书可供神经内科、神经外科、儿科、精神科及基层医师诊治癫痫时作为依据和参考。

《临床诊疗指南——癫痫病分册》(以下简称"癫痫诊疗指南")的出版发行,对于规范癫痫的临床诊疗、提升癫痫防治水平发挥了重要推动作用。2015年修订版发布以来,国际抗癫痫联盟于2017年发布了新的癫痫发作操作性分类及癫痫分类的立场文件,国内外学术界在癫痫的发病机制、新抗癫痫药物、癫痫外科新技术等多方面进行了大量研究,取得了系列重要成果,形成了多个癫痫相关治疗指南、共识,国内专家在癫痫发病机制、病因学诊断、新治疗方法以及长程管理等各方面同样进行了大量研究和实践,取得了一大批研究成果,提出了一系列专家共识。

基于上述国内外研究成果及更新的专家共识、指南以及"癫痫诊疗指南"2007年第1版和2015年修订版发布后国内广大癫痫病学专家及临床医师的反馈意见,遵循第1版指南的基本原则,结合我国国情,在2015年修订版的基础上,中国抗癫痫协会组织国内相关专家再次修订编写了中国《临床诊疗指南——癫痫病分册》(2023修订版),以此进一步促进我国癫痫临床诊疗、管理水平及全国的诊疗同质化水平的提升,造福广大的癫痫患者。

虽然此次"癫痫诊疗指南"的修订工作历经国内多位相关专家的精心写作、资深专家的反复审阅修改以及中国抗癫痫协会常务理事会全体专家的审定,但是我们深知此2023修订版仍然存在不足,真挚地希望各级医疗机构和广大医务人员在阅读、使用本指南的过程中多提宝贵意见和建议,以利今后修订中进一步改进和完善。谨代表全体作者和编审者,对所有读者、同仁、朋友及抗癫痫协会秘书处在此次"癫痫诊疗指南"修订版的编写和修订中给予的帮助表示衷心感谢!

中国抗癫痫协会会长　　洪　震
2023年1月

2015修订版前言

我国《临床诊疗指南——癫痫病分册》(以下简称"癫痫诊疗指南")于 2007 年首次出版，对规范临床医师对癫痫的诊疗行为、提高癫痫预防、控制和管理水平起到积极的推动作用。在第 1 版"癫痫诊疗指南"发布后的 8 年期间，国际医学领域有关癫痫的技术、理念日新月异地发展；国际抗癫痫联盟(International League Against Epilepsy, ILAE)及英国国家卫生与临床优化研究所(National Institute for Clinical Excellence, NICE)等指南陆续更新；部分抗癫痫新药投入临床使用；国际上发布了新的癫痫定义及更多具有循证医学证据的研究，癫痫的诊断、治疗及机制的探究等方面均有了长足的进步。另外，我国癫痫防控事业在过去的 8 年多时间中亦获得蓬勃发展，无论是在临床还是基础研究上都取得了显著进步，从事癫痫诊断与治疗的医务人员队伍不断壮大，对临床诊疗指南的需求大大增加。为了提高"癫痫诊疗指南"的指导性、实用性和先进性，确保"癫痫诊疗指南"所面对的国内各级癫痫工作者在癫痫的诊断、分类与处理等方面逐步与国际接轨，亟待对我国的"癫痫诊疗指南"加以更新与完善。

因此，中国抗癫痫协会委托所属"青年委员会"数名学术造诣深、临床经验丰富且外语水平高的青年专家着手修订"癫痫诊疗指南"。该起草小组工作极为认真负责、勤奋努力，参考了数个国外相关版本、结合我国临床实践经验，写出了"癫痫诊疗指南"的 2015 修订版初稿，其后，在数位资深专家的参与下，反复修改、数易其稿，最终获得协会常务理事会的认可、批准，现予以出版发行。

尽管如此，我们仍不能确信此"癫痫诊疗指南"2015 修订版已经完美无缺，况且，癫痫学科正在快速发展过程中，书中难免存在缺点或错误。热切希望各级医疗机构和广大医务人员在使用本指南的临床实践中认真总结经验、提出意见和建议，使之在进一步修订时日臻完善。

中国抗癫痫协会名誉会长　李世绰

2015 年 6 月

为了规范全国各级医疗机构医务人员在癫痫诊疗中的行为,提高诊断水平和医疗质量,同时兼顾到医疗保险对癫痫诊治的给付标准,2005 年 6 月,劳动和社会保障部医疗保险司和卫生部有关司局委托中国抗癫痫协会编写"癫痫诊疗指南"。我们充分认识到指南的编写是一项极为严肃、重要的工作,在我国癫痫诊疗领域亦属首次。因此,我们从全国20 多个省(自治区、直辖市)推选出 30 余位学识高、造诣深、有较高知名度的癫痫领域的专家、学者,组成老、中、青结合的编写委员会,根据卫生部和中华医学会对临床诊疗指南编写的要求,借鉴国内外数个权威性的指南文本,结合我国临床实践的具体情况拟稿。内容和文字经过数次集体审阅、讨论和修改,最后又请国内癫痫学界权威专家进行了审阅并定稿。因此,本指南在学术水平、涵盖内容、权威性、实用性和可操作性等诸方面,都达到了较高水平。

鉴于此次参与编写的人员同时也是中华医学会神经病学分会、中华医学会儿科学分会神经学组、中华医学会神经外科分会功能神经外科学组的专家成员,中华医学会所属该分会、学组同意与中国抗癫痫协会以"联合编写"的名义发布本指南。经请示卫生部、劳动和社会保障部及中华医学会,认为本指南符合《临床诊疗指南》丛书的编写要求和标准,在按中华医学会规定程序批准后,纳入《临床诊疗指南》丛书序列,作为"癫痫分册"出版。

本指南系首次出版,其中缺点、不足在所难免。热切希望各级医疗机构和广大医务人员在施行中认真总结经验、提出意见,待再版时予以改进,使之逐渐完善。

中国抗癫痫协会会长　李世绰
2006 年 9 月

目 录

第一章　概述 ……………………………………………………………………… 1

第一节　指南再版编写的背景 ………………………………………… 1

第二节　指南编写的目的和应用注意事项 ………………………… 2

第三节　我国癫痫的诊疗现状 ………………………………………… 3

第二章　癫痫的诊断及预后 …………………………………………………… 6

第一节　基本概念 ……………………………………………………… 6

第二节　癫痫诊断的原则、流程、标准和方法 …………………… 7

第三节　癫痫发作的分类 ……………………………………………… 10

第四节　癫痫及癫痫综合征的分类 ………………………………… 15

第五节　癫痫的病因学 ………………………………………………… 24

第六节　癫痫的鉴别诊断 ……………………………………………… 26

第七节　癫痫诊断中的注意事项 …………………………………… 30

第八节　癫痫的预后 …………………………………………………… 32

第三章　癫痫的处理原则 ……………………………………………………… 36

第一节　癫痫的治疗手段 ……………………………………………… 36

第二节　单次或丛集性癫痫发作的即刻处理原则 ……………… 38

第四章　癫痫的药物治疗 ……………………………………………………… 41

第一节　抗癫痫发作药介绍 …………………………………………… 41

第二节　抗癫痫发作药治疗原则 …………………………………… 50

第三节　抗癫痫发作药的选择 ………………………………………… 51

第五章　癫痫的外科治疗 ……………………………………………………… 61

第一节　开展癫痫外科治疗的条件要求 ………………………… 61

第二节　癫痫外科手术的适应证及禁忌证 ……………………… 62

第三节　癫痫外科术前综合评估 …………………………………… 63

第四节　癫痫外科手术方式选择及相关问题 …………………… 66

第五节　癫痫外科手术后综合治疗与评估 ……………………… 69

第六章　癫痫持续状态的诊断与处理 ……………………………………………………… 74

第七章　药物难治性癫痫的诊断与处理 …………………………………………………… 84

第八章　脑电图及神经电生理监测 ………………………………………………………… 89
　第一节　脑电图在癫痫领域中的应用 …………………………………………………… 89
　第二节　脑电图的分析 …………………………………………………………………… 91
　第三节　癫痫发作和癫痫综合征的脑电图特征 ………………………………………… 98
　第四节　颅内脑电图在癫痫外科中的应用 …………………………………………… 102
　第五节　重症监护病房中的脑电图监测 ……………………………………………… 105
　第六节　脑磁图 ………………………………………………………………………… 108
　第七节　诱发电位在癫痫诊治中的应用 ……………………………………………… 109

第九章　癫痫相关影像学技术 …………………………………………………………… 111
　第一节　结构性神经影像学 …………………………………………………………… 111
　第二节　功能性神经影像学 …………………………………………………………… 113
　第三节　影像后处理技术 ……………………………………………………………… 116

第十章　癫痫共患病 ……………………………………………………………………… 119
　第一节　概述 …………………………………………………………………………… 119
　第二节　癫痫共患偏头痛 ……………………………………………………………… 120
　第三节　癫痫共患孤独症谱系障碍 …………………………………………………… 121
　第四节　癫痫共患注意缺陷多动障碍 ………………………………………………… 122
　第五节　癫痫共患抑郁障碍 …………………………………………………………… 126
　第六节　癫痫共患焦虑障碍 …………………………………………………………… 127
　第七节　癫痫共患双相情感障碍 ……………………………………………………… 128
　第八节　癫痫共患精神病性障碍 ……………………………………………………… 128
　第九节　癫痫共患睡眠障碍 …………………………………………………………… 129

第十一章　癫痫患者就诊及治疗注意事项 ……………………………………………… 132

第十二章　癫痫患者综合管理 …………………………………………………………… 135
　第一节　癫痫患者的生活质量 ………………………………………………………… 135
　第二节　癫痫患者综合管理的模式及内容 …………………………………………… 137
　第三节　患者关爱活动的组织 ………………………………………………………… 140

第十三章　癫痫的中医诊断与治疗 ……………………………………………………… 142
　第一节　癫痫的中医诊断与分期 ……………………………………………………… 142

第二节　癫痫的中医药治疗 ………………………………………………………… 143
第三节　中医药治疗癫痫的循证证据 …………………………………………… 146

附录……………………………………………………………………………… 152
　附录1　癫痫发作的分类（ILAE，1981年）…………………………………… 152
　附录2　描述发作症状的术语（ILAE，2001年）……………………………… 153
　附录3　症状学发作分类 …………………………………………………………… 159
　附录4　新生儿癫痫发作的分类及诊断流程（ILAE，2021年）…………… 159
　附录5　新生儿癫痫发作的诊断级别（ILAE，2021年）…………………… 160
　附录6　癫痫和癫痫综合征的分类（1989年）………………………………… 160
　附录7　ILAE癫痫和癫痫综合征分类（2010年）…………………………… 162
　附录8　ILAE癫痫综合征的分类（2022年）………………………………… 163
　附录9　癫痫综合征相关致病基因 …………………………………………………… 165

第一章　概　述

第一节　指南再版编写的背景

癫痫是一组由于脑部神经元异常过度放电引起的反复、发作性和短暂性的中枢神经系统功能失常的慢性脑部疾病。癫痫不是单一的疾病实体，而是一种有着不同病因基础、临床表现各异但以反复癫痫发作为共同特征的慢性脑部疾病。癫痫在任何年龄、地区和种族的人群中都有发病，但以婴幼儿期及老年期较高。近年来随着我国人口老龄化，脑血管病、痴呆、自身免疫性脑炎和神经系统退行性疾病的发病率增加，而这些疾病常常共患癫痫，也使得老年人群中癫痫患病率有所上升。据世界卫生组织（World Health Organization，WHO）估计，全球大约有五千万癫痫患者，每年新发患者超过 400 万，年发病率 61.4/10 万。国内流行病学资料显示，我国癫痫的患病率（prevalence）在 4‰～7‰。近年来，国内外学者更重视活动性癫痫的患病率，即在最近某段时间（1 年或 2 年）内仍有发作的癫痫例数与同期平均人口之比。我国活动性癫痫患病率为 4.6‰，年发病率在 30/10 万左右。据此估算，我国约有 640 万的活动性癫痫患者，同时每年有 30 万左右新发癫痫患者。癫痫是神经内科最常见的疾病之一。癫痫患者的死亡危险性为一般人群的 2～3 倍，主要死因为癫痫猝死（sudden unexpected death in epilepsy，SUDEP）、癫痫持续状态、意外伤害、自杀等。

癫痫对于个人、家庭和社会带来严重的负面影响。目前社会上存在对癫痫的误解和对癫痫患者的歧视，因而被确诊为癫痫可使患者及其家属产生较严重的心理障碍。癫痫发作给患者造成巨大的生理和心理上的痛苦，严重影响患者和家庭的生活质量；长期服用抗癫痫发作药（anti-seizure medications，ASMs）及其他诊治费用给家庭带来沉重的经济负担；同时，癫痫患者的保健、教育、就业、婚姻生育等问题，也是患者及其亲属和社会多部门关注的问题。因此，癫痫不仅仅是医疗问题，也是重要的公共卫生和社会问题。WHO 已将癫痫列为重点防治的神经、精神疾病之一。

各国临床研究表明，新诊断的癫痫患者，如果接受规范、合理的 ASMs 治疗，70%～80% 患者的发作是可以控制的，其中 60%～70% 的患者经 2～5 年的治疗可以停药。然而在发展中国家，由于人们对癫痫缺乏正确认识以及医疗资源匮乏，大多数癫痫患者得不到合理有效的治疗，存在很大的治疗缺口（treatment gap，即未得到正规治疗的患者的比例）。我国活动性癫痫患者的治疗缺口达 49.8%。据此估算我国大约有 300 万活动性癫痫患者没有得到合理的治疗。

目前癫痫治疗中，仍存在诊断不准确或治疗不规范的现象。这与多种因素有关：①患者或家属对癫痫缺乏必要的科学知识，常认为癫痫是治不好的病，对医疗缺乏信心，容易听信传言，导致就医盲目流动、"有病乱投医"。②过于担心 ASMs 的副作用，盲目轻信民间流传的未经国家批准验证的"自制中药"或"偏方""秘方"甚至迷信活动。③患者服药依从性差，随意停药、减量或换药。④国内医疗资源配置虽然不断改善，但是仍然欠合理，神经科医师特别是癫痫专业医师数量不足。部分非专科医师对癫痫的诊断、分类不准确，治疗不规范，选药不恰当，例如将局灶性发作诊断为全面性发作，不认识癫痫综合征，将非癫痫性发作诊断为癫痫，盲目使用多药治疗；癫痫外科治疗开展逐渐广泛，但是仍然存在由于术前评估不够严谨或者学术水平不足，导致手术效果不佳的情况。⑤有些地区游医、庸医误导患者的治疗，用不正常的手段赚取患者的钱财，结果不仅贻误患者的病情，而且给患者和家庭在经济和心理上带来沉重的负担。

2007 年，中华医学会委托中国抗癫痫协会（CAAE）制定的《临床诊疗指南——癫痫病分册》（以下简称指南）出版，这是中国第一个癫痫诊断和治疗指南，2015 年 CAAE 推出了指南修订版。自修订版指南发布以来，癫痫病学各方面均有长足发展，包括国际抗癫痫联盟（International League against Epilepsy，ILAE）基于癫痫临床 - 脑电、分子机制、遗传学等研究进展于 2017 年发布了新的癫痫发作操作性分类及癫痫分类的 ILAE 分类和术语委员会立场文件；基于癫痫机制及 ASMs 研究的新发现以及大规模多中心的药物临床研究评价结果，明确了新型 ASMs 治疗癫痫的疗效及安全性，促成了国际上多个 ASMs 治疗指南、共识的更新和发布；癫痫外科的术前评估、手术方式、癫痫病理学研究等均获得了大量新研究结果，发布了新指南 / 共识；国内专家在癫痫诊断、治疗、长程管理等各方面同样进行了大量的临床及基础研究，取得了一大批研究成果，提出了一系列专家共识。

基于上述国内外研究成果及更新的专家共识，以及前两版指南发布后国内广大癫痫病学专家及临床医师的反馈意见，遵循第 1 版指南的基本原则，结合我国国情，在 2015 修订版的基础上，中国抗癫痫协会组织国内相关专家再次修订编写了中国"临床诊疗指南——癫痫病分册"（2023 修订版），希望能进一步促进我国癫痫临床诊疗综合水平及全国的诊疗同质化水平的提升，造福广大的癫痫患者。

第二节　指南编写的目的和应用注意事项

一、目　的

癫痫诊疗指南是癫痫临床诊疗的指导性文件，包括癫痫诊断和治疗的基本原则、依据和规范化操作程序。主要针对各级医疗单位的医务工作者，包括癫痫专科、神经内外科、儿科及妇产科、全科、精神科、重症医学科、急诊科等相关医护技人员，使他们在临床实践中能够方便、快捷地查询癫痫的相关信息，做到有据可查、有规可依，科学、准确地诊断和治疗癫痫患者；也是一本有针对性的教学资料，用于指导青年医师对癫痫的规范化诊疗。同时，指南也可以指明目前研究尚且不足的领域或方向。除此之外，它还可用于医师向患者、家属及其照顾者进行癫痫的紧急处理原则及就诊、治疗过程中的注意事项的科普宣传。

二、应用注意事项

1. 本指南是临床医师诊疗工作中的指导性文件。

2. 指南中制定的临床诊疗标准及原则，其内容和标准是基于大量的临床案例资料总结、科学研究数据以及专家共识，临床医师应当在实践中遵循。当然，在指南使用过程中，还需要结合当地医院资源、临床实践情况和新的循证医学证据不断对其相关理论知识、操作技术及护理规范等进行提炼和总结，形成更为合理和科学的操作模式。因此，指南需要定期修订和完善。

3. 指南中的内容和主要注意事项是用来指导临床工作的概括性标准，并不能替代临床医师评价及专科医学建议。单纯依据指南中的内容和标准并不能保证每一个临床病例都能获得诊疗的成功，更不能简单认为指南中的内容已经囊括了癫痫临床操作中的所有规范，而轻易地排除其他一些个体化的诊疗方法。

4. 在判断某一特定医疗程序和治疗计划正确与否时，所有的结论首先必须建立在患者的诊疗需求、具体病情、治疗特点及当地医疗资源的基础之上，而不能简单地仅仅依据指南中的相关内容来作出判断或评价。在判断或评价过程中，如果发现明显与指南相违背的临床事件，则应及时在病历上加以说明，并注明对此事件采取的相关措施。

第三节 我国癫痫的诊疗现状

世界卫生组织（WHO）将癫痫列为重点防控的神经、精神疾病，癫痫在我国乃至世界范围内，都已经日益成为备受关注的严重公共卫生问题和社会问题之一。在我国，癫痫是仅次于脑卒中的神经系统常见疾病，是严重影响患者身心健康和生活质量的慢性疾病。我国的癫痫患者数量至少达到 900 万，但只有约三分之一的人得到正确或充分的治疗。癫痫专科医师数量少，医疗资源分布不均衡，普通大众缺乏对癫痫疾病的正确了解，患者及其家庭严重的病耻感等是造成治疗缺口的主要原因。

作为国际抗癫痫事业的重要组成部分，我国的抗癫痫事业也在不断发展进步。2005 年，中国抗癫痫协会（China Association Against Epilepsy，CAAE）成立，并被国际抗癫痫联盟（International League Against Epilepsy，ILAE）和国际癫痫病友会（International Bureau for Epilepsy，IBE）纳入正式国家分会。自成立以来，CAAE 通过各种专业活动和科普倡导，减少了公众和社会对癫痫的错误解读、历史偏见以及社会歧视，缩小了癫痫的治疗缺口，在癫痫的治疗和研究方面发挥了不可或缺的作用。16 年来，CAAE 相继成立了脑电图及神经电生理分会、癫痫病友会、青年委员会、结节性硬化专业委员会、癫痫中心规范化建设工作委员会、立体定向脑电图（stereoelectroencephalogram，SEEG）与脑定位学专业委员会、共患病专业委员会、精准医学与药物不良反应监测专业委员会、神经调控专业委员会、创新与转化专业委员会、癫痫社区管理工作委员会、生酮饮食专业委员会等分支机构以及谭启富癫痫外科发展专项基金，并在全国 28 个省（市）成立了省级抗癫痫协会，会员人数已达万人。在全国范围内提供脑电图（electroencephalography，EEG）培训课程，建立了脑电图技术人员技术职称系列及水平测试，已有近 2 000 位临床医师、护士、技师获得了培训证书。其他形式的专业活动，如国际及全国性的学术会议、培训班、癫痫夏令营、创刊《癫痫杂志》、*Acta Epileptologica* 等，都从不同层面对数千位临床医师进行了专业培训。2013 年 8 月以来，中国抗癫痫协会青年委员会"抗癫痫·西部行"项目通过实地运作和远程诊疗的形式，为中国

40 多个农村偏远地区提供了病例分享、查房、学术演讲以及临床诊疗咨询等经验,帮助基层地区医疗机构提高癫痫诊治水平。病耻感是我国癫痫患者及其家庭面临的重大问题和挑战。CAAE 开展了一系列活动,特别是每年的 6·28"国际癫痫关爱日",旨在减少对癫痫患者的错误认知、病耻感和社会歧视,其中包括在基层医院改善医疗服务的质量、提高公众,特别是学生和教师对癫痫的认知理念。近 15 年来,为了使更多基层医务人员及癫痫患者受益,国家卫生健康委员会和财政部领导开展了"中国农村地区癫痫防治管理项目"。该项目已覆盖 18 个省(自治区),经筛查确诊的"惊厥型"癫痫患者接受了苯巴比妥或 / 和丙戊酸钠的免费治疗。此项目不但受到广大受益患者和家属的欢迎,而且在国际上产生了重大影响。

20 世纪 50 年代早期,在我国,癫痫的治疗药物很少,目前在我国有 18 种抗癫痫发作药。随着经济的发展,视频脑电图、动态脑电图、功能 / 结构磁共振成像(functional/structural magnetic resonance imaging, fMRI/sMRI)、正电子发射断层成像(positron emission computed tomography, PET)、单光子发射计算机断层成像(single photon emission computed tomography, SPECT)、脑磁图(magnetoencephalography, MEG)等多种设备得以在临床配备。通过多种方法定位致痫灶,癫痫外科也已获得迅速发展。迷走神经刺激术(vagus nerve stimulation, VNS)、脑深部刺激术(deep brain stimulation, DBS)、经颅磁刺激(transcranial magnetic stimulation, TMS)、生酮饮食(ketogenic diet)等也在我国得到了广泛应用。

2015 年第 68 届世界卫生大会通过"全球癫痫负担和为应对其卫生、社会和公众知识影响在国家层面采取协调行动的必要性"的 WHA68.20 号决议,这是 WHO 第一次专门就癫痫防控作出的决议。中国在此决议的启动、起草与批准过程中发挥了至关重要的主导作用。2020 年 11 月召开的第 73 届世界卫生大会又通过了 WHA73.10 号决议,要求总干事制定关于癫痫和其他神经系统疾病的十年全球行动计划,中国作为共同提案国之一,同样作出了关键的努力和贡献。2022 年 5 月 27 日,第 75 届世界卫生大会(World Health Assembly, WHA)甲委员会通过了《癫痫和其他神经系统疾病十年跨部门全球行动计划》(The intersectoral global action plan on epilepsy and other neurological disorders 2022—2031, IGAP),开始在各国推动实施。此外,我国也参与促进世界卫生组织成立了"脑健康单元"。这些,是国际抗癫痫事业历史上的重要里程碑,势必有力推动癫痫诊断治疗的发展。

尽管我国抗癫痫事业取得了很大进步,目前仍存在很多问题。如治疗缺口仍很大,城乡及地区间癫痫诊治技术水平不均衡,偏远贫困地区的患者许多得不到有效治疗,癫痫患者服药依从性差,癫痫专科医师人数仍远远满足不了需求,基层非专科医师急需癫痫诊疗规范化培训,民营癫痫医院亟待依法依规加强管理等。目前我国癫痫管理尚需解决的问题包括诊断的改进、确认共患病、个体化治疗以及改善转诊体系。未来癫痫管理的挑战主要在于公共卫生层面,包括中国西部、中部和东部癫痫医疗资源和服务的差异、对癫痫的错误观念和歧视、癫痫患者过早死亡的预防策略的缺乏,以及癫痫相关的公共卫生研究的不足。今后一个时期,如何进一步做好中国癫痫防控的综合治理,是我们面临的一项重要使命。

参 考 文 献

[1] DING D, ZHOU D, SANDER J W, et al. Epilepsy in China: major progress in the past two decades[J]. Lancet Neurol, 2021, 20(4): 316-326.

[2] LI S, WANG Y, WANG W, et al. The National Comprehensive Governance for epilepsy prevention and control in China[J]. Epilepsia Open, 2022, 7(1): 27-35.

[3] GUEKHT A, BRODIE M, SECCO M, et al. The road to a World Health Organization global action plan on epilepsy and other neurological disorders[J]. Epilepsia, 2021, 62(5): 1057-1063.

[4] WHA resolution calls for integrated action on epilepsy and other neurological disorders[R/OL]. (2020.11.13) [2022.9.30]. https://www.who.int/news/item/13-11-2020-wha-resolution-calls-for-integrated-action-on-epilepsy-and-other-neurological-disorders.

[5] The Lancet. Epilepsy prevention: an urgent global unmet need[J]. Lancet, 2019, 393(10191): 2564.

[6] World Health Organization. Follow-up to the political declaration of the third high-level meeting of the General Assembly on the prevention and control of non-communicable diseas. 75th World Health Assembly A75/10 Add.4 Provisional agenda item 14.1 27 April 2022[C/OL]. [2023-02-01]. https://apps.who.int/gb/ebwha/pdf_files/WHA75/A75_10Add4-en.pdf.

第二章　癫痫的诊断及预后

第一节　基本概念

一、癫痫发作

癫痫发作（epileptic seizure）是指脑神经元异常过度、同步化放电活动所造成的短暂、一过性临床表现。

癫痫发作具有三方面要素：

1. 临床表现　癫痫发作必须有临床表现（症状和 / 或体征）。临床表现可多种多样，如感觉、运动、自主神经、知觉、情感、认知及行为等障碍。

2. 起始和终止的形式　癫痫发作一般具有突发突止、短暂一过性、自限性的共同特点。通常可以根据行为表现或脑电图改变来判断癫痫发作的起始和终止。癫痫持续状态是一种表现为持续或反复发作的特殊情况。

3. 脑部异常　过度同步化放电要通过脑电图检查才能证实。这是癫痫发作区别于其他发作性症状的最本质的特征。

按照有无急性诱因，癫痫发作大体上可分为诱发性发作（provoked seizure）和非诱发性发作（unprovoked seizure）。诱发性发作最常见于中枢神经系统疾病（感染 / 卒中等）或全身系统性疾病（血糖异常 / 电解质紊乱 / 中毒 / 发热等）的急性期，是一种急性症状性发作（acute symptomatic seizure）。这种发作仅代表疾病急性期的一种症状，不意味急性期过后一定反复出现癫痫发作。非诱发性发作则没有明确的急性诱因。例如，病毒性脑炎急性期出现的癫痫发作是诱发性发作，而脑炎数年后出现的癫痫发作则为非诱发性发作。

二、癫痫

癫痫（epilepsy）是一种以具有持久性的致痫倾向为特征的脑部疾病。癫痫不是单一的疾病实体，而是一种有着不同病因基础、临床表现各异但以反复癫痫发作为共同特征的慢性脑部疾病状态。

三、癫痫综合征

癫痫综合征（epilepticsyndrome）指由一组特定的临床表现和脑电图改变组成的癫痫疾患（即脑电 - 临床综合征）。

临床上常结合发病年龄、发作类型、病因学、解剖基础、发作时间规律、诱发因素、发作严重程度、其他伴随症状、脑电图及影像学结果、既往史、家族史、对药物的反应及转归等资料,作出某种癫痫综合征的诊断。诊断癫痫综合征对于治疗选择、判断预后等方面具有一定指导意义。

四、癫痫相关脑病

癫痫患者除了癫痫性异常,还可以出现不同程度的以神经精神功能障碍或退化为特征的脑病表现,包括认知、语言、感觉、运动及行为等方面。脑病表现可以为全面性脑功能障碍,也可以是选择性的某一方面脑功能障碍,如语言障碍。根据患者脑病与癫痫的关系,可以分为3类:第1类,由于癫痫性异常本身(即频繁癫痫发作和/或癫痫样放电)造成的脑病,称为癫痫性脑病(epileptic encephalopathy);第2类,如果癫痫患者伴有由于潜在发育性异常病因所致的脑病,癫痫发作本身对于脑病没有或者不起主要的作用,则称为癫痫伴发育性脑病(developmental encephalopathy);第3类,癫痫患者的脑病状态是由潜在发育性异常病因和癫痫性异常双重作用导致的,此时称为发育性癫痫性脑病(developmental and epileptic encephalopathy),本组疾患大多为新生儿、婴幼儿或儿童期发病,脑电图明显异常,药物治疗效果差,临床常见韦斯特综合征(West syndrome)、伦诺克斯-加斯托综合征(Lennox-Gastaut syndrome,LGS)及德拉韦综合征(Dravet syndrome)等均属于此类疾患。

第二节 癫痫诊断的原则、流程、标准和方法

一、癫痫诊断的原则及流程

癫痫诊断的原则和完整流程可分为五个步骤。

(一)确定发作性事件是否为癫痫发作

涉及发作性事件的鉴别,包括诱发性癫痫发作和非诱发性癫痫发作的鉴别。

(二)确定癫痫发作的类型

按照 ILAE 癫痫发作分类来确定。

(三)确定癫痫及癫痫综合征的类型

按照 ILAE 癫痫及癫痫综合征分类系统来确定。有些病例无法归类于某种特定癫痫综合征。

(四)确定病因

(五)确定残障(disability)和共患病(co-morbidity)

二、癫痫诊断的标准

传统上,临床出现两次(间隔至少 24 小时)非诱发性癫痫发作时就可诊断癫痫。这是目前普遍采用的、具有临床可操作性的诊断标准。

2014 年 ILAE 癫痫临床实用性定义指出,除了上述传统的诊断标准,对于如下两种情况也可考虑诊断癫痫:

1. 首次非诱发性(或反射性)发作,并且在未来 10 年内再次发作风险至少达到 60%。

这种情况对于首次发作就尽早诊断并控制癫痫具有积极意义,但多数情况下较难确定

某个体首次发作后的具体再发风险。目前有限证据提示,能够增加成人首次癫痫发作后再发风险的因素包括:①存在既往脑损伤病史;②脑电图有痫样异常表现;③脑部影像学存在致痫病变;④首次发作为夜间发作。

2. 诊断某种癫痫综合征

鉴于及时摘掉癫痫诊断"标签"意义重大,2014 年 ILAE 癫痫临床实用性定义同时也指出了可解除癫痫诊断(epilepsy resolved)的两种情况:

(1)已经超过了某种年龄依赖癫痫综合征的患病年龄。

(2)已经 10 年无发作,并且近 5 年已停用抗癫痫发作药。

三、癫痫诊断的方法

临床上,完整的癫痫诊断(五步骤流程)通常需要获得如下信息:

(一)病史资料

完整病史是癫痫诊断中最重要的环节。应包括:现病史(重点是发作史)、出生史、既往史、家族史、疾病的社会心理影响等(表 2-1)。

表2-1　癫痫诊断中的重要病史资料

现病史

首次发作年龄

发作前状态或促发因素(觉醒、清醒、睡眠、饮酒、少眠、过度疲劳、心理压力、精神刺激、发热、体位、运动、前驱症状及与月经的关系等)

发作最初时的症状/体征(先兆、运动性表现等)

发作时表现(睁眼、闭眼、姿势、肌张力、运动症状、自主神经症状、自动症、知觉状态、舌咬伤、尿失禁等)

发作演变过程

发作持续时间

发作后表现(清醒、烦躁、嗜睡、朦胧状态、Todd麻痹、失语、遗忘、头痛、肌肉酸痛等)

发作频率和严重程度(包括持续状态史)

脑电图检查情况

其他辅助检查(血压、血糖、电解质、心电图、头部影像学等)

其他发作形式(如有,应按上述要点询问发作细节)

抗癫痫发作药使用情况(种类、剂量、疗程、疗效、不良反应、依从性等)

发作间期状态(精神症状、记忆力、焦虑、抑郁等)

发病后精神运动发育情况

既往史和家族史

围产史(早产、难产、缺氧窒息、产伤、颅内出血等)

中枢神经系统其他病史(感染、外伤、卒中、遗传代谢疾病等)

生长发育史(精神运动发育迟滞、倒退)

有无新生儿惊厥及热性惊厥史(简单型、复杂型)

家族史(癫痫、热性惊厥、偏头痛、睡眠障碍、遗传代谢疾病等)

疾病的影响

求学困难、失业、不能驾车、被过度保护、活动受限、心理压力等

（二）体格检查

应进行全身检查，但重点放在神经系统，包括：意识状态、认知状态、精神状态、局灶体征（偏瘫/偏盲等）、各种反射及病理征等。应注意观察头颅形状和大小、外貌、体重、身体畸形及排查某些神经皮肤综合征。体格检查对癫痫病因诊断有初步提示作用。有些体征则可能提示抗癫痫发作药的不良反应。

（三）辅助检查

1. 脑电图（EEG）　癫痫发作最本质的特征是脑神经元异常过度放电，而 EEG 是能够反映脑电活动最直观、便捷的检查方法，是诊断癫痫发作、确定发作和癫痫的类型最重要的辅助手段，为癫痫患者的常规检查。当然，临床应用中也必须充分了解 EEG（尤其头皮 EEG）检查的局限性，必要时可延长监测时间或多次检查。

2. 神经影像学磁共振成像（MRI）　对于发现脑部结构性异常有很高的价值。如果有条件，建议进行头颅 MRI 检查。头颅 CT 检查在显示钙化性或出血性病变时较 MRI 有优势。某些情况下，当临床已确诊为典型的特发性癫痫综合征（如儿童良性局灶性癫痫）时，可以不进行影像学检查。其他影像学检查，如功能磁共振成像（fMRI）、磁共振波谱（MRS）、单光子发射计算机断层成像（SPECT）、正电子发射断层成像（PET）等，均不是癫痫患者的常规检查。应注意，影像学发现的病灶与癫痫发作之间不一定存在必然的因果关系。

3. 其他辅助检查　应根据患者具体情况进行选择。

（1）血液检查：包括血常规、血糖、电解质、肝肾功能、血气、丙酮酸、乳酸、抗体等方面的检查，能够帮助查找病因。定期检查血常规、肝肾功能及电解质水平等指标还可辅助监测药物的不良反应。临床怀疑中毒时，应进行毒物筛查。已经服用抗癫痫发作药者，可酌情进行药物浓度监测。

（2）尿液检查：包括尿常规及遗传代谢病的筛查。

（3）脑脊液检查：主要排除颅内感染或免疫性炎性疾病，对某些遗传代谢病的诊断也有帮助。

（4）心电图：对于疑诊癫痫或新诊断的癫痫患者，多主张常规进行心电图检查。这有助于发现容易误诊为癫痫发作的某些心源性发作（如心律失常所致的晕厥发作），还能早期发现某些心律失常（如长 QT 综合征、Brugada 综合征和传导阻滞等），从而避免因使用某些抗癫痫发作药而可能导致的严重后果。

（5）遗传学检测：临床疑诊癫痫的病因可能与遗传因素相关，可进行遗传学检测，分为下列情况进行：

1）一代测序（Sanger 测序法）：临床诊断明确的特征性很强的癫痫综合征，且单一基因突变可以解释绝大多数患者（> 80%），可以用一代 Sanger 测序法直接进行致病基因检测，例如 Dravet 综合征，80% 以上是 *SCN1A* 基因的突变。如果上述均阴性，再进行二代测序。

2）二代测序遗传检测：包括癫痫靶向基因包（Panel）、全外显子组（WES）、全基因组（WGS）检测。临床诊断无明显特异性特征的遗传性癫痫，有多个已知的致病基因：如婴儿痉挛症、伦诺克斯 - 加斯托综合征（Lennox-Gastaut syndrome）、发育性癫痫性脑病等，建议首选二代测序遗传检测，如果阴性，建议行染色体芯片（CMA）检测。

3）染色体芯片（CMA）检测：该方法可发现基因组 DNA 拷贝数变异（copy number

variation，CNV）。在癫痫发生之前即存在重度神经发育性疾病（智力障碍／发育迟缓，孤独症谱系疾病等）以及多发小畸形等情况下，可首先进行 CMA 检测，但是需要注意的是，有些染色体病相关癫痫，例如环形染色体 20，只能通过染色体核型分析进行诊断，而染色体芯片不能诊断这种染色体变异。

4）高通量测序检测 CNV：随着高通量测序成本的降低和分析方法的日渐成熟，二代测序方法被越来越多地用于 CNV 的检测。低倍全基因组测序也称为基因组拷贝数变异测序（copy number variation sequencing，CNVseq），CNVseq 检测具有低成本、高通量、低 DNA 样本量需求等优势。对于 CNVseq 检测结果建议使用平行方法如定量 PCR（quantitative PCR，qPCR）等实验手段进一步验证确认。

第三节 癫痫发作的分类

一、概述

1981 年 ILAE 癫痫发作分类曾是世界范围内应用最为广泛的发作分类（附录 1），影响至今。2010 年 ILAE 分类工作报告对癫痫发作的概念进行了修订。2017 年 ILAE 推出了最新版本的癫痫发作分类。另外，症状学发作分类（semiological seizure classification，SSC）在某些癫痫中心使用得更多。

二、癫痫发作的分类

（一）1981年ILAE癫痫发作分类

以临床表现和 EEG 改变（发作间期及发作期）作为分类依据，将癫痫发作分为：

1. 部分性发作 最初的临床发作表现和 EEG 改变提示"一侧大脑半球内的一组神经元首先受累"。按照有无意识障碍，将部分性发作进一步分为简单部分发作、复杂部分发作和继发全面性发作。

2. 全面性发作 最初的临床发作表现及 EEG 改变提示"双侧大脑半球同时受累"。

3. 不能分类的发作。

（二）2010年ILAE分类工作报告

保留了对发作的"两分法"（即局灶性和全面性），但建议把"部分性"（partial）改称为"局灶性（focal）"，并根据需要可对局灶性发作进行具体描述（参见描述发作症状的术语，附录 2）。较重要的是，此分类报告对癫痫发作的概念进行了修订：

1. 局灶性发作 发作恒定地起源于一侧大脑半球内的、呈局限性或更广泛分布的致痫网络，并有着放电的优势传导途径，可以继发累及对侧半球。局灶性发作可以起源于皮质下结构。某些患者可以有多个致痫网络和多种发作类型，但每种发作类型的起始部位是恒定的。

2. 全面性发作 发作起源于双侧大脑皮质及皮质下结构所构成的致痫网络中的某一点，并快速波及整个网络。每次发作起源点在网络中的位置均不固定。全面性发作时整个皮质未必均被累及，发作可不对称。

（三）2017年ILAE癫痫发作分类

为适应近30年来癫痫领域的长足发展和新的认识，ILAE于2017年推出最新版本的癫痫发作分类（表2-2）。新分类的框架在本质上仍沿用传统的"两分法"，在方法上仍主要基于症状学描述，但同时鼓励结合其他辅助检查资料（发作录像、脑电图及影像学等）来进行分类。新的发作分类是一种基于临床的实用性分类，强调可根据临床需求来选择分类的具体细化程度（基本版/扩展版）。

表2-2　2017年ILAE癫痫发作分类（扩展版）

局灶起始		全面性起始	起始不明
知觉保留	知觉障碍	运动症状	运动症状
运动症状起始		强直-阵挛	强直-阵挛
自动症		阵挛	癫痫性痉挛
失张力		强直	**非运动症状**
阵挛		肌阵挛	行为中止
癫痫性痉挛		肌阵挛-强直-阵挛	**不能归类**
过度运动		肌阵挛-失张力	
肌阵挛		失张力	
强直		癫痫性痉挛	
非运动症状起始		**非运动症状（失神）**	
自主神经性		典型失神	
行为中止		不典型失神	
认知性		肌阵挛失神	
情感性		眼睑肌阵挛失神	
感觉性			
局灶进展为双侧强直-阵挛			

与1981年分类相比，新版分类主要变化和特点包括：

1. 重视发作的起始症状并将其作为细化分类的主要依据。无论局灶性还是全面性起始，发作均可大致分为运动和非运动症状两大类别。

2. 增加了"起始不明"选项。对于有关发作起始信息不足的患者可暂时分为此类，可待日后信息完善时再确定局灶或全面起始。

3. 在描述局灶性发作的意识状态用词方面，以简单易懂的"知觉（awareness）"取代较为复杂的"意识（consciousness）"。如，既往描述的"复杂部分性发作"可改为"知觉障碍性局灶性发作"。

4. 新增了局灶性发作类型——失张力发作、阵挛发作、癫痫性痉挛、肌阵挛发作和强直发作，认为这些发作也可局灶性起源。另外，也增加了临床常见或可能具有定位提示意义的发作类型：自动症、过度运动性发作、行为中止性发作等。

5. 对于局灶性发作建议废弃某些以往使用的术语，如认知障碍（dyscognitive）、简单部分（simple partial）、复杂部分（complex partial）及精神性（psychic）等。

6. 新增了全面性发作类型——肌阵挛-强直-阵挛、肌阵挛-失张力、癫痫性痉挛、肌阵挛失神及眼睑肌阵挛失神。

7. 以"局灶进展到双侧强直 - 阵挛发作（focal to bilateral tonic-clonic）"取代以前的"继发全面化（secondarily generalized）"。

（四）症状学发作分类（SSC）

从 20 世纪 80 年代开始，SSC 在国外某些癫痫中心开始使用。SSC 的特点可总结为：①舍弃了 ILAE 倡导的神经电生理检查参与发作分类的做法，SSC 强调仅根据临床症状学进行发作分类（附录 3）；②为反映一次发作的主要演变，强调将主要发作类型（一般 3～4 种）按照时间顺序依次列出，并提供必要的被累及的躯体定位信息、意识状况或定侧体征。举例：腹部先兆→左手自动运动发作（意识丧失）→全面强直 - 阵挛发作，定侧体征：右手肌张力障碍姿势。SSC 在某些以术前评估为工作重点的中心更受青睐。

三、常见癫痫发作类型及诊断要点

根据 2017 年 ILAE 癫痫发作分类，具体发作类型及诊断要点描述如下：

（一）全面性发作（generalized seizures）

1. 全面性强直 - 阵挛发作（generalized tonic-clonic seizure，GTCS）是一种表现最明显的发作形式，故既往也称为大发作（grand mal）。以意识丧失、双侧对称强直后紧跟有阵挛动作并通常伴有自主神经受累表现为主要临床特征。

2. 强直发作（tonic seizure）表现为躯体中轴、双侧肢体近端或全身肌肉持续性的收缩、肌肉僵直。通常持续 2～10 秒，偶尔可达数分钟。发作时 EEG 显示双侧性波幅渐增的棘波节律 [（20±5）Hz] 或低波幅（约 10Hz）节律性放电活动。强直发作是 Lennox-Gastaut 综合征的最主要发作类型。

3. 阵挛发作（clonic seizure）表现为双侧肢体节律性（1～3Hz）的抽动，伴有或不伴有意识障碍，多持续数分钟。发作时 EEG 为全面性（多）棘波或（多）棘 - 慢波综合。

4. 肌阵挛发作（myoclonic seizure）表现为不自主、快速短暂、电击样肌肉抽动，每次抽动历时 10～50 毫秒，很少超过 100 毫秒。可累及全身也可限于某局部肌肉或肌群。可非节律性反复出现。发作期典型的 EEG 表现为暴发性全面性多棘 - 慢波综合。肌阵挛发作既可见于一些预后较好的特发性癫痫患者（如青少年肌阵挛性癫痫），也可见于一些预后较差的、有弥漫性脑损害的癫痫性脑病（如 Dravet 综合征、Lennox-Gastaut 综合征）。

5. 失张力发作（atonic seizure）表现为头部、躯干或肢体肌肉张力突然丧失或减低，发作之前没有明显的肌阵挛或强直成分。发作持续约 1～2 秒或更长。临床表现轻重不一，轻者可仅有点头动作，重者可导致站立时突然跌倒。发作时 EEG 表现为短暂全面性 2～3Hz（多）棘 - 慢波综合发放或突然电压减低。失张力发作多见于癫痫性脑病 [如 Lennox-Gastaut 综合征、多泽综合征（Doose syndrome）]。

6. 肌阵挛 - 强直 - 阵挛发作（myoclonic-tonic-clonic seizure）表现双侧肢体单次或数次阵挛或肌阵挛性抽动，随后演变为强直 - 阵挛性发作。这种发作类型多见于青少年肌阵挛性癫痫。

7. 肌阵挛 - 失张力发作（myoclonic-atonic seizure）一种表现为肢体或躯干先出现肌阵挛性抽动，随后出现肌张力降低的发作类型，立位时发作可能导致患者跌倒。曾称为"肌阵挛 - 站立不能性发作（myoclonic-astatic seizure）"。这种发作常见于 Doose 综合征。

8. 失神发作（absence seizures）

（1）典型失神（typical absence）：发作突发突止，表现为动作突然中止或明显变慢，意识障碍，不伴有或伴有轻微的运动症状（如阵挛/肌阵挛/强直/自动症等）。发作通常持续5～20秒（< 30秒）。发作时 EEG 呈双侧对称同步、3Hz（2.5～4Hz）的棘-慢综合波暴发。约90%的典型失神患者可被过度换气诱发。主要见于儿童和青少年，如儿童失神癫痫和青少年失神癫痫，罕见于成人。

（2）不典型失神（atypical absence）：发作起始和结束均较典型失神缓慢，意识障碍程度较轻，伴随的运动症状（如自动症）也较复杂，肌张力通常减低，发作持续可能超过20秒。发作时 EEG 表现为慢的（< 2.5Hz）棘-慢综合波节律。主要见于严重神经精神障碍的患者，如 Lennox-Gastaut 综合征。

（3）肌阵挛失神（myoclonic absence）：表现为失神发作的同时，出现肢体节律性2.5～4.5Hz 肌阵挛性动作，并伴有强直成分。发作期 EEG 与典型失神类似。主要见于肌阵挛失神癫痫。

（4）眼睑肌阵挛失神（absence with eyelid myoclonia）：表现为失神发作的同时，眼睑和/或前额部肌肉出现5～6Hz 肌阵挛动作。发作期 EEG 显示全面性3～6Hz 多棘-慢综合波。常见于 Jeavons 综合征。

（二）局灶性发作（focal seizures）

1. 知觉保留/知觉障碍的局灶性发作（focal aware or focal impaired awareness seizures）分别用来描述发作时知觉有保留或知觉有障碍的局灶性发作。此处"知觉（awareness）"被定义为"感知自我和环境"。如果不能明确局灶性发作时知觉状态，则可简单地描述为"局灶性发作"。

2. 自动症（automatisms）指的是通常在知觉障碍状态下，患者作出的反复刻板、无目的或似乎有目的、基本协调的不自主动作或行为。常见自动症类型包括口咽自动症、手部自动症、言语性自动症及过度运动性自动症等。

3. 过度运动性发作（hyperkinetic seizure）是一种主要累及躯干及肢体的近端，动作幅度通常较大、快速剧烈的局灶性运动性发作。例如，上肢快速挥舞样运动或下肢反复蹬踏样动作。

4. 自主神经性发作（autonomic seizure）指发作时以自主神经功能发生明显改变为主要表现的非运动局灶性发作。自主神经改变可能涉及心肺、瞳孔、胃肠、泌汗、血管舒缩和体温调节等功能，常被描述为心动过速、过度换气、胃气上升、脸红、面色苍白、恶心呕吐及竖毛等。

5. 行为中止性发作（behavior arrest）指从发作起始就以动作行为中止为主要表现并贯穿整个发作过程的非运动局灶性发作。

6. 认知性发作（cognitive seizure）以语言、思维或其他高级皮质功能改变为主要表现的非运动局灶性发作。例如，似曾相识感（déjà vu）、幻觉或错觉性发作、失语性发作及强迫思维发作等。

7. 情感性发作（emotional seizure）以情绪改变为主要表现的非运动局灶性发作。例如，发作性恐惧（害怕）、焦虑、生气、激越、高兴、欣快等。

8. 感觉性发作（sensory seizures）指的是非外源性刺激诱发的自我感知体验性发作。临床常见类型包括躯体感觉性、视觉性、听觉性、嗅觉性、味觉性、温度觉性或前庭性发作等。

9. 局灶进展为双侧强直-阵挛发作(focal to bilateral tonic-clonic seizure)是一种局灶起源的运动性或非运动性发作,进而发展为双侧强直-阵挛性发作。该发作类型本质上仍为局灶性发作,既往曾被描述为部分发作继发全面化(partial seizure with secondary generalization)。

通常情况下,以上各种局灶性发作的发作期 EEG 表现为局灶起始、有演变特征的痫性活动,具体表现形式可因放电的起始部位、扩散速度和范围等因素的不同而各异。

(三)癫痫性痉挛(epileptic spasms)

最初在 2010 年 ILAE 分类工作报告中明确提出将癫痫性痉挛作为一种发作类型。癫痫性痉挛可以是全面性起源、局灶性起源或起源不明。

癫痫性痉挛表现为突然、主要累及躯干中轴和双侧肢体近端肌肉的强直性收缩,历时 0.2~2 秒,突发突止。临床可分为屈曲型或伸展型痉挛,以前者多见,表现为发作性点头动作,常在觉醒后成串发作。发作间期 EEG 表现为高度失律或类高度失律,发作期 EEG 表现多样化(电压降低、高幅双相慢波或棘慢波等)。癫痫性痉挛多见于婴幼儿,如 West 综合征,也可见于其他年龄。

(四)反射性发作(reflex seizures)

反射性发作不是独立的发作类型。它既可以表现为局灶性发作,也可以为全面性发作。其特殊之处是,发作具有特殊的外源性或内源性促发因素,即每次发作均为某种特定感觉刺激所促发,并且发作与促发因素之间有密切的锁时关系。促发因素包括视觉、思考、音乐、阅读、进食、操作等非病理性因素。可以是简单的感觉刺激(如闪光),也可以是复杂的智能活动(如阅读、下棋)。发热、酒精或药物戒断等病理性情况下诱发的发作不属于反射性发作。反射性发作和自发性发作可同时出现在一个癫痫患者中。

四、新生儿癫痫发作的诊断及分类

上述有关癫痫发作分类的内容主要是针对成人和大龄儿童,并不适合新生儿。鉴于新生儿癫痫发作在临床及电生理表现、病因学、诊断方法等方面的差异,2021 年 ILAE 发布了新生儿癫痫发作分类。此分类的总体框架与 2017 版分类大体一致,可认为是后者的新生儿修订版。

(一)新生儿癫痫发作的诊断和分类

强调脑电图是诊断新生儿癫痫发作的"金标准",即可以仅靠脑电图表现来诊断。如果只有临床事件而无相应的脑电图发作图形,则不能诊断为癫痫发作。新生儿癫痫发作可分为脑电图-临床发作和脑电图发作。对于前者,可根据具体表现进一步确定发作类型:运动性发作(自动症、阵挛、癫痫性痉挛、强直)和非运动性发作(自主神经性、行为中止)。要注意的是,新生儿只有局灶性发作,不存在全面性发作。

新生儿癫痫发作的分类及诊断流程见附录4。

(二)新生儿癫痫发作的诊断级别

鉴于具体诊断手段可能存在差异(持续脑电图监测、振幅整合脑电图或仅靠肉眼观察),新生儿癫痫发作的诊断可靠性存在差异。新生儿癫痫发作的诊断级别见附录5。

第四节 癫痫及癫痫综合征的分类

1989 年 ILAE 推出《癫痫和癫痫综合征的国际分类》方案，鉴于近二十余年来陆续发现了一些新的癫痫综合征类型，以及对癫痫及癫痫综合征病因学的深入研究，ILAE 一直在尝试对癫痫及癫痫综合征相关术语进行修订和补充，以期建立一个更为完善的分类系统，并于 2017 年提出了癫痫的最新分类框架。

一、1989 年 ILAE 癫痫及癫痫综合征分类

1989 年 ILAE 将癫痫及癫痫综合征分为四大类：部位相关性（局灶性、局限性、部分性）癫痫及综合征、全面性癫痫及综合征、不能确定为局灶性还是全面性的癫痫及综合征、特殊综合征，并从病因学的角度，将癫痫及癫痫综合征主要分为三种类型（附录 6）：①特发性癫痫及综合征：定义为除了可能的遗传易感性之外，没有其他潜在的病因。患者除了癫痫发作之外，没有结构性脑部病变和其他神经系统症状或体征。癫痫发作通常有年龄相关性，如儿童失神癫痫、青少年肌阵挛癫痫。②症状性癫痫及综合征：定义为癫痫发作是由一个或多个可辨认的结构性脑部病变引起。如海马硬化引起的内侧颞叶癫痫、局灶性皮质发育不良引起的额叶癫痫。③隐源性癫痫及综合征：推测病因也是症状性的，但目前的检查手段无法明确病因。随着高分辨率 MRI 的应用以及遗传病因学的进展，隐源性癫痫的数量将越来越少。

二、2010 年 ILAE 关于癫痫及癫痫综合征分类的修订

2010 年 ILAE 提出了癫痫的过渡性分类框架，将癫痫的病因分为结构性、遗传性/代谢性、病因不明性，并以起病年龄对癫痫综合征进行了分组（附录 7），包括新生儿期、婴儿期、儿童期、青少年 - 成年期及起病年龄可变的癫痫综合征。2010 年的分类为 2017 年癫痫分类框架的修订奠定了基础。

三、2017 年 ILAE 癫痫分类框架

2017 年 ILAE 分类与命名委员会更新了癫痫的分类框架（图 2-1），以反映科学取得巨大进步后对癫痫及其基本机制认识的进步。2017 年的癫痫分类框架已在临床得到广泛应用，此分类呈现了三个层次，首先是明确发作类型；明确发作类型后，下一步是诊断癫痫类型，包括局灶性癫痫、全面性癫痫、全面性及局灶性癫痫两者兼有，以及分类不明的癫痫；第三层次是癫痫综合征，此处可以作出特定综合征的诊断。这一新分类强调在每一步诊断时都要考虑癫痫的病因，因为病因将会对治疗产生重要影响。新分类将癫痫病因分为 6 个亚组（结构性、遗传性、感染性、代谢性、免疫性、未知）是基于其潜在的治疗因果关系，本章第五节将详细叙述病因分类。2017 年的癫痫分类框架同时强调应关注癫痫共患病的诊断，如注意缺陷多动障碍、孤独症谱系障碍等，有助于提高癫痫患者的综合管理水平。

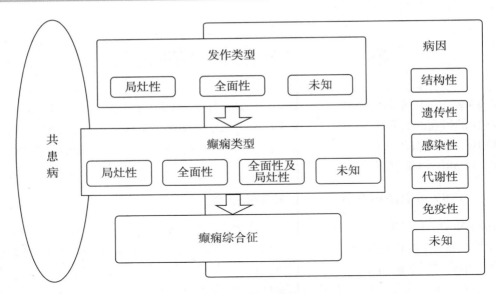

图2-1　2017年ILAE癫痫分类框架

随着对癫痫发作和癫痫神经生物学认识的进步,关于分类基本概念的主要术语已经发生转变,2017年的分类引入了新的术语,如"发育性癫痫性脑病(developmental and epileptic encephalopathy)"是指癫痫患儿出现的脑病与病因及癫痫活动均相关,即使癫痫发作能够完全控制,其脑病表现也不能完全恢复,甚至还可能随着年龄增长而继续加重。"自限性(self-limited)"和"药物有效性(drug-responsive)"取代"良性(benign)"一词。癫痫分类的进展旨在反映当前对癫痫的理解,使其与临床实践密切结合,并能成为临床和科研领域交流的基础工具。

四、2022年ILAE癫痫综合征分类

2022年4月ILAE疾病分类与定义工作组发布了癫痫综合征新的分类方案,将癫痫综合征分为以下四组(附录8):①新生儿期和婴儿期起病的癫痫综合征(epilepsy syndromes in the neonate and infant),发病年龄<2岁;②儿童期起病的癫痫综合征(epilepsy syndromes with onset in childhood),发病年龄2~12岁;③起病年龄可变的癫痫综合征(epilepsy syndromes with onset at a variable age),儿童和成年期均可发病;④特发性全面性癫痫综合征(idiopathic generalized epilepsysyndromes)。新的癫痫综合征分类方案先依据起病年龄将癫痫综合征分组,再结合发作类型、病程和病因将癫痫综合征归类。如新生儿期和婴儿期起病的癫痫综合征可进一步分为自限性癫痫(如自限性新生儿癫痫、自限性婴儿癫痫等)、发育性癫痫性脑病(如婴儿癫痫伴游走性局灶性发作、葡萄糖转运子1缺陷综合征、Dravet综合征等)和病因特异性癫痫性脑病(如 KCNQ2-发育性癫痫性脑病、原钙黏蛋白19簇集性癫痫等)。2022年癫痫综合征新的分类方案刚刚发布,其实用性有待临床进一步检验,并在以后的分类更新中不断完善。

五、常见癫痫综合征的临床特点（2010年ILAE分类）

（一）良性家族性新生儿癫痫

良性家族性新生儿癫痫（benign familial neonatal epilepsy，BFNE）既往又称良性家族性新生儿惊厥，是一种少见的常染色体显性遗传性疾病。致病基因包括 *KCNQ2* 和 *KCNQ3*，以 *KCNQ2* 变异更常见。*KCNQ2* 定位于染色体20q13.33，编码电压门控钾离子通道KQT样亚家族成员2。本病的主要特点是正常足月新生儿出生后不久（多数在7天内）出现强直、阵挛性惊厥发作，常合并自主神经症状和运动性自动症，发作频繁、短暂。发作间期患儿一般状态良好，除家族中有类似发作史和脑电图非特异性改变之外，其他病史和检查均正常。预后良好，惊厥发作多于2~4周内消失。EEG发作间期大多正常，部分病例有全面性或局灶性异常。

（二）良性家族性婴儿癫痫

良性家族性婴儿癫痫（benign familial infantile epilepsy，BFIE）既往又称良性家族性婴儿惊厥，为常染色体显性遗传，可有外显率不全。约60%~80%的家系可发现致病基因，包括 *PRRT2*、*KCNQ2*、*SCN2A* 和 *SCN8A*，以 *PRRT2* 基因最常见，该基因编码富脯氨酸跨膜蛋白。本病起病年龄为3~20个月，绝大多数在1岁以内发病，起病前后智力运动发育正常，表现为局灶性发作或局灶性发作继发全面性发作，发作常呈丛集性，无癫痫持续状态。EEG发作间期背景正常，无典型癫痫样放电，睡眠期可有Rolandic区小棘慢波；发作期EEG放电可起源于颞区、顶区、枕区或额区。头颅影像学检查无异常，诊断时要排除低钙血症、低血糖等代谢紊乱导致的惊厥。本病对抗癫痫发作药效果好，预后良好，2岁后不再发作。*PRRT2* 变异的家系部分受累者在儿童期或青少年可出现阵发性运动诱发的运动障碍（paroxysmal kinesigenic dyskinesias，PKD），这种BFIE的临床亚型被称为婴儿惊厥伴阵发性舞蹈手足徐动症（infantile convulsions with paroxysmal choreoathetosis syndrome，ICCA）。

（三）良性婴儿癫痫

良性婴儿癫痫（benign infantile epilepsy，BIE）早期又称良性婴儿惊厥，发病年龄为生后3~20个月，病因主要与遗传易感性有关，少数患儿可发现有 *PRRT2*、*KCNQ2*、*SCN2A* 或 *SCN8A* 基因变异。其临床和脑电图特点与良性家族性婴儿癫痫受累者相似，只是没有良性婴儿癫痫家族史，为散发病例。预后良好，2岁后可自行缓解。

（四）大田原综合征

大田原综合征（Ohtahara syndrome）被认为是癫痫性脑病发病最早的形式，由日本学者大田原（Ohtahara）于1977年首次报道。多数患儿有严重的先天性脑发育异常或围产期脑损伤。没有发现明确病因的患儿中，通过二代测序的方法发现少数患儿可由致病基因 *STXBP1*、*ARX*、*PLCB1*、*PNKP*、*SCN2A*、*KCNQ2*、*GNAO1* 等变异导致。起病年龄在生后3个月之内，多数可早到生后1个月内发病，表现为强直痉挛发作，脑电图特点为暴发-抑制图形，有严重的精神运动发育落后，发作难以控制，预后极差，死亡率高，存活者可演变为West综合征和Lennox-Gastaut综合征。

（五）早期肌阵挛性脑病

早期肌阵挛性脑病（early myoclonic encephalopathy，EME）与大田原综合征有某些共同特点，如婴儿早期起病及脑电图暴发-抑制图形。主要区别点在于病因和发作类型不同。

病因多不清楚,有些病例为先天代谢性障碍,如丙酸血症、非酮症性高甘氨酸血症等。近年来发现部分病例由致病基因 *SLC25A22* 或 *PNPO* 变异导致。其临床特点为生后 3 个月内发病,可早到新生儿期发病。出现节段性、游走性肌阵挛,主要累及四肢远端及面部小肌群。以后有频繁的局灶性发作,部分患者有肌阵挛和强直痉挛发作。脑电图表现为暴发 - 抑制图形,睡眠期明显。病情严重,死亡率高,存活者常有精神运动发育迟滞,预后差,属于发育性癫痫性脑病。

(六)婴儿癫痫伴游走性局灶性发作

婴儿癫痫伴游走性局灶性发作(epilepsy of infancy with migrating focal seizures, EIMFS)早期又称为婴儿游走性部分性癫痫,是一种罕见的婴儿早期发病的癫痫性脑病,多数为散发病例,少数可有家族史。其病因主要与遗传因素有关,可由致病基因 *KCNT1*、*SCN1A*、*SCN2A* 或 *SCN8A* 杂合新生变异导致,呈常染色体显性遗传。也可由致病基因 *PLCB1*、*SLC25A22*、*BRAT1*、*TBC1D24* 或 *SLC12A5* 复合杂合变异导致,呈常染色体隐性遗传。EIMFS 的临床特点为生后 3 个月内起病,可早到新生儿期发病,发作表现为游走性局灶性发作,发作在一侧半球内或双侧半球之间游走,发作频率逐渐增多,最终发展为持续性发作并伴有发育倒退。脑电图发作间期为大量多灶性放电,发作期为游走性多灶性放电。本病对抗癫痫发作药疗效差,预后不良,患儿可死于癫痫持续状态。

(七)Dravet综合征

Dravet 综合征(Dravet syndrome)又称婴儿严重肌阵挛癫痫(severe myoclonic epilepsy in infancy),因发现少数患儿病程中可始终不出现肌阵挛发作,2001 年 ILAE 将其更名为 Dravet 综合征。本病由法国医生 Charlotte Dravet 于 1978 年首先报道,本病多为散发病例,少数有热性惊厥或癫痫家族史。约 80% 的患儿可发现钠离子通道基因 *SCN1A* 变异,多数为新生变异,少数为遗传性变异。本病少数患儿由致病基因 *PCDH19*、*SCN2A*、*SCN8A*、*SCN1B*、*GABRA1*、*GABRB2*、*GABRG2*、*CHD2*、*ALDH7A1*、*HCN1* 或 *KCNA2* 变异导致。其临床特点为 1 岁以内起病,生后 6 个月为高峰发病年龄,首次发作多表现为热性惊厥,1 岁以内主要表现为发热诱发的持续时间较长的全面性或半侧阵挛发作,1 岁后逐渐出现多种形式的无热发作,包括全面性强直 - 阵挛发作、半侧阵挛发作、肌阵挛发作、不典型失神、局灶性发作,发作具有热敏感的特点,易发生癫痫持续状态,约 30% 的患儿发作有光敏感的特点。早期发育正常,1 岁后逐渐出现智力运动发育落后或倒退,约 60% 的患儿可出现共济失调。脑电图在 1 岁以前常正常,1 岁以后出现广泛性棘慢波、多棘慢波或局灶性、多灶性痫样放电。多数患儿对抗癫痫发作药疗效差,成年期仍有发作,智力发育落后,预后不良,属于发育性癫痫性脑病。本病死亡率高,文献报道可达 10%,可由于癫痫猝死或发热诱发的严重癫痫持续状态导致急性脑病死亡。

(八)婴儿痉挛症

婴儿痉挛症(infantile spasms)又称 West 综合征,由 West 医生于 1841 年首次报道。病因复杂多样,可由先天性脑发育异常、遗传代谢病、围产期脑损伤、中枢神经系统感染后脑损伤等导致。近年来发现少数患儿可由致病基因 *STXBP1*、*ARX*、*CDKL5*、*FOXG1*、*IQSEC2*、*TSC1*、*TSC2*、*MAGI2*、*SPTNA1*、*SCN2A*、*GRIN2B*、*DNM1*、*PLCB1*、*ST3GAL3*、*PIGA*、*SLC35A2* 和 *DOCK7* 等变异导致。通常生后 3~12 个月发病,很少在 3 个月内或 1 岁后发病。特征性表现为癫痫性痉挛发作、脑电图显示高度失律和精神运动发育落后三联征。本病为临床最常见的癫痫性脑病，多数患儿治疗效果不佳，预后不良，部分可演变为 Lennox-Gastaut 综合征。

（九）婴儿肌阵挛癫痫

婴儿肌阵挛癫痫（myoclonic epilepsy in infancy）早期称为良性婴儿肌阵挛癫痫，是一种临床少见的癫痫综合征，病因可能与遗传易感性有关。其主要特点为 1～3 岁发病，表现全面性肌阵挛发作，不伴其他发作类型。发作期脑电图为广泛性棘慢波或多棘慢综合波。发病前发育正常，多数患儿发作易于控制，发作可在 4～11 岁缓解，预后良好。少数患儿发作难以控制，可遗留认知损害。

（十）Lennox-Gastaut 综合征

Lennox-Gastaut 综合征（Lennox-Gastaut syndrome，LGS）是一种临床常见的年龄相关性癫痫性脑病，1939 年由 Lennox 首先报道其临床和脑电图特点，1966 年由 Gastaut 加以补充。LGS 部分病例可由 West 综合征演变而来。病因复杂多样，包括脑发育异常、围产期脑损伤、中枢神经系统感染或外伤等导致的脑损伤。近年来发现少数病例可由致病基因 *CHD2*、*SCN2A*、*SCN8A*、*GRIN2B*、*ALG13*、*GABRB3*、*STXBP1* 和 *MT-ND1* 变异导致。多发生于 1～8 岁儿童，主要特点为多种癫痫发作类型、脑电图显示广泛性慢的（1.5～2.5Hz）棘慢综合波和智力发育落后三联征。最常见的发作类型有强直发作、不典型失神及失张力发作，也可有肌阵挛、全面强直-阵挛和局灶性发作。通常发作频繁，药物难以控制，总体预后不良。

（十一）肌阵挛-失张力癫痫

肌阵挛-失张力癫痫（myoclonic-atonic epilepsy，MAE）又称 Doose 综合征，由德国医生 Herman Doose 于 1970 年首次报道，临床相对少见。病因不明，可能与遗传易感性有关，近年来发现 *SCN1A*、*SCN2A*、*SCN1B*、*STX1B*、*GABRG2*、*SLC2A1*、*CHD2*、*SYNGAP1*、*NEXMIF*、*KIAA2022* 和 *SLC6A1* 基因变异可导致 Doose 综合征表型。发病年龄 1～5 岁，发病急剧，常以全面性强直-阵挛发作起病，很快出现多种形式的全面性发作，包括肌阵挛、肌阵挛-失张力、失张力和不典型失神发作，发作频繁，可由于肌阵挛、肌阵挛-失张力或失张力发作导致跌倒，部分患儿可出现不典型失神持续状态。脑电图显示广泛性不规则的 2.5～3Hz（多）棘慢综合波，肌阵挛-失张力或失张力发作时同步肌电图可见短暂电静息期。本病预后变化大，约 70% 的患者对抗癫痫发作药治疗有效，发作最终可缓解，预后良好。少数患者病程后期可出现强直发作，进展为 Lennox-Gastaut 综合征。多数患者智力正常或接近正常，少数发作不能及时控制的患者，出现智力发育落后。

（十二）儿童失神癫痫

儿童失神癫痫（childhood absence epilepsy，CAE）是儿童期常见的特发性全面性癫痫（idiopathic generalized epilepsy，IGE），单卵双胎共患率显著高于双卵双胎，支持发病与遗传因素有关，已发现 *CACNA1H*、*GABRA1*、*GABRB2*、*GABRB3*、*GABRG2*、*GABRD* 和 *SLC2A1* 基因是其易感基因。起病年龄 4～10 岁，临床表现为频繁的典型失神发作。脑电图背景正常，发作期为双侧广泛、同步、对称性 3Hz 棘慢波节律。患儿发育正常，对抗癫痫发作药效果好，常在 12 岁前缓解，预后良好。

（十三）眼睑肌阵挛癫痫

眼睑肌阵挛癫痫（eyelid myoclonic epilepsy，EME）又称 Jeavons 综合征，是一种儿童期起病的遗传性全面性癫痫，1977 年由 Jeavons 首次提出，病因与遗传易感性有关，已明确

的致病基因包括 *SYNGAP1*、*CHD2*、*RORB* 和 *NEXMIF*。起病高峰年龄 2～14 岁,以眼睑肌阵挛为最突出表现,持续时间较长时可伴失神,发作频繁,每日可达数十次,持续时间 3～6 秒。具有反射性发作特征,在明亮环境下合眼诱发,对间断闪光刺激(IPS)或其他闪烁光敏感。病程中可出现全面性强直 - 阵挛发作。发作间期 EEG 显示广泛性放电,有时后头部(枕区)局限;发作期 EEG 为广泛对称同步 3～6Hz 棘慢波、多棘慢波暴发,持续 0.5 至数秒,持续超过 4 秒以上常伴有失神发作,合眼及 IPS 均诱发放电伴发作,同步肌电图显示临床发作伴同步眼睑肌电暴发。本病为终生性疾病,发作控制困难或停药困难。改善生活方式及避免诱发因素对本病的治疗也非常重要。发作难以控制、病程长者对认知、行为有影响。

(十四)肌阵挛失神癫痫

肌阵挛失神癫痫(epilepsy with myoclonic absences)是一种少见的儿童癫痫综合征,20% 有癫痫家族史(多数为全面性癫痫)。2/3 的病例未找到明确病因,可能与遗传易感性有关。1/3 的病例有围产期脑损伤、脑发育异常、染色体异常 [12p 三体综合征、安格尔曼综合征(Angelman syndrome)] 等,少数患儿有智力损害或头颅影像学异常。起病高峰年龄 7 岁(11 个月～12.5 岁),以肌阵挛失神为主要发作类型,部分患者还可出现全面性强直 - 阵挛发作或失张力发作。发作间期 EEG 背景活动正常或轻度非特异性异常,可见广泛性棘慢波散发或短阵暴发,14% 的病例 IPS 可诱发发作;发作期 EEG 为双侧对称同步的 3Hz 棘慢波节律暴发,棘慢波的频率与肌阵挛的频率相同,同步肌电图对鉴别典型失神发作和肌阵挛失神发作有帮助。药物治疗反应欠佳,总体预后不如儿童失神癫痫好。

(十五)儿童良性癫痫伴中央颞区棘波

儿童良性癫痫伴中央颞区棘波(benign epilepsy in childhood with centrotemporal spikes,BECTS)又称为良性 Rolandic 癫痫,是儿童期最常见的癫痫综合征,发病有明显的年龄依赖性,病因可能与遗传易感性有关。多数患者 5～10 岁发病(3～12 岁)。主要特点是面部和口咽部局灶运动性和感觉性发作,可继发全面性发作。大多数患儿仅在睡眠中发作,通常发作不频繁。EEG 的特征为中央颞区棘波,在睡眠中发放明显增多,对抗癫痫发作药疗效好,几乎所有病例在 16 岁前缓解,预后良好。

值得注意的是,少数早期诊断为 BECTS 的患儿,在随访中可演变为 BECTS 变异型。BECTS 变异型的特点包括:①病程早期符合 BECTS 的临床特点;②病程中出现新的发作类型(负性肌阵挛、不典型失神)和 / 或口咽部运动障碍;③ EEG 显示 Rolandic 区限局性放电在清醒期及睡眠期均明显增多,符合睡眠中癫痫性电持续状态(electrical status epilepticus during sleep, ESES)的诊断标准;④起病后可出现轻度的认知损伤。

当 BECTS 患儿在随访的过程中出现以下情况时应警惕演变为 BECTS 变异型的可能:①睡眠中局灶性发作加重;②日间出现新的发作类型;③ EEG 显示清醒期 Rolandic 区放电明显增多,NREM 睡眠期棘慢波指数大于 50% 以上。早期明确诊断 BECTS 变异型,有利于制定正确的治疗策略,从而避免使用加重发作的药物。BECTS 变异型属年龄依赖性的自限性疾病,癫痫发作缓解及 EEG 恢复正常的年龄与 BECTS 相似,但由于持续大量的痫样放电可遗留认知损伤,故总体长远预后不如典型 BECTS 好。

(十六)Panayiotopoulos综合征

Panayiotopoulos 综合征(Panayiotopoulos syndrome)既往又称早发型儿童良性枕叶癫痫,2010 年 ILAE 将其更名为 Panayiotopoulos 综合征,病因不明,年龄依赖性发病,可能与

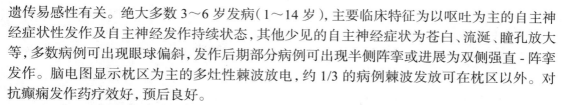

遗传易感性有关。绝大多数3～6岁发病(1～14岁)，主要临床特征为以呕吐为主的自主神经症状性发作及自主神经发作持续状态，其他少见的自主神经症状为苍白、流涎、瞳孔放大等，多数病例可出现眼球偏斜，发作后期部分病例可出现半侧阵挛或进展为双侧强直-阵挛发作。脑电图显示枕区为主的多灶性棘波放电，约1/3的病例棘波发放可在枕区以外。对抗癫痫发作药疗效好，预后良好。

（十七）晚发型儿童枕叶癫痫（Gastaut型）

晚发型儿童枕叶癫痫（Gastaut型）发病较Panayiotopoulos综合征晚，发病年龄3～16岁，一般认为发病与遗传易感性有关。主要临床特点为发作性视幻觉或黑矇，日间发作为主，也可表现为发作性眼球偏斜、眼震、眼睑扑动、半侧阵挛或继发双侧强直-阵挛发作。脑电图显示枕区阵发性放电。对抗癫痫发作药疗效好，预后良好。

（十八）Landau-Kleffner综合征

Landau-Kleffner综合征（Landau-Kleffner syndrome，LKS）又称获得性癫痫性失语（acquired epileptic aphasia），于1957年由Landau和Kleffner首次报道。本病少见，病因不明，年龄依赖性发病，可能与遗传因素有关，文献报道少数患儿可发现 *GRIN2A*、*SETD1B* 基因变异。起病年龄多在2～8岁。临床特点为获得性失语、癫痫发作、脑电图异常和行为心理障碍。癫痫发作主要表现局灶性运动性发作，多在睡眠中出现。清醒时可出现不典型失神、肌阵挛或失张力发作。脑电图以慢波睡眠期连续出现的棘慢综合波为特征，多为双侧性，颞区为主。癫痫发作和脑电图改变呈年龄依赖性，常在15岁后缓解。半数以上患者持续有语言、心理和行为障碍。

（十九）癫痫性脑病伴慢波睡眠期持续棘慢波

癫痫性脑病伴慢波睡眠期持续棘慢波（epileptic encephalopathy with continuous spike and waves during slow wave sleep，CSWS）属于癫痫性脑病，为年龄依赖性发病，主要见于儿童期。1/3的患儿起病前即有神经系统异常，包括围产期脑损伤和先天性脑发育异常。2/3的患儿病因不明，约13%～15%的患儿有癫痫家族史，故遗传因素可能与部分患儿的发病有关，少数患儿可发现 *GRIN2A*、*FOXP1*、*KCNMA1* 和 *CSNK1D* 基因新生杂合变异。主要特征为多种类型的癫痫发作，包括局灶性发作、不典型失神、肌阵挛发作和失张力发作。脑电图在慢波睡眠期呈ESES状态，有神经心理和运动行为障碍。CSWS患儿的EEG清醒期可见一侧或双侧额区、中央区、Rolandic区或额、颞区为主的限局性棘波、棘慢波。睡眠期为广泛性持续的1.5～4.0Hz棘慢复合波发放，间有少量额区或额颞区为主的局灶性异常。ESES与神经心理损伤密切相关。本病2/3的患儿发病前智力运动发育正常，1/3有智力发育落后。少数患儿有痉挛性四肢瘫、偏瘫、共济失调等神经系统异常体征。CSWS患儿不论起病前的智力运动水平如何，起病后均会有新的损伤出现。多数患儿在EEG出现ESES期间，常表现为全面性的认知倒退。运动倒退也见于半数患儿，表现为精细动作差等共济失调、偏瘫。语言障碍在CSWS患儿中也可出现，但主要表现为语言表达障碍。CSWS患儿神经心理学损伤的程度和表现与ESES的严重程度、累及部位、持续时间等多种因素有关。CSWS患儿癫痫发作一般呈良性演变过程，在青春期前后消失，但患儿有广泛的认知障碍、智力倒退及行为问题。

（二十）青少年失神癫痫

青少年失神癫痫（juvenile absence epilepsy，JAE）是常见的IGE之一，病因不明，可能与遗传易感性有关,已发现 *GABRB2*、*GABRG2*、*GABRA1*、*CACNA1A* 和 *SLC2A1* 是其易感基因。发病年龄多在 7～16 岁,高峰为 10～12 岁。主要临床特征为典型失神发作,约 80% 的病例伴有全面性强直-阵挛发作,约 15% 的病例还有肌阵挛发作。发作期脑电图为双侧广泛同步、对称性 3～4Hz 棘-慢综合波节律,多数病例药物治疗后缓解,预后相对良好。

(二十一)青少年肌阵挛癫痫

青少年肌阵挛癫痫(juvenile myoclonic epilepsy,JME)为常见的 IGE,病因不明,可能与遗传易感性有关,已发现 *GABRA1*、*GABRD*、*CACNB4*、*EFHC1* 和 *EFHC2* 是其易感基因。通常起病于 12～18 岁,生长发育及神经系统检查正常。临床主要表现为觉醒后不久出现肌阵挛发作,80% 以上的病例有全面性强直-阵挛发作,约 1/3 的病例有失神发作。发作间期脑电图为广泛性 4～6Hz 多棘慢综合波。本病对抗癫痫发作药治疗反应好,但多数患者需长期治疗。

(二十二)仅有全面性强直-阵挛发作的癫痫

仅有全面性强直-阵挛发作的癫痫(epilepsy with generalized tonic-clonic seizures only)发病年龄为 5～50 岁,高峰年龄为 10～20 岁。本综合征包含了 1989 年 ILAE 提出的觉醒期强直-阵挛发作性癫痫(epilepsy with generalized tonic-clonic seizures on awakening),属于 IGE。全部患者均有全面性强直-阵挛发作,可发生于任何时间(睡眠、清醒或觉醒时),无其他发作类型。脑电图特点为广泛性 4～5Hz 多棘慢综合波或多棘波发放。预后良好。

(二十三)遗传性癫痫伴热性惊厥附加症

遗传性癫痫伴热性惊厥附加症(genetic epilepsy with febrile seizures plus,GEFS+)既往又称全面性癫痫伴热性惊厥附加症(general epilepsy with febrile seizures plus,GEFS+),为家族性遗传性癫痫综合征。该综合征 1997 年由澳大利亚 Scheffer 医生首先报道。家系成员发病年龄主要在儿童期和青少年期。已报道的致病基因包括 *SCN1A*、*SCN1B*、*SCN2A*、*GABRG2*、*GABRD* 和 *STX1B*。家系成员的临床表型具有异质性,最常见的表型为热性惊厥(febrile seizures,FS)和热性惊厥附加症(febrile seizures plus,FS+)、其次为 FS/FS+ 伴肌阵挛发作、FS/FS+ 伴失神发作、FS/FS+ 伴失张力发作、FS/FS+ 伴局灶性发作,其他少见的表型为局灶性癫痫、特发性全面性癫痫(如 CAE、JAE、JME),个别患者表现为 Dravet 综合征或 Doose 综合征。家族成员中有 FS 和 FS+ 病史是 GEFS+ 家系诊断的重要依据。GEFS+ 家系受累成员的具体表型诊断要依据每个个体的发作类型和脑电图特点确定。GEFS+ 家系受累者总体预后良好,青春期后不再发作,但如果为 Dravet 综合征,则预后不良。

(二十四)进行性肌阵挛癫痫

进行性肌阵挛癫痫(progressive myoclonus epilepsies,PME)的概念于 1903 年由 Herman Lundborg 首先提出,病因包括一组神经遗传代谢病,大多数为家族遗传性疾病,也有散发病例。共同临床特点为肌阵挛(包括癫痫性和非癫痫性)、多种类型的癫痫发作和进行性神经功能及智能倒退。PME 的肌阵挛可为多灶性、节段性或全身性,可自发出现,亦可由外部刺激或自主运动诱发,有些肌阵挛与 EEG 阵发性棘慢波、多棘慢波有良好的锁时相关性,提示为皮质起源的癫痫性肌阵挛;亦有些肌阵挛与 EEG 阵发性电活动无明显锁时相关性,推测为皮质下起源的肌阵挛。导致 PME 常见的疾病包括:神经元蜡样褐脂质沉积症(neuronal ceroid lipofuscinosis,NCL)、肌阵挛癫痫伴破碎红纤维病(myocolinic epilepsy with ragged red fibers,MERRF)、唾液酸沉积症(sialidoses)、翁-隆氏病(Unverricht-Lundborg disease)、拉福拉病（Lafora disease）、齿状核红核苍白球路易体萎缩症（dentatorubral-pallidoluysian atrophy, DRPLA）、神经型戈谢病（neuronopathic Gaucher disease）和 C 型尼曼 - 匹克病等。部分 PME 患者在进行多种方法的病因学检查后，仍不能明确病因。近年来随着二代测序技术在临床上的应用，新发现了多种基因变异可导致 PME 表型（包括 *GOSR2*、*ASAH1*、*KCNC1*、*KCTD7*、*TBC1D24*、*SCARB2*、*PRICKLE1*、*CARS2* 和 *SERPINI1*），NCL 依据不同的致病基因也被分为 14 型（CLN1～CLN14），新基因的发现提高了对 PME 病因学的认识，为 PME 的精确诊断、预后判断及遗传咨询提供了重要依据。除成人型 NCL（Parry 病）、DRPLA、家族性脑病伴神经系统包涵体和 *KCNC1* 基因突变导致的 PME 为常染色体显性遗传以及 MERRF 为母系遗传外，其他 PME 均为常染色体隐性遗传疾病。PME 的病因多为神经遗传病，尚无特效治疗方法。PME 患者的肌阵挛和癫痫发作通常很难控制，多数病情呈进展性，进展情况与病因有关，多数预后不良。

（二十五）拉斯马森综合征

拉斯马森综合征（Rasmussen syndrome）又称拉斯马森脑炎（Rasmussen encephalitis），由法国医生 Rasmussen 等于 1958 年首次描述，病因和发病机制尚不清楚，可能与自身免疫因素有关，病理特征为一侧大脑半球慢性局限性炎症。主要在儿童期发病，多数在 14 个月～14 岁发病，临床表现为局灶性运动性发作，常发展为持续性部分性癫痫发作（epilepsiapartialis continua, EPC）、进行性偏瘫和认知倒退。多数头皮 EEG 有癫痫样放电，但与肌肉抽动不完全同步，少数在头皮 EEG 没有放电。使用抽动锁定的逆向平均技术，可叠加出对侧运动区棘波或尖波，一般出现在抽动之前 50 毫秒以内。头颅影像学显示一侧大脑半球进行性萎缩。本病对抗癫痫发作药治疗反应差，少数对大剂量激素和丙种球蛋白治疗有短暂效果，半球手术可有效控制癫痫发作，阻止病情进展。本病预后不良，多数留有神经系统后遗症。

（二十六）热性感染相关性癫痫综合征

热性感染相关性癫痫综合征（febrile Infection-related epilepsy syndrome, FIRES）是近年来逐渐被认识的一种严重的癫痫性脑病，既往又称发热诱发的学龄儿童难治性癫痫性脑病（fever induced refractory epileptic encephalopathy in school age children, FIRES）或暴发性炎症反应癫痫综合征（fulminant inflammatory response epilepsy syndrome, FIRES）。2010 年由 Van Baalen 首次命名定义，发病机制尚不完全清楚，近年来发现患者急性期血清白细胞介素 -6（IL-6）明显升高，说明有炎症因子参与。临床特点为发病前发育正常，发病年龄 2～17 岁，存在前驱的热性感染，发热诱发难治性癫痫及癫痫持续状态，首次发作出现在发热后 24 小时～2 周内（平均 4～5 天）。发作类型主要为局灶性或局灶继发全面性发作，发作间期意识不清，表现为嗜睡甚至昏迷。急性期经历数周或数月后，持续状态减少或停止，意识逐渐恢复进入慢性期。慢性期表现为难治性局灶性癫痫，认知减退和运动功能障碍。绝大多数患者直接从急性期到慢性期，中间缺乏静止期。脑脊液检查正常，少数伴淋巴细胞增多，蛋白正常或轻微升高，病毒及细菌学检查均阴性，没有中枢神经系统感染的直接证据。影像学缺乏特异性改变，急性期头颅 MRI 大多正常，仅少数可有颞叶、岛叶和基底节区异常信号。慢性期 MRI 多表现为脑萎缩及海马硬化，也可显示正常。脑电图急性期显示背景异常，并可见痫样放电，放电主要集中在外侧裂周围；发作时 EEG 提示主要累及颞叶、有时累及额叶，表现高幅慢波，部分患儿可有广泛性放电；发作间期主要表现为弥漫性慢波。缺少有效治疗方法,对多种抗癫痫发作药及免疫治疗无效,死亡率高,幸存者遗留严重的认知障碍。近年来发现白细胞介素 -1(IL-1)受体拮抗剂阿那白滞素对该病治疗有效,IL-6 的单克隆抗体(托珠单抗)也有一定作用,可改善患者的预后。

第五节　癫痫的病因学

癫痫的病因包括先天遗传因素和后天获得性因素。随着分子遗传学、神经影像学及神经科学的快速发展,近年来癫痫病因学的研究进展很快。目前认为约 30% 的癫痫患者主要由明确的后天获得性因素导致,如围产期脑损伤、中枢神经系统感染、卒中、脑外伤、免疫相关的中枢神经系统疾病(免疫性脑炎、脱髓鞘疾病等)和肿瘤等。约 70% 的癫痫患者中遗传因素起更重要的作用。2017 年 ILAE 提出了新的癫痫分类框架,将癫痫的病因分为六大类,包括结构性、遗传性、感染性、代谢性、免疫性和病因不明。明确癫痫的病因对治疗方案的选择和判断预后有重要意义。

一、结构性病因

结构性病因指神经影像学可见脑结构性异常,并且临床评估与影像学结合,可以推测该影像学异常很可能就是患儿癫痫发作的直接原因。结构性病因可以是获得性的,如卒中、出血、外伤、肿瘤等,也可以是遗传性的,如皮质发育畸形、结节性硬化。有些脑结构异常既可以是遗传性的,也可以是获得性的,如多小脑回畸形可能是继发于 *GPR56* 基因突变,或者获得性地继发于宫内巨细胞病毒感染。尽管这些畸形可能存在遗传性基础或由获得性病因所致,但是结构异常是患者癫痫的直接致病机制。

与结构性病因相关的综合征包括较为常见的伴海马硬化的颞叶内侧癫痫、伴下丘脑错构瘤的发笑发作、Rasmussen 综合征和半侧惊厥 - 偏瘫 - 癫痫。这些结构性病因相关的综合征具有其影像学特征,也提示药物治疗多数难以控制发作,大多数需要手术治疗。

皮质发育畸形(malformation of cortical development, MCD)是癫痫和神经发育迟缓的常见原因,其种类繁多,包括局灶性皮质发育不良、多小脑回畸形、脑室周围结节状灰质异位、皮质下带状灰质异位及脑裂畸形等。这些皮质发育畸形都具有明显的遗传异质性,既可以是符合孟德尔遗传的生殖细胞单基因致病突变所致,也可以是体细胞致病性突变所致。已经确定了数十种脑发育畸形相关的基因(*DCX*、*LIS1*、*DEPDC5*、*NPRL2*、*NPRL3*、*UBA1A*、*TUBB2B*、*TUBB3*、*TUBB5*、*TUBG1*、*WDR62*、*DYNC1H1*、*SLC35A2* 等),这些基因突变常常干扰大脑皮质的发育。需要注意的是,结构性病因如有明确的遗传基础,如结节性硬化分别由编码错构瘤蛋白和结节蛋白的 *TSC1* 和 *TSC2* 基因突变引起,则这种癫痫为遗传性 - 结构性(genetic-structure)病因。

二、遗传性病因

遗传性癫痫是指癫痫由已知或推论的遗传缺陷所直接导致,并且癫痫发作是该疾病的核心症状。由此定义可以看出,确定遗传性病因(genetic etiology)主要基于两种条件之一,基于可靠的分子或细胞遗传学检测结果及分析直接诊断,或者基于既往明确的家系研究结果而推论诊断。如某患者临床表型符合 Dravet 综合征,通过基因检测发现 *SCN1A* 基因新发杂合致病性变异,即可以确定该患者为遗传性病因;另一种情况,如某患者临床符合儿童失神癫痫(CAE),根据既往家系研究及双生子研究的充分证据,已经公认典型 CAE 的病因为遗传性,因此该 CAE 患儿的病因可推论诊断为遗传性。遗传性病因导致的癫痫并不排除环境因素对临床表型的贡献。

癫痫的遗传性病因包括单基因遗传、多基因 / 复杂遗传、染色体异常及线粒体基因突变等各种遗传变异。单基因遗传是指一个基因的致病性变异就足以导致癫痫表型。符合孟德尔遗传方式,包括常染色体显性遗传、常染色体隐性遗传、X 连锁遗传等。目前已知的癫痫相关致病基因与离子通道、突触形成、DNA 修复、转录调控以及神经细胞内各种转运体等有关,其中离子通道相关基因最常见,主要包括编码电压门控的离子通道基因和编码配体门控的离子通道基因。随着二代测序技术的临床应用,近年来有很多癫痫综合征致病基因被发现(附录 9)。2017 年有学者通过 PubMed、OMIM、HGMD 和 EpilepsyGene 数据库共发现 977 个基因与癫痫相关,其中以癫痫为核心症状的基因有 84 个。截至 2022 年 8 月,已有 105 个发育性癫痫性脑病(DEE)相关致病基因被 OMIM 收录。

多基因遗传(polygenic)/ 复杂遗传(complex inheritance)是指多个基因的变异共同导致癫痫,每个变异都会增加癫痫的患病风险。罕见变异(特定人群中的等位基因变异频率 < 1%)和常见变异(特定人群中的等位基因变异频率 > 1%)都可能对常见遗传相关癫痫的发病以及临床表型起作用。

染色体异常是指染色体数目或结构异常,均可能导致癫痫。包括拷贝数变异、染色体异位、倒位、环形染色体等,患者常伴有发育迟缓 / 智力障碍,部分可伴有表观畸形。某些染色体异常以癫痫为主要表型,如环形 20 号染色体综合征。染色体异常区域所包含的基因是决定临床表型的重要因素。拷贝数变异(copy number variation,CNV)是人类遗传多样性的重要因素之一,约占遗传性癫痫病因的 4%~10%。

目前强调任何没有找到明确获得性病因的癫痫均应考虑是否为遗传性癫痫的可能性,对于以下情况尤其需要注意:①新生儿期或婴儿期起病的癫痫(排除获得性病因);②有癫痫家族史;③病因不明的癫痫性脑病;④合并外貌异常、小头畸形、发育迟缓或孤独症表现;⑤皮质发育畸形;⑥病因不明的难治性局灶性癫痫等。

三、代谢性病因

代谢性病因是癫痫相对少见的病因,但是在婴幼儿期相对常见。代谢性癫痫的定义为已知或推测的代谢性疾病直接导致的癫痫,并且癫痫发作是该疾病的核心症状。代谢性病因是指明确的代谢缺陷伴生化改变如氨基酸代谢病、有机酸代谢病、吡哆醇依赖症、葡萄糖转运子Ⅰ缺陷等。大多数的代谢性癫痫都有遗传基础,但仍有些可能是获得性的,如脑叶酸缺乏症。许多代谢性疾病干扰脑代谢的重要功能,如能量底物的运输和利用、富含能量的磷酸盐产生、神经元和星形胶质细胞之间的代谢耦合、神经递质合成和传递和跨血脑屏障的底物运输等。还有一些代谢性疾病,积聚的代谢产物可能会直接产生神经毒性,在这类疾病中,直到有毒产物积累到足以干扰细胞功能时才会出现症状,如有机酸代谢病。其他机制包括神经元膜通透性紊乱(如全羧化酶合成酶缺乏)、底物缺乏(如丝氨酸缺乏)、金属转运障碍(Menkes 病)等。

提示可能是遗传代谢病导致癫痫的线索：①新生儿或婴儿期起病的癫痫性脑病（包括婴儿痉挛症、大田原综合征以及婴儿早期肌阵挛脑病）；②癫痫伴随其他神经系统症状（智力运动发育落后/倒退）或者伴全身多系统受累（肝脾大、心肌病、皮肤病变、特殊气味等）；③实验室检查提示低血糖、高血氨、高乳酸或血液系统异常；脑电图提示脑病样改变（如背景慢、暴发-抑制或多灶性棘慢波）；④家族史提示有同胞不明原因死亡，或者近亲结婚史。

四、感染性病因

感染性病因是指癫痫由已知的感染性事件直接导致，并且癫痫发作是疾病的核心症状。感染性病因不是指发生于急性中枢神经系统感染急性期（如脑膜炎或脑炎急性期）的症状性癫痫发作。有高达30%的中枢神经系统感染患者在疾病早期会出现癫痫发作，但这些癫痫发作在过了急性期后有可能完全缓解。癫痫的感染性病因包括脑囊虫病、结核病、人类免疫缺陷病毒（HIV）感染、脑型疟疾、亚急性硬化性全脑炎、脑弓形虫、原虫病以及先天性寨卡病毒和巨细胞病毒感染等，这些感染性病因在非洲以及南美洲的某些地区是导致癫痫的相对常见病因之一。

五、免疫性病因

免疫性病因导致的癫痫是指癫痫为自身免疫介导的中枢神经系统炎症所导致，而且癫痫发作是疾病的核心症状。近年来在儿童及成人认识到一系列有特殊表型的免疫性癫痫，急性起病的重症或者难治性颞叶癫痫以及符合自身免疫性脑炎临床综合征样表现的癫痫均应考虑做相关抗体检测。免疫性病因可以通过检测到中枢神经系统的自身免疫性炎症证据（如自身免疫抗体）或者符合具有特征性临床表现的免疫性癫痫诊断标准而确定。由于癫痫与自身免疫异常的研究不断深入，新的抗体不断被发现和可以检测，而且早期识别、早期治疗不仅能改善急性期预后，而且也能减少远期慢性癫痫的发生，因此免疫性病因越来越成为癫痫的重要病因日益受到更多的重视。

六、病因不明（unknown）

目前仍有部分癫痫患者的病因不能确定，2017年的国际癫痫分类将这些癫痫归类为病因不明的癫痫。在这一类中，只能根据基本的电临床表现，作出癫痫基本诊断。

总体来说，癫痫患者能找到病因的程度，取决于能用于病因评估资料的程度和评估手段，随着各种诊断技术的不断进步，尤其是头颅影像技术、遗传检测技术及神经免疫学的快速发展，相信越来越多的癫痫患者的病因可以被确定。明确病因才有可能进行精准治疗，因此对于所有癫痫患者，尤其是药物难治性癫痫患者，应该不断努力争取明确其病因，从而使治疗更有针对性，改善治疗效果和预后。

第六节　癫痫的鉴别诊断

一、概述

从癫痫的鉴别诊断上讲，临床上的发作性事件可以分为癫痫发作和非癫痫发作。按照定义,癫痫发作的本质是脑神经元突然异常放电导致的临床表现,有一过性、反复性及刻板性的特点,脑电图显示痫样放电。癫痫发作需要与各种各样的非癫痫性发作相鉴别。非癫痫发作是指临床表现类似于癫痫发作的所有其他发作性事件。鉴别癫痫发作和非癫痫发作是癫痫诊断的首要也是最重要部分。

非癫痫发作包括心因性发作、晕厥、屏气发作、各种发作性感觉 / 运动 / 自主神经症状、睡眠障碍和感染、代谢紊乱等引起的发作性症状。非癫痫发作的原因很多,包括病理性原因和生理性原因。表 2-3 列出了不同年龄段常见的非癫痫性发作。

表2-3　不同年龄段常见的非癫痫性发作

年龄段	非癫痫性发作
新生儿和婴幼儿期（<3岁）	呼吸异常(窒息发作/屏气发作)、运动异常(抖动或震颤/良性肌阵挛/惊跳反应/点头痉挛/异常眼球活动)、消化系统异常(胃食管反流等)
学龄前期(3～6岁)	睡眠障碍(夜惊症/睡行症/梦魇)、交叉擦腿、惊跳反应、腹痛、注意力缺陷、晕厥
学龄期(6<～18岁)	晕厥、偏头痛及头痛、抽动症、发作性运动障碍、精神心理行为异常(焦虑/恐惧/暴怒)、睡眠障碍
成人期(>18岁)	晕厥、癔症发作、偏头痛及头痛、舞蹈症、发作性睡病、短暂性脑缺血发作、短暂性全面遗忘症、老年猝倒、多发性硬化发作性症状

二、常见非癫痫性发作与癫痫发作的鉴别

(一)晕厥(syncope)

晕厥表现为突然短暂的可逆性意识丧失伴姿势性肌张力减低或消失,由全脑血灌注量突然减少引起,并随着脑血流的恢复而正常。晕厥和癫痫发作鉴别要点见表 2-4。

表2-4　晕厥和癫痫发作鉴别要点

鉴别要点	晕厥	癫痫发作
诱因	体位改变、持久站立、剧烈运动、情绪激动等	无诱因,或疲劳、声、光、热刺激
前驱症状	头晕、视物模糊、大汗、恶心呕吐、心悸或无明显先兆	视觉、味觉、听觉、感觉异常等或无前驱症状
肤色	苍白或发绀	发绀或正常
肢体情况	肢体软,偶有肢体抖动	多伴肢体强直、抽搐或无
伴尿失禁	少见	可有
发作后症状	少见	可有头痛、嗜睡
既往史	器质性心脏病或无	可有神经系统疾病或无
发作间期脑电图异常	罕见	常见

(二)心因性非癫痫性发作

心因性非癫痫性发作(psychogenic nonepileptic seizures , PNES)与癫痫发作鉴别要点见表 2-5。

表2-5　心因性非癫痫性发作与癫痫发作的鉴别

鉴别要点	心因性非癫痫性发作	癫痫发作
发作场合	周围常有人	任何场合
诱发因素	常在精神刺激后	声、光、热刺激,或无诱因
发作特点	发病相对缓慢,发作形式多样,不停喊叫和抽动,强烈自我表现,动作夸张、不同步协调,可对抗被动运动	突然发病,发作形式刻板,动作多同步协调,通常不对抗被动运动
其他症状	少有摔伤或尿失禁	可发生摔伤或尿失禁
意识状态	可能对外界刺激作出反应	多意识丧失或保留
眼部	眼睑紧闭,眼球乱动,瞳孔正常,对光反射存在	眼球可上翻或偏向一侧,可出现瞳孔散大、对光反射消失
口唇	正常	可有发绀
发作持续时间和终止方式	可达数小时,需安慰或暗示后缓解	多持续数秒到数分钟,自行停止,可出现癫痫持续状态
发作后表现	一切如常,少有不适主诉	常有意识模糊、嗜睡、头痛等
脑电图	少有异常	与临床表现相吻合的发作期及发作间期痫样放电

(三)偏头痛

癫痫和偏头痛都是发作性疾病,两者有时候需要进行鉴别。偏头痛先兆(又称偏头痛等位症)可表现为反复发作的自主神经症状,如周期性呕吐、腹型偏头痛及周期性眩晕等,伴或不伴头痛发作;而偏头痛也是癫痫常见的共患病,包括偏头痛先兆诱发的痫样发作、癫痫发作期头痛和痫性发作后头痛;因此偏头痛先兆亦需要与癫痫发作相鉴别。偏头痛与癫痫发作的鉴别要点见表2-6。

表2-6　偏头痛与癫痫发作的鉴别

鉴别要点	偏头痛	癫痫发作
先兆症状		
持续时间	5～60min	短暂,多<1min
视幻觉	多为闪光、暗点,同向偏盲	除闪光、暗点外,有的为复杂视幻觉,短暂而刻板
嗅幻觉	极少	较常见
自动症	少见	局灶性发作后常见
胃肠道症状	恶心、呕吐常见,偶腹泻	腹部上升感
意识障碍	少见	常见
感觉异常	常见(5～60min)	常见(数秒～数分钟)
似曾相识	少见	常见
主要症状	剧烈头痛,常伴恶心、呕吐	各种癫痫发作形式
脑电图	非特异性慢波	与临床表现相吻合的发作期及发作间期痫样放电

（四）屏气发作

屏气发作通常发生在 6 个月～6 岁的婴幼儿中，高峰年龄为 6～18 个月。可见于正常儿童，也可见于雷特综合征（Rett syndrome）、智力障碍、遗传代谢病等患儿，这部分患儿临床症状可持续到成年期。屏气发作通常由情感伤害触发，例如疼痛、愤怒或恐惧。发作表现为短暂的啼哭，通常随后很快在用力呼气阶段发生屏气，呼吸突然停止，头后仰，躯干及肢体强直，苍白或发绀；这些症状之后常常出现瘫软和意识丧失，可能出现短暂的姿势性或强直阵挛性运动活动。儿童屏气发作的临床病程通常是良性的，大多数在 8 岁前停止。脑电图多数正常。哭闹也可以是癫痫发作和脑血管病卒中发作的诱因，但哭闹的剧烈程度、持续时间和呼吸停止等特点可以协助鉴别；视频脑电图监测有助于鉴别屏气发作和癫痫发作。屏气发作后心电图表现为波幅电压下降→心率变慢→变快→恢复正常，也有一定的特征性。

（五）短暂性脑缺血发作

临床多表现为神经功能的缺失性症状，如偏瘫、偏盲、偏身感觉减退等，而癫痫发作多为刺激性症状，如抽搐等。短暂性脑缺血发作多见于有脑血管病危险因素的中老年人，而癫痫在儿童和老年人均常见。

（六）睡眠障碍

睡眠障碍包括发作性睡病、睡眠呼吸暂停症、夜惊症、睡行症、梦魇、快速眼动期行为障碍、意识模糊性觉醒、节律性运动障碍、周期性睡眠增多等。而睡眠期间不愉快或不良的行为或体验亦可称为异态睡眠（parasomnia），即包括夜惊症、睡行症等。由于很多的癫痫发作类型也容易在睡眠中发病，也表现一定的运动和意识障碍等，如睡眠中发生的局灶性发作、强直-阵挛发作，某些额叶或颞叶起源的发作，且主要发生在非快速眼动期（NREM），其中夜间额叶癫痫（NFLE）需要与 NREM 异态睡眠相鉴别（表 2-7）。

表2-7 夜间额叶癫痫（NFLE）与NREM异态睡眠鉴别诊断

鉴别要点	NFLE	NREM异态睡眠
发作频率	较频繁，≥20次/月或3次/晚	≤14次/月或1～2次/晚
发作持续时间	约2min	30min
运动症状	刻板、暴力	非刻板
伴随症状	锥体外系症状、身体僵硬、肌张力障碍、下肢不自主摆动等	症状不常见
诱发因素	很少有	约50%有，如噪声、睡眠剥夺等
发作起始时间	NREM 2期	慢波睡眠期
发作后	可回忆起夜间发作活动	不可回忆夜间发作活动

发作性睡病以难以控制的日间过度嗜睡、发作性猝倒、睡眠瘫痪、入睡幻觉四联症为主要临床特点。2014 年国际睡眠障碍分类第 3 版（the third edition of the International Classification of Sleep Disorders, ICSD-3）将发作性睡病分为 2 类：①1 型，既往称为猝倒型发作性睡病，下丘脑分泌素（hypocretin）缺乏是主要原因，但少数患者有明显的下丘脑分泌素的降低而没有猝倒的表现。突出的病理生理特征是中枢神经系统食欲素（下丘脑分泌素-1）不足，这是维持警觉所必需的一种肽。②2 型，患者有嗜睡表现，并且可能存在入睡

前幻觉和睡眠瘫痪,但不伴猝倒,且测定脑脊液中下丘脑分泌素水平无显著下降。发作性睡病的猝倒发作有时易与失张力或肌阵挛发作混淆,但一般发作性睡病可追忆猝倒发作,视频 - 睡眠多导监测是鉴别睡眠障碍和癫痫发作最可靠的方法。

(七)抽动障碍

抽动障碍需要和癫痫发作(如肌阵挛)相鉴别。鉴别要点见表2-8。

表2-8 抽动障碍和癫痫肌阵挛发作的鉴别

鉴别要点	抽动障碍	癫痫肌阵挛发作
发病年龄	5～10岁多见	任何年龄
临床特征	一组或多组肌肉突发、重复和刻板性不随意抽动,通常是非节律性,多见于面、颈、肩及上肢	反复节律性快速抽动,可涉及多组肌肉,呈同步性
受意识控制	可能短时有效	无效
睡眠	症状减轻或消失	基本无影响
发作时意识状态	清楚	清楚、迟钝或丧失
脑电图	正常或与抽动无关的背景慢波	慢波或痫样放电

第七节 癫痫诊断中的注意事项

一、区分诱发性和非诱发性癫痫发作

并非所有的癫痫发作都要诊断为癫痫。按照定义,患者的发作必须是非诱发性癫痫发作时才能诊断癫痫,而诱发性癫痫发作即使反复出现通常也不考虑诊断为癫痫。把反复的急性症状性发作误诊为"症状性癫痫"的做法必然导致过度诊断及治疗,也会导致癫痫流行病学调查结果不可靠。有癫痫发作但通常不诊断为癫痫的情况包括:新生儿良性发作、热性惊厥、酒精或药物戒断性发作、中枢神经系统或全身系统性疾病的急性期出现的发作,如自身免疫性脑炎的急性症状性癫痫发作。按照 2014 年 ILAE 癫痫临床实用性定义(表 2-9),反复发生的反射性发作(通过视觉、听觉、躯体感觉或躯体运动刺激,或通过更高的皮质功能活动诱发)可以诊断为反射性癫痫,尽管每次发作看似是"诱发性"的。

表2-9 癫痫的临床实用性定义(ILAE,2014)

癫痫是一种脑部疾病,符合如下任何一种情况可确定为癫痫:
1. 至少两次间隔>24h的非诱发性(或反射性)发作
2. 一次非诱发性(或反射性)发作,并且在未来10年内,再次发作风险与两次非诱发性发作后的再发风险相当时(至少60%)
3. 诊断为某种癫痫综合征
符合如下任何一种情况,可认为癫痫诊断可以解除:
1. 已经超过了某种年龄自限性癫痫综合征的患病年龄
2. 已经10年无发作,并且近5年已停用抗癫痫发作药

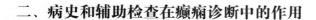

二、病史和辅助检查在癫痫诊断中的作用

病史资料是诊断癫痫最重要的依据,癫痫在很大程度上是一种临床诊断。按照定义,临床出现两次非诱发性癫痫发作时就可以诊断癫痫了,通常也就可以考虑药物治疗了。多数情况下,详细询问病史尤其是发作史就可确定发作性症状是否为癫痫性发作,甚至可以初步进行发作类型和癫痫(综合征)类型的诊断,后期的脑电图及影像学检查往往作为进一步验证或明确前期诊断的手段。脑电图异常不一定要诊断癫痫,脑电图正常也不能排除癫痫。应避免患者短期内已有数次典型的大发作,但因脑电图正常而未能诊断癫痫并延误治疗的情况。

三、获取完整的癫痫发作史

病史采集不充分是造成癫痫误诊的最常见原因。癫痫发作往往历时短暂,医师目睹癫痫发作的可能性不大,所以详细而有条理的病史询问尤为重要。应建议患者本人和发作目击者一同就诊,以便获取完整的病史。当患者就诊时描述不清楚,医师电话询问发作目击者很有必要。如有可能,建议患者或家属用手机或家用摄像机把发作过程摄录下来,就诊时供医师分析。另外,在患者或目击者表述不清的情况下,让他们观看各种典型的发作录像也是很好的方法,往往可以使他们找到与患者表现最类似的发作。如果确实难以获得可靠病史,应向患者解释病史的重要性,以便再次发作时留意观察及复诊时提供。

四、避免漏掉"轻微发作(minor seizures)"

完整的发作类型信息对于癫痫(综合征)的类型诊断很重要。在询问病史时,既要关注表现明显的发作(如全面性强直 - 阵挛发作),也要关注患者或发作目击者经常忽略或不主动告之的某些"轻微发作",例如,先兆发作、肌阵挛发作、意识障碍轻微的局灶性发作等。举例:对于主诉有过数次全面性强直 - 阵挛发作且既往史正常的青少年患者,如果病史中能够问出常被患者忽视的晨起后肢体"抖动"的情况,则临床要考虑"青少年肌阵挛癫痫"的可能,否则考虑可能是"仅有全面强直 - 阵挛发作的特发全面性癫痫"。

五、长程视频脑电图监测的应用

按照定义,诊断癫痫发作的"金标准"应该依据发作期异常脑电活动和临床表现的时间相关性,这可通过长程视频脑电图监测来实现。当然,所有患者都进行长程监测既不实际也无必要。对于通过详细病史询问仍不明确发作性质的病例,可以进行长程视频脑电图监测来明确诊断。另外,对于目前国内容易诊断诸如"腹型癫痫""头痛型癫痫""以 × × 为唯一发作表现的癫痫"现象,也应以上述的"金标准"来衡量和检验。当然,实践中也应了解长程视频脑电图监测的局限性和不足。

六、识别"假性"药物难治性癫痫

在诊断药物难治性癫痫之前,应注意排除是否为"假性"药物难治性癫痫。重点考虑有无如下可能:①非癫痫性发作;②癫痫发作的分类错误(如将失神发作误诊为局灶性发作);③针对发作类型的选药不当(如用卡马西平控制失神发作);④药物剂量不足或给药方法不当；⑤患者服药依从性差；⑥加重发作的可控诱因（如过量饮酒、缺少睡眠等）；⑦其他可导致癫痫难治的病因（如维生素 B_6 依赖症、葡萄糖转运体 I 缺陷症等）。另外，有些癫痫患者可能同时存在癫痫发作和非癫痫发作，应注意鉴别，必要时行长程视频脑电图监测明确诊断。避免因为将发作性症状都误认为是癫痫发作，而不断增加药物剂量或频繁更换药物来控制"难治性癫痫"的情况。

七、癫痫诊断和治疗间的关系

癫痫的诊断和治疗尽管关系密切，但不一定存在必然联系。一方面，诊断癫痫后不一定都要治疗。例如，对发作稀疏的儿童良性局灶性癫痫或发作轻微（如仅有先兆发作）癫痫患者，可以选择不治疗。对癫痫患者是否治疗取决于多方面因素，包括患者意愿、个体化服药 / 不服药的获益 - 风险比等。另一方面，不诊断癫痫也可考虑开始治疗。例如，对于脑炎急性期出现的反复癫痫发作患者，尽管不诊断为癫痫，临床上通常会进行药物治疗。

第八节　癫痫的预后

影响癫痫的预后因素包括癫痫的自然病史、病因、病情和治疗情况等。由于大多数癫痫患者（尤其在发达国家）在诊断后接受了治疗，有关癫痫自然病程的认识还很少。总体看来，大多数癫痫患者抗癫痫发作药治疗的预后较好，约 2/3 病例可获得长期的发作缓解，其中部分患者可完全停药仍长期无发作。

一、新诊断的癫痫预后

1. 经治疗的新诊断的癫痫预后　　通常情况下，在出现两次及以上非诱发性癫痫发作时才诊断癫痫，并开始药物治疗。在随诊观察 10 年和 20 年时，经治疗的癫痫累积 5 年发作缓解率分别为 58%～65% 和 70%。在随诊 50 年时，有 97.1% 患者经历了至少 1 年的无发作期，2 年、5 年和 10 年无发作缓解率依次为 89.5%、77.1% 和 44.4%。在随诊 10 年时，经治疗的成人癫痫 5 年发作缓解率为 61%。在随诊 12～30 年时，经治疗的儿童癫痫 3～5 年发作缓解率为 74%～78%。对于儿童期发病的癫痫患者，在随诊 30 年时，有 64% 的病例可以达到 5 年终点无发作，其中 74% 的患者停用了药物。

2. 新诊断的癫痫预后的主要影响因素　　最主要的影响因素是癫痫的病因。总体上，癫痫早期的发作频率少、全面性强直 - 阵挛发作、无精神共患病者更容易达到发作缓解。在儿童癫痫中，能找到明确癫痫病因、首次发作年龄小的患者预后相对较差。其他影响癫痫预后的因素有脑电图是否有局灶性慢波或癫痫样放电、首次发作后 6 个月内出现再次发作的次数等。一般认为，性别对预后影响不大。

3. 癫痫综合征的预后　　根据综合征的本身性质和对治疗的反应，癫痫综合征的预后大体上可分为如下四种：

（1）预后很好：约占 20%～30%，属良性癫痫。通常发作稀疏，可以自发缓解，不一定需要药物治疗。这类综合征包括新生儿良性发作、自限性局灶性癫痫（儿童良性癫痫伴中央

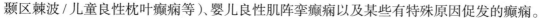

颞区棘波/儿童良性枕叶癫痫等)、婴儿良性肌阵挛癫痫以及某些有特殊原因促发的癫痫。

（2）预后较好：约占 30%～40%。癫痫发作很容易用药控制，癫痫也有自发缓解的可能性。这类综合征包括儿童失神癫痫、仅有全面强直-阵挛性发作的癫痫和某些局灶性癫痫等。

（3）药物依赖性预后：约占 10%～20%。抗癫痫发作药能控制发作，但停药后容易复发。这类综合征包括青少年肌阵挛癫痫、大多数局灶性癫痫（结构性或病因不明）。

（4）不良预后：约占 20%。尽管进行了积极的药物治疗，仍有明显的癫痫发作，甚至出现进行性神经精神功能衰退。这类综合征包括各种癫痫性脑病、进行性肌阵挛癫痫和某些症状性局灶性癫痫。

4. 抗癫痫发作药治疗和癫痫发作的预后　目前的证据显示，抗癫痫发作药治疗通常只能控制发作，不能阻止潜在致痫性（epileptogenesis）的形成和进展。一线抗癫痫发作药之间没有明显的疗效差别。如果正确选择抗癫痫发作药，新诊断癫痫患者的无发作率能达到 60%～70%。有研究显示，使用第一种单药治疗后有 49.5% 的新诊断癫痫患者能达到无发作，再使用第二种及第三种单药治疗时则仅有 13.3% 和 3.7% 的患者可达到无发作。如果单药治疗效果不佳，可考虑联合用药。但即使经过积极治疗，新诊断的癫痫患者中有约 20%～30% 发作最终控制不佳。

二、停药后癫痫的预后

1. 停药后癫痫的复发情况　在减药过程中或停药后，癫痫复发的风险从 12%～66% 不等。既往荟萃分析显示，停药后 1 年和 2 年的复发风险分别为 25% 和 29%。在停药后 1 年和 2 年时，保持无发作的患者累积比例在儿童中分别是 66%～96% 和 61%～91%，而在成人中则分别是 39%～74% 和 35%～57%，说明成人癫痫要比儿童癫痫的复发率高。复发比例在停药后 12 个月内最高（尤其是前 6 个月），随后逐渐下降。近期荟萃分析表明，停药后 5.3 年（IQR 3.0～10.0 年）癫痫的复发率为 46%。有报道停药后复发的患者中，约 10%～20% 再次启动抗发作治疗后不能达到发作完全缓解。

2. 停药后癫痫复发的预测因素　停药后癫痫复发的预测因素包括：发作完全缓解前癫痫病程较长、停药前发作完全控制时间较短、有热性惊厥史、发作完全缓解前的发作次数较多、非自限性癫痫综合征、发育落后及停药前 EEG 可见痫样异常。

停药后远期无发作（无论是否复发）的预测因素包括：发作完全缓解前癫痫病程较短、停药前发作完全控制时间较长、停药前使用抗癫痫发作药的种类数较少、男性患者、无癫痫家族史、发作完全缓解前的发作次数较少、无局灶性发作、停药前 EEG 无异常。

值得注意的是，延缓停药时间（增加停药前无发作年数）可降低复发风险。

参 考 文 献

[1] 中国抗癫痫协会. 临床诊疗指南：癫痫病分册 [M]. 北京：人民卫生出版社，2015.

[2] FISHER R, ACEVEDO C, ARZIMANOGLOU A, et al. A practical clinical definition of epilepsy[J]. Epilepsia, 2014, 55(4): 475-482.

[3] BLUME W T, LUDERS H O, MIZRAHI E, et al. Glossary of descriptive terminology for ictal semiology:

report of the ILAE task force on classification and terminology[J]. Epilepsia, 2001, 42(9): 1212-1218.

[4] FISHER R S, CROSS J H, FRENCH J A, et al. Operational classification of seizure types by the International League Against Epilepsy: Position Paper of the ILAE Commission for Classification and Terminology[J]. Epilepsia, 2017, 58(4): 522-530.

[5] PRESSLER R M, CILIO M R, MIZRAHI E M, et al. The ILAE classification of seizures and the epilepsies: Modification for seizures in the neonate. Position paper by the ILAE Task Force on Neonatal Seizures[J]. Epilepsia, 2021, 62(3): 615-628.

[6] FISHER R S, BOAS W V, BLUME W, et al. Epileptic seizures and epilepsy: definitions proposed by the International League against Epilepsy(ILAE)and the International Bureau for Epilepsy(IBE)[J]. Epilepsia, 2005, 46(4): 470-472.

[7] LUDERS H, ACHARYA J, BAUMGARTNER C, et al. Semiological seizure classification[J]. Epilepsia, 1998, 39(9): 1006-1013.

[8] Proposal for revised classification of epilepsies and epileptic syndromes. Commission on Classification and Terminology of the International League Against Epilepsy[J]. Epilepsia, 1989, 30(4): 389-399.

[9] BERG A T, BERKOVIC S F, BRODIE M J, et al. Revised terminology and concepts for organization of seizures and epilepsies: report of the ILAE Commission on Classification and Terminology, 2005–2009[J]. Epilepsia, 2010, 51(4): 676-685.

[10] SCHEFFER I E, BERKOVIC S, CAPOVILLA G, et al. ILAE classification of the epilepsies: Position paper of the ILAE Commission for Classification and Terminology[J]. Epilepsia, 2017, 58(4): 512-521.

[11] WANG J, LIN Z J, LIU L, et al. Epilepsy-associated genes[J]. Seizure, 2017, 44: 11-20.

[12] BAYAT A, BAYAT M, RUBBOLI G, et al. Epilepsy syndromes in the first year of life and usefulness of genetic testing for precision therapy[J]. Genes(Basel), 2021, 12(7): 1051

[13] TSUCHIDA N, NAKASHIMA M, KATO M, et al. Detection of copy number variations in epilepsy using exome data[J]. Clinical genetics, 2018, 93(3): 577-587.

[14] SHARMA S, PRASAD A N. Inborn Errors of Metabolism and Epilepsy: Current Understanding, Diagnosis, and Treatment Approaches[J]. Int J Mol Sci, 2017, 18(7): 1384.

[15] VEZZANI A, FUJINAMI R S, WHITE H S, et al. Infections, inflammation and epilepsy[J]. Acta neuropathologica, 2016, 131(2): 211-234.

[16] SULEIMAN J, DALE R. The recognition and treatment of autoimmune epilepsy in children[J]. Dev Med Child Neurol, 2015, 57(5): 431-440.

[17] BEGHI E, GIUSSANI G, SANDER J W. The natural history and prognosis of epilepsy[J]. Epileptic Disord, 2015, 17(3): 243-253.

[18] BEGHI E, BERETTA S, CARONE D, et al. Prognostic patterns and predictors in epilepsy: a multicentre study(PRO-LONG)[J]. J Neurol Neurosurg Psychiatry, 2019, 90(11): 1276-1285.

[19] BRORSON L O, ERIKSSON M, BLOMBERG K, et al. Fifty years' follow-up of childhood epilepsy: Medical outcome, morbidity, and medication [J]. Epilepsia, 2019, 60(3): 381-392.

[20] BRODIE M J, BARRY S J, BAMAGOUS G A, et al. Patterns of treatment response in newly diagnosed epilepsy[J]. Neurology, 2012, 78(20): 1548-1554.

[21] LAMBERINK H J, OTTE W M, GEERTS A T, et al. Individualised prediction model of seizure recurrence

and long-term outcomes after withdrawal of antiepileptic drugs in seizure-free patients: a systematic review and individual participant data meta-analysis [J]. The Lancet Neurology, 2017, 16(7): 523-531.

[22] WIRRELL E C, NABBOUT R, SCHEFFER I E, et al. Methodology for classification and definition of epilepsy syndromes with list of syndromes: Report of the ILAE Task Force on Nosology and Definitions [J]. Epilepsia, 2022, 63(6): 1333-1348.

第三章 癫痫的处理原则

癫痫是由多因素导致的、临床表现复杂的慢性脑功能障碍疾病,在临床诊疗过程中既要遵循基本治疗原则,又要充分考虑个体差异,即有原则的个体化治疗。癫痫诊疗的基本原则包括:

1. 明确诊断 正确的诊断是疾病治疗及获得良好预后的前提,癫痫诊断应尽可能细化,包括以下几步:癫痫诊断是否成立、癫痫发作的类型、癫痫综合征的分类、癫痫的病因及癫痫共患病等;而且在治疗过程中还应不断完善诊断,尤其是当治疗效果不佳时,应重新审视初始诊断是否正确,如果不能及时修正诊断,将导致长期的误诊误治。

2. 合理选择治疗方案 由于癫痫病因学具有异质性,目前治疗方法多样,因此,选择治疗方案时,应充分考虑癫痫的特点(病因、发作/综合征类型等)、共患病情况以及患者的个人、社会因素,进行有原则的个体化综合治疗。需要强调的是,后续治疗常需根据治疗反应,在治疗过程中对初始治疗方案进行不断修正,或进行多种治疗手段的序贯/联合治疗。

3. 恰当的长期治疗 癫痫的治疗应当坚持长期足疗程的原则,根据癫痫的病因、症状、分类以及患者癫痫发作控制情况选择合适的疗程。

4. 保持规律健康的生活方式 与其他慢性疾病的治疗一样,癫痫患者应保持健康、规律的生活,尤应注意避免饮酒、睡眠不足、暴饮暴食以及过度劳累,如确有明确的发作诱因,应尽量祛除或者避免。

5. 明确治疗的目标 目前癫痫治疗主要还是以控制癫痫发作为首要目标,但是应该明确的是,癫痫治疗的最终目标不仅仅是控制发作,更重要的是提高患者生活质量及社会功能,例如对于儿童患者,治疗癫痫疾病的同时应全面考虑其整体发育各方面以及学习成长的需要。

第一节 癫痫的治疗手段

目前癫痫的治疗方法种类较多,常用的方法可以大致分为:①药物治疗;②外科治疗;③生酮饮食。近年来在药物治疗、神经调控等方面都有许多进展,下面对不同治疗方法进行简要介绍。

一、癫痫的药物治疗

抗癫痫发作药(anti-seizure medications,ASMs)治疗是最重要、最基本的治疗,也是大部分癫痫患者的首选治疗方式。但对于仅有脑电图异常而没有癫痫发作的患者,建议慎用抗癫痫发作药。从20世纪80年代开始一直强调单药治疗,并认为至少2种或2种以上的单药治疗失败后，再考虑联合药物治疗，但自 2007 年起，部分专家认为，在第一种抗癫痫发作药失败后，即可以考虑"合理的多药治疗"，并且临床联合应用 ASMs 时应注意以下几方面：①选择作用机制不同的 ASMs 联合；②药效动力学：具有疗效协同/增强作用；③药代动力学无不良的相互作用；④副作用：无协同/增强或者叠加作用。药物治疗具体使用方法详见第四章。

二、癫痫的外科治疗

癫痫的外科治疗是现代癫痫治疗的重要组成部分，但手术并不应该是癫痫治疗的最后一环。外科治疗是一种有创性治疗手段，必须经过严格的多学科术前评估，以确保致痫区的准确定位。

1. 外科治疗的目的是提高患者生活质量，终止或减少癫痫发作。具体每一例考虑进行手术治疗的癫痫患者，均需要明确手术的具体目标，包括手术希望终止癫痫发作还是减少癫痫发作，癫痫终止或减轻的概率有多少，儿童癫痫还要考虑早期手术可能为患儿大脑发育提供机会。

2. 目前癫痫手术的适应证尚不统一。切除性癫痫手术（包括离断性手术和毁损性手术）的适应证主要是正确使用 2 种 ASMs 足疗程治疗后仍有癫痫发作，且可以确定致痫病灶的药物难治性癫痫，同时还需要判定切除手术后是否可能产生永久性功能损害，以及这种功能损害对患者生活质量的影响；胼胝体切开术和神经调控手术主要可以用于一些不能或不适合行切除性手术的难治性癫痫患者。无论是切除性手术、离断性手术或神经调控手术，术前均应运用可能的各种技术手段，充分评估手术可能给患者带来的获益及风险，并且与患者及其监护人充分沟通手术的利弊，共同决定是否手术及手术方案。

3. 癫痫外科治疗的方法　包括切除性手术、离断性手术、毁损手术、神经调控手术等。另外，根据癫痫外科治疗的目标分类可以分为根治性手术和姑息性手术。根治性手术的方法主要包括切除性手术、脑皮质离断性手术、部分小病灶的毁损性手术等。姑息性手术的方法包括胼胝体切开术、神经调控手术、不能完全毁损病灶或者毁损传导通路的手术以及其他手术方式等。

4. 癫痫外科治疗后仍应当继续应用抗癫痫发作药，围手术期抗癫痫发作药的应用参照《癫痫手术前后抗癫痫药物应用共识（试行）》。

5. 癫痫外科治疗后应做好患者的早期和长期随访，早期随访主要关注癫痫发作的控制、手术并发症和药物不良反应，长期随访重点关注患者的长期疗效和生活质量变化。

三、生酮饮食

生酮饮食（ketogenic diet，KD）是一种高脂肪、低碳水化合物、适量蛋白质的饮食。经典 KD 自 1921 年起开始应用，经过长期的临床实践研究，已证实其对于药物难治性癫痫是一种有效的治疗方法。目前 KD 主要包括 4 种类型：经典 KD（长链甘油三酯为主，生酮比值通常为 4∶1）、中链甘油三酯（medium-chain triglyceride，MCT）饮食、改良的阿特金斯饮食[modified atkins diet，MAD。生酮比值（1.1～1.5）∶1，不限制蛋白质摄入]、低升糖指数治疗（low glycemic index treatment，LGIT。只摄入碳水化合物升糖指数 < 50 的碳水化合物）。

KD 的适应证和禁忌证：对于符合药物难治性癫痫的儿童/成人患者通常均可以尝试 KD 治疗，尤其对于葡萄糖转运体Ⅰ缺陷和丙酮酸脱氢酶缺乏症患者，可作为首选治疗。在热性感染相关癫痫综合征（febrile infection-related epilepsy syndrome，FIRES）等难治性癫痫持续状态患者中的应用也逐渐被认识。KD的绝对禁忌证为各种遗传性脂肪酸代谢障碍（原发性肉碱缺乏症、肉碱棕榈酰转移酶Ⅰ或Ⅱ缺乏症、肉碱移位酶缺乏症、中链酰基辅酶A脱氢酶缺乏症、极长链酰基辅酶A脱氢酶缺乏症、短链3-羟酰基辅酶A脱氢酶缺乏症、长链3-羟酰基辅酶A脱氢酶缺乏症）、丙酮酸脱羧酶缺乏症和卟啉病等。

启动KD前的准备：需要完善相应的实验室检查，对患者进行全面的评估，包括营养状态、吞咽功能、癫痫发作类型和严重程度、病因学、是否存在禁忌证以及并发症发生风险；同时，需要了解患者及家属的期望值和配合度。

KD的启动和维持：对于低龄癫痫儿童，因需要多学科团队（癫痫专科医师、临床营养师和专科护士等）管理，建议住院启动KD。启动方案包括禁食启动或非禁食启动，可依据临床需要进行选择。非禁食启动方案能提高患儿启动期饮食耐受性。启动期脂肪/(蛋白质+碳水化合物)重量比例（生酮比例）通常为2：1或3：1，而对于婴幼儿、难治性癫痫持续状态患者，4：1的启动方案能更快提高血酮水平，以发挥控制发作的效果。4种不同类型的KD，可依据患者的年龄和耐受性进行选择。在KD维持期，专科医师和临床营养师应根据癫痫发作疗效、不良反应、饮食耐受情况、个体血酮波动范围逐步调整患儿的饮食比例。原则上以癫痫控制及尽可能的最佳生活质量为目标，进行个体化的饮食比例的调整，同时注意定期进行KD疗效及安全性随访评估。

常见不良反应：早期不良反应包括嗜睡、乏力、胃肠道不良反应、低血糖症和代谢性酸中毒。长期治疗不良反应包括高脂血症、泌尿系统结石和低蛋白血症。

终止或暂时终止KD治疗的指征：①有效病例：癫痫发作减少50%以上（尤其是完全不发作者），维持KD疗程通常至少2年；②无效病例：在生酮比例达到4：1或其他比例（2：1与3：1），血酮检测已经达到最佳状态（血酮4.0～5.0mmol/L）的情况下，治疗3～4个月仍无效，可视为治疗无效，随后可逐渐停止，恢复正常饮食；③严重不良反应者：包括出现不能纠正的严重低蛋白血症、严重高脂血症、心肌功能受损、胰腺炎、严重感染等危及生命的不良反应者，应立即终止KD治疗；④饮食不耐受病例：不作为绝对停止KD的指征，可选择MAD或者MCT饮食替代。

第二节　单次或丛集性癫痫发作的即刻处理原则

一、基本原则

（一）院内处理原则（医护技人员）

1. 明确癫痫发作的类型与诊断。

2. 严密观察患者意识、瞳孔及生命体征的变化，注意记录癫痫发作的具体症状学表现。

3. 合理引导患者保持正确体位，注意周围环境的安全性，保护患者，防止意外受伤。

4. 积极寻找病因及诱因，终止长时间的发作：需要询问患者及家属是否按时服药，有无诱发因素等。

5. 必要时完善常规检查血常规、肝肾功能、电解质、血糖、抗癫痫发作药浓度等，如有条件可进行脑电图同步记录。

6. 发作持续时间超过 5 分钟按 "癫痫持续状态" 处理。

（二）院外处理原则（家属及目击者）

1. 家属保持冷静，不要惊慌。

2. 保持患者侧卧位或平卧头侧位。癫痫发作属于突发情况，患者大多时候无法自行处理，因此家属需要第一时间清理现场，移开周围容易导致患者伤害的物品，给患者留出足够的安全空间并帮助其侧卧位。

3. 保持呼吸道通畅。帮助患者将头部偏向一侧，以便分泌物自然流出，禁止向患者口中塞任何物体，禁止强行灌药。帮助患者摘掉眼镜、义齿等物品，并解开患者衣领，从而实现气道通畅性。

4. 避免对患者肢体造成强制按压。防止因强制性按压导致患者肢体骨折，避免压迫人中，最大程度降低患者意外损伤。

5. 及时联系医疗人员并做好药物干预。患者发作时家属需及时联系当地医疗卫生机构，以便患者获得第一时间的规范化处理。如果发作时间较长（＞5 分钟），需尽快联系急救机构或者自行送附近医院处置。

6. 记录发作条件允许的情况下，家属及目击者可以用视频记录患者发作情况，包括发作症状及持续时间，便于医护人员进一步诊治。

二、单次癫痫发作

（一）首次发作

1. 不明原因的首次癫痫发作的成人患者，需告知其在首次发作后最初两年内早期复发风险为 21%～45%；与风险增加有关的临床变量可能包括既往的脑损伤，脑电图显示有异常癫痫样放电，明显的脑部结构影像学异常等。

2. 对于患者首次发作后是否立即启动 ASMs 治疗，临床医师应根据个体化评估结果，即权衡复发风险与抗癫痫治疗后不良事件发生的利弊，告知患者相较于延迟治疗，即刻治疗并不能改善癫痫缓解的长期预后及提高其生活质量，但可减少随后 2 年癫痫再发的风险。

（二）非首次发作

1. 局灶性发作如不伴意识障碍的非运动发作，可不必过度处理，常规口服 ASMs 即可；运动发作需注意患者的安全性，防止意外受伤。如为伴意识障碍的局灶发作，要注意患者是否存在无意识行走或活动中造成对自身及周围人员的伤害。

2. 全面性发作如全面强直、阵挛或强直 - 阵挛发作等，癫痫发作过程中应保持头部向一侧偏斜，维持呼吸道通畅，避免窒息、误吸等，必要时给予氧气吸入，同时注意不要过度用力按压患者，以免造成关节脱位 / 肢体骨折。

三、丛集性癫痫发作（seizure cluster）

1. **临床定义**　指成人 24 小时内（儿童 12 小时内）出现 3 次或 3 次以上发作（发作间歇期等于或小于 8 小时），且两次发作之间意识恢复正常水平，也称为急性重复性癫痫发作（acute repetitive seizures，ARS）。丛集性发作常见于某些癫痫综合征、月经期癫痫发作及药物难治性癫痫等，如果不及时治疗，部分将会演变为癫痫持续状态，危及患者的生命。

2. 危险因素 包括头颅外伤史、中枢神经系统感染史、局灶性皮质发育不良史等；常见诱因包括不规律服用 ASMs、睡眠剥夺、饮酒及情绪波动等。

3. 即刻处理原则 丛集性发作是一种突发临床事件，其处理包括正确识别发作类型、及时使用药物终止发作以及预防并发症，并尽可能减少癫痫持续状态的发生，防止患者受伤，降低医疗成本，改善患者的生活质量。

苯二氮䓬类药物作为治疗丛集性发作的首选药物，对多种类型的癫痫发作均能快速起效，其耐受性好且相对安全，可以有效中止丛集性发作并减少癫痫持续状态的发生；用药途径包括肌内或静脉注射、口服、鼻饲以及直肠给药，可根据患者发作类型、意识状态、持续时间等选择最佳处理途径，如月经期丛集性癫痫发作，可口服有效剂量的氯硝西泮。治疗过程中需要注意苯二氮䓬类药物相关的不良事件，包括嗜睡和呼吸抑制等。当发作时间较长、频率较高可按照"癫痫持续状态"处理，初始治疗成人患者可以首选静脉注射 10mg 地西泮（10～20 分钟内根据发作情况酌情重复一次）；或肌内注射 10mg 咪达唑仑（院前急救和无静脉通路时，优先选择肌注咪达唑仑）。儿童患者可给予患儿咪达唑仑 0.2～0.3mg/kg（≤ 10mg/ 次）缓慢静脉注射，之后继续予 0.5μg/（kg·min）持续静脉泵注给药；无静脉通道时，可肌内注射咪达唑仑 0.3mg/kg（≤ 10mg/ 次）。

参 考 文 献

[1] KOSSOFF E H, ZUPEC-KANIA B A, AUVIN S, et al. Optimal clinical management of children receiving dietary therapies for epilepsy: Updated recommendations of the International Ketogenic Diet Study Group[J]. Epilepsia Open, 2018, 3(2): 175-192.

[2] 中国医师协会神经内科医师分会儿科神经专业委员会, 中华医学会儿科学分会神经学组. 生酮饮食治疗儿童癫痫性脑病循证指南 [J]. 中华实用儿科临床杂志, 2019, 34(12): 881-888.

[3] 中华医学会儿科学分会神经学组, 中国抗癫痫协会, 中华儿科杂志编辑委员会. 生酮饮食疗法在癫痫及相关神经系统疾病中的应用专家共识 [J]. 中华儿科杂志, 2019, 57(11): 820-825.

[4] BOON P, FERRAO SANTOS S, JANSEN A C, et al. Recommendations for the treatment of epilepsy in adult and pediatric patients in Belgium: 2020 update[J]. Acta Neurol Belg, 2021, 121(1): 241-257.

[5] KRUMHOLZ A, WIEBE S, GRONSETH G S, et al. Evidence-based guideline: Management of an unprovoked first seizure in adults: Report of the Guideline Development Subcommittee of the American Academy of Neurology and the American Epilepsy Society[J]. Neurology, 2015, 84(16): 1705-1713.

[6] PERUCCA P, SCHEFFER I E, KILEY M. The management of epilepsy in children and adults[J]. Med J Aust, 2018, 208(5): 226-233.

[7] 王学峰, 王康, 肖波. 成人全面性惊厥性癫痫持续状态治疗中国专家共识 [J]. 国际神经病学神经外科学杂志, 2018, 45(1): 5-8

[8] GIDAL B, KLEIN P, HIRSCH L J. Seizure clusters, rescue treatments, seizure action plans: Unmet needs and emerging formulations[J]. Epilepsy Behav, 2020, 112: 107391.

[9] GLAUSER T, SHINNAR S, GLOSS D, et al. Evidence-Based Guideline: Treatment of Convulsive Status Epilepticus in Children and Adults: Report of the Guideline Committee of the American Epilepsy Society[J]. Epilepsy Curr, 2016, 16(1): 48-61.

第四章　癫痫的药物治疗

第一节　抗癫痫发作药介绍

一、抗癫痫发作药简介

20世纪80年代之前共有7种主要的抗癫痫发作药(anti-seizure medications, ASMs)应用于临床,习惯上称为传统ASMs。80年代以后国外开发并陆续上市了多种新型ASMs(表4-1),按获批时间先后划分为第二代(1980—2003年)和第三代(2004年以后)ASMs。

表4-1　目前临床使用的ASMs

第一代ASMs	第二代ASMs	第三代ASMs
卡马西平(carbamazepine, CBZ)	氯巴占(clobazam, CLB)	拉考沙胺(lacosamide, LCS)
氯硝西泮(clonazepam, CZP)	非氨脂(felbamate, FBM)	吡仑帕奈(perampanel, PER)
乙琥胺(ethosuximide, ESM)	加巴喷丁(gabapentin, GBP)	普瑞巴林(pregabalin, PGB)
苯巴比妥(phenobarbital, PB)	拉莫三嗪(lamotrigine, LTG)	卢非酰胺(rufinamide, RUF)
苯妥英钠(phenytoin, PHT)	左乙拉西坦(levetiracetam, LEV)	替加宾(tiagabine, TGB)
扑痫酮(primidone, PRM)	奥卡西平(oxcarbazepine, OXC)	布瓦西坦(brivaracetam)
丙戊酸(valproate, VPA)	托吡酯(topiramate, TPM)	
	氨己烯酸 (vigabatrin, VGB)	
	唑尼沙胺 (zonisamide, ZNS)	

二、抗癫痫发作药的作用机制

目前对于ASMs的作用机制尚未完全了解,有些ASMs是单一作用机制,而有些ASMs可能是多重作用机制。了解ASMs的作用机制是恰当地选择药物、了解药物之间相互作用的基础。以下是已知的ASMs可能的作用机制(表4-2)。

表4-2 抗癫痫发作药可能的作用机制

药物	电压依赖性的钠通道阻滞剂	增加脑内或突触的GABA水平	选择性增强GABA$_A$介导的作用	直接促进氯离子的内流	钙通道阻滞剂	其他
第一代ASMs						
卡马西平	++	?				+
苯二氮䓬类			++			
苯巴比妥		+	+	++	?	
苯妥英钠	++				?	+
扑痫酮						
丙戊酸	?	+	?		+（T型）	++
第二代ASMs						
非氨脂	++	+	+		+（L型）	+
加巴喷丁	?	?			++（N型,P/Q型）	?
拉莫三嗪	++	+			++（N, P/Q, R, T型）	+
左乙拉西坦		?	+		+（N型）	++
奥卡西平	++	?			+（N, P型）	+
托吡酯	++	+	+		+（L型）	+
氨己烯酸		++				
唑尼沙胺	++	?			++（N, P, T型）	
第三代ASMs						
拉考沙胺	++					
吡仑帕奈						++（AMPA受体）
替加宾		++				

注：++主要作用机制；+次要作用机制；？不肯定。

三、抗癫痫发作药的药代动力学特征

药代动力学特征是决定血液中和脑组织中药物浓度的关键环节，是了解药物的疗效、不良反应及药物之间相互作用的基础。理想的 ASMs 应具有以下特征：生物利用度完全且稳定；半衰期较长，每日服药次数少；一级药代动力学特征，即剂量与血药浓度成比例变化；蛋白结合率低，并且呈饱和性；无肝酶诱导作用；无活性代谢产物。苯妥英（phenytoyin，PHT）体内代谢与其他抗癫痫发作药显著不同的是其代谢过程存在限速或饱和现象，在小剂量时 PHT 代谢呈一级动力学过程，而大剂量、血药浓度较高时则为零级动力学过程，因此，PHT 半衰期是随着剂量与血药浓度的变化而发生改变，当剂量增大、血药浓度较高时，其半

衰期延长,容易出现蓄积中毒。PHT 有效血药浓度为 10～20mg/L,儿童通常在接近 5mg/L 时开始起效,一般＜ 10mg/L 多数患儿治疗有效,超过 20mg/L 容易发生毒性反应,当超过 30mg/L 时多数患者出现明显中毒表现。一般认为当血药浓度接近 10mg/L 时,极易由一级动力学消除转变为零级动力学过程,此时血药浓度的蓄积大于剂量的增加,容易发生中毒。因此,强调临床服用 PHT 时应当进行血药浓度监测,根据测定结果合理调整剂量,以免发生毒性反应。

在临床使用中除了考虑药物的安全性和有效性之外,还应当参考药物的药代动力学特点来选择药物。ASMs 的药代动力学特征见表4-3。

表4-3　抗癫痫发作药的药代动力学特征

药物	生物利用度/%	一级动力学	蛋白结合率/%	半衰期/h	血浆达峰浓度时间/h	活性代谢产物	对肝酶的作用
卡马西平	75～85	是	65～85	初用药:25～34	4～8	有	诱导
				4周后:8～20			自身诱导
氯硝西泮	＞80	是	85	20～60	1～4	有	
苯巴比妥	80～90	是	45～50	40～90	1～6	无	诱导
苯妥英钠	95	否	90	12～22	3～9	无	诱导
扑痫酮	80～100	是	20～30	10～12	2～4	有	间接诱导
丙戊酸	70～100	否	90～95	8～15	1～4	有	抑制
非氨脂	≥80	是	30	14～25	1～4	有	抑制
加巴喷丁	＜60	否	0	5～7	2～3	无	无
拉莫三嗪	98	是	55	15～30	2～3	无	无
拉考沙胺	≈100	是	＜15	13	0.5～4	无	无
左乙拉西坦	＜100	是	0	6～8	0.6～1.3	无	无
奥卡西平	＜95	是	40	8～25	4.5～8	有	弱诱导
吡仑帕奈	≈100	是	95	105	0.5～2.0	无	弱抑制弱诱导
替加宾	≥90	是	96	4～13	0.5～1.5	无	无
托吡酯	≥80	是	13	20～30	2～4	无	抑制
氨己烯酸	≥60	是	0	5～8	1～3	无	无
唑尼沙胺	≥50	否	50	50～70	2～6	无	无

四、常用抗癫痫发作药的用法、用量

抗癫痫发作药(anti-seizure medications,ASMs)对中枢神经系统的不良影响在治疗开始的最初几周明显,以后逐渐消退。减少治疗初始阶段的不良反应可以提高患者的依从性,而使治疗能够继续。应该从较小的剂量开始,缓慢地增加剂量直至发作控制或最大可耐受剂量。儿童一律按体重计算药量,但最大剂量不应该超过成人剂量。治疗过程中患者如果出现剂量相关的不良反应(如头晕、嗜睡、疲劳、共济失调等)可暂时停止增加剂量或酌情减少当前用量,待不良反应消退后再继续增加量至目标剂量。

通过血药物浓度的测定,临床医师可以依据患者的个体情况,利用药代动力学的原理和方法,调整药物剂量,进行个体化药物治疗。这不仅提高药物治疗效果,也避免或减少可能产生的药物不良反应。临床医师需要掌握基本的药代动力学知识,如稳态血药浓度、半衰期、达峰时间等,以做到适时采集标本和合理解释测定结果。临床医师要掌握 ASMs 监测的指征,根据临床需要来决定进行监测的时间及频度。血药浓度监测的指征如下:

1. 由于苯妥英钠具有饱和性药代动力学特点(药物剂量与血药浓度不成正比例关系);而且治疗窗很窄,安全范围小,易发生血药浓度过高引起的毒性反应。因此,患者服用苯妥英钠达到维持剂量后以及每次剂量调整后,都应当测定血药浓度。

2. ASMs 已用至维持剂量仍不能控制发作时应测定血药浓度,以帮助确定是否需要调整药物剂量或更换药物。

3. 在服药过程中患者出现了明显的不良反应,测定血药浓度,可以明确是否药物剂量过大或血药浓度过高所致。

4. 出现特殊的临床状况,如患者出现肝、肾或胃肠功能障碍,癫痫持续状态、怀孕等可能影响药物在体内的代谢,应监测血药浓度,以便及时调整药物剂量。

5. 合并用药尤其与影响肝酶系统的药物合用时,可能产生药物相互作用,影响药物代谢和血药浓度。

6. 成分不明的药,特别是一些自制或地区配制的抗癫痫"中成药",往往加入廉价ASMs。血药浓度测定有助于了解患者所服药物的真实情况,引导患者接受正规治疗。

7. 评价患者对药物的依从性(即患者是否按医嘱服药)。

国内已开展的 ASMs 的使用方法及血药浓度参考值见表4-4。

表4-4 常用抗癫痫发作药使用方法及血药浓度参考值

抗癫痫药物	起始剂量	增加剂量	维持剂量	最大剂量	有效浓度	每日服药次数/次
卡马西平						
成人	100～200mg/d	逐渐增加	400～1 200mg/d	1 600mg/d	4～12mg/L	2～3
儿童	<6岁5mg/(kg·d)	5～7d增加1次	10～20mg/(kg·d)	400mg		2
	6～12岁	每2周增加1次100mg/d	400～800mg	1 000mg		2～3
氯硝西泮						
成人	1.5mg/d	0.5～1mg/3d	4～8mg/d	20mg/d		3

续表

抗癫痫药物	起始剂量	增加剂量	维持剂量	最大剂量	有效浓度	每日服药次数/次
儿童	10岁以下或体重<30kg,0.01～0.03mg/(kg·d)	0.03～0.05mg/(kg·3d)	0.1～0.2mg/(kg·d)		20～90μg/L	2～3
苯巴比妥(鲁米那)						
成人			90mg/d	极量250mg/次,500mg/d	15～40mg/L	1～3
儿童			3～5mg/(kg·d)			1～3
苯妥英钠(大仑丁)						
成人	200mg/d	逐渐增加	250～300mg/d		10～20mg/L	2～3
儿童	5mg/(kg·d)	逐渐增加	4～8mg/(kg·d)	250mg		2～3
扑痫酮(扑米酮)						
成人	50mg/d,1次晚服	逐渐增加	750mg/d	1 500mg/d		3
儿童	8岁以下50mg/d,1次服5mg/(kg·d);8岁以上同成人	逐渐增加	375～700mg/d或10～25mg/(kg·d)			3
丙戊酸						
成人	5～10mg/(kg·d)	逐渐增加	600～1 200mg/d	1 800mg/d	50～100mg/L	2～3
儿童	15mg/(kg·d)	逐渐增加	20～30mg/(kg·d)			2～3
加巴喷丁						
成人	300mg/d	300mg/d	900～1 800mg/d	2 400～3 600mg/d		3
儿童	12岁以下剂量未定,12～18岁剂量同成人					
老人	首次剂量由肌酐清除率决定					

抗癫痫药物	起始剂量	增加剂量	维持剂量	最大剂量	有效浓度	每日服药次数/次
拉莫三嗪						
单药治疗						
成人	50mg/d	25mg/周	100～200mg/d	500mg/d		2
儿童	0.3mg/(kg·d)	0.3mg/(kg·d)	2～10mg/(kg·d)			2
与肝酶诱导类的ASMs合用						
成人	50mg/d	50mg/2周	100～200mg/d			2
儿童	0.6mg/(kg·d)	0.6mg/(kg·d)	5～15mg/(kg·d)			2
与丙戊酸类药物合用						
成人	12.5mg/d	12.5mg/2周	100～200mg/d			2
儿童	0.15mg/(kg·d)	0.15mg/(kg·d)	1～5mg/(kg·d)			2
拉考沙胺						
成人	100mg/d	每周增加100mg/d	400mg/d			2
儿童	2mg/(kg·d)	每周增加2mg/(kg·d)	体重11～30kg: 6～12mg/(kg·d); 体重30～50kg: 4～8mg/(kg·d)	体重11～30kg: 12mg/(kg·d); 体重30～50kg: 8mg/(kg·d)		2
左乙拉西坦						
成人	1 000mg/d	500～1 000mg/2周	1 000～4 000mg/d			2
儿童	10～20mg/(kg·d)	10～20mg/(kg·d)	20～60mg/(kg·d)			2
奥卡西平						
成人	300mg/d	300mg/周	600～1 200mg/d	2 400mg/d		2
儿童	8～10mg/(kg·d)	10mg/(kg·周)	20～30mg/(kg·d)	45mg/(kg·d)		2

续表

抗癫痫 药物	起始剂量	增加剂量	维持剂量	最大剂量	有效浓度	每日服药 次数/次
吡仑帕奈	2mg/d	2mg/1～2周	4～8mg/d	12mg/d		1
托吡酯						
成人	25mg/d	25mg/周	100～ 200mg/d			2
儿童	0.5～1mg/ （kg·d）	0.5～1mg/ （kg·d）	3～6mg/ （kg·d）			
唑尼沙胺						
成人	100～200mg/d	100mg/1～ 2周	200～ 400mg/d			2
儿童	2～4mg/ （kg·d）	2～4mg/ （kg·周）	4～8mg/ （kg·d）			2

五、抗癫痫发作药的不良反应

1. 所有的 ASMs 都可能产生不良反应，其严重程度在不同个体有很大差异。ASMs 的不良反应是导致治疗失败的一个主要原因。大部分不良反应是轻微的，但也有少数会危及生命。

2. 最常见的不良反应包括对中枢神经系统的影响（镇静、思睡、头晕、共济障碍、认知障碍、记忆障碍等）、对全身多系统的影响（血液系统、消化系统、体重改变、生育问题、骨骼健康等）和特异体质反应（表 4-5）。常见不良反应可分为四类：

（1）剂量相关的不良反应：例如苯巴比妥的镇静作用，卡马西平、苯妥英钠引起的头晕、复视、共济失调等与剂量有关。从小剂量开始缓慢增加剂量，尽可能不要超过说明书推荐的最大治疗剂量可以减轻这类不良反应。

（2）特异体质的不良反应：一般出现在治疗开始的前几周，与剂量无关。部分特异体质不良反应虽然罕见但有可能危及生命。几乎所有的传统 ASMs 都有特异体质不良反应的报道。主要有皮肤损害、严重的肝毒性、血液系统损害。新型 ASMs 中的拉莫三嗪和奥卡西平也有报告。一般比较轻微，在停药后迅速缓解。部分严重的不良反应需要立即停药，并积极对症处理。

（3）长期的不良反应：与累积剂量有关。如给予患者能够控制发作的最小剂量，若干年无发作后可考虑逐渐撤药或减量，有助于减少 ASMs 的长期不良反应。

（4）致畸作用：癫痫妇女后代的畸形发生率是正常妇女的 2 倍左右。造成后代畸形的原因是多方面的，包括遗传、癫痫发作、服用 ASMs 等。大多数研究者认为 ASMs 是造成后代畸形的主要原因。ASMs 对妊娠的影响参考表 4-5 和第四章第三节。

表4-5 抗癫痫发作药常见的不良反应

药物	剂量相关的副作用	长期治疗的副作用	特异体质副作用	对妊娠的影响*
卡马西平	复视、头晕、视物模糊、恶心、困倦、中性粒细胞减少、低钠血症	低钠血症	皮疹、再生障碍性贫血、Stevens-Johnson综合征、肝损害	妊娠期使用卡马西平与后代先天畸形(口面裂、心脏畸形等)和发育迟缓有关
氯硝西泮	常见:镇静(成人比儿童更常见)、共济失调	易激惹、攻击行为、多动(儿童)	少见,偶见白细胞减少	目前尚缺乏妊娠期使用氯硝西泮后母婴风险相关数据
苯巴比妥	疲劳、嗜睡、抑郁、注意力涣散、多动、易激惹(见于儿童)、攻击行为、记忆力下降	少见皮肤粗糙、性欲下降、突然停药可出现戒断症状,焦虑、失眠等	皮疹、中毒性表皮溶解症、肝炎	妊娠期服用苯巴比妥与后代先天畸形有关,妊娠晚期服用此药物可导致新生儿戒断症状
苯妥英钠	眼球震颤、共济失调、厌食、恶心、呕吐、攻击行为、巨幼红细胞性贫血	痤疮、齿龈增生、面部粗糙、多毛、骨质疏松、小脑及脑干萎缩(长期大量使用)、性欲缺乏、维生素K和叶酸缺乏	皮疹、周围神经病、Stevens-Johnson综合征、肝毒性	妊娠期服用苯妥英钠可增加后代出现主要先天畸形(包括口面裂和心脏畸形)的风险,也可引起胎儿乙内酰脲综合征。此外,妊娠期服用PHT也有后代出现恶性肿瘤的报道(如神经母细胞瘤)。
扑痫酮	同苯巴比妥	同苯巴比妥	皮疹、血小板减少、狼疮样综合征	目前尚缺乏妊娠期使用扑痫酮后母婴风险相关数据
丙戊酸钠	震颤、厌食、恶心、呕吐、困倦	体重增加、脱发、月经失调或闭经、多囊卵巢综合征	肝毒性(尤其在2岁以下的儿童)、血小板减少、急性胰腺炎(罕见)、丙戊酸钠脑病	妊娠期使用丙戊酸可增加后代先天畸形的风险,特别是神经管缺陷,但也包括涉及其他器官系统的畸形,且此风险呈剂量依赖性。妊娠早期使用丙戊酸引起后代畸形的风险最大,而在整个妊娠期使用丙戊酸也可能影响后代生长发育
加巴喷丁	嗜睡、头晕、疲劳、复视、感觉异常、健忘	较少	罕见	目前尚缺乏妊娠期使用加巴喷丁后母胎风险相关数据,而动物实验显示临床剂量的加巴喷丁具有发育毒性(可引起胎儿骨骼和内脏异常,并增加胚胎-胎儿死亡率)

续表

药物	剂量相关的副作用	长期治疗的副作用	特异体质副作用	对妊娠的影响*
拉莫三嗪	复视、头晕、头痛、恶心、呕吐、困倦、共济失调、嗜睡	攻击行为、易激惹	皮疹、Stevens-Johnson综合征、中毒性表皮溶解症、肝衰竭、再生障碍性贫血	前瞻性妊娠登记研究和妊娠流行病学研究的数据提示拉莫三嗪不会增加后代先天畸形的风险。
拉考沙胺	头晕,头痛,恶心,复视,PR间期延长	较少	无报告	有限的数据不足以发现妊娠期使用拉考沙胺与后代先天畸形、流产或其他母婴不良结局风险的相关性,而动物实验提示拉考沙胺具有一定的发育毒性(增加胚胎-胎儿死亡率和生长发育缺陷)
左乙拉西坦	头痛、困倦、易激惹、感染、类流感综合征	较少	无报告	目前已有研究并未发现妊娠期使用左乙拉西坦与后代先天畸形或流产的相关性。
奥卡西平	疲劳、困倦、复视、头晕、共济失调、恶心	低钠血症	皮疹	目前妊娠期使用奥卡西平后母婴风险数据尚不充分,有限的数据表明奥卡西平与后代先天畸形(口面裂和心脏畸形)有关
吡仑帕奈	头晕、嗜睡、头痛、疲劳、易怒、恶心和跌倒	较少	无报告	目前尚缺乏妊娠期使用吡仑帕奈后母婴风险相关数据,但动物实验显示,临床剂量下的吡仑帕奈具有一定的发育毒性
托吡酯	厌食、注意力障碍、语言障碍、记忆障碍、感觉异常、无汗	肾结石、体重下降	急性闭角性青光眼(罕见)	妊娠登记研究的数据表明,妊娠期使用托吡酯可增加后代唇腭裂和小于胎龄儿的风险

注: *基于FDA发布的"怀孕与哺乳期标示规则(pregnancy and lactation labeling rule, PLLR)"。此规则于2015年6月30日正式生效,以格式化的文字说明,取代了旧式的妊娠分级系统(ABCDX分类系统)。新式的PLLR标示法包括三个部分: 妊娠期、哺乳期、对女性和男性生殖系统的影响。PLLR标示法中妊娠期相关资料包括风险概要(risk summary)、临床考量(clinical consideration)、支持性数据(data)以及妊娠暴露登记试验(pregnancy exposure registry)。此处仅列举PLLR中ASMs风险概要相关部分。

第二节 抗癫痫发作药治疗原则

一、选择抗癫痫发作药的基本原则和注意事项

1. 根据发作类型和综合征分类选择药物是治疗癫痫的基本原则(见本章第三节),同时还需要考虑共患病、共用药、药物不良反应、患者的年龄、性别及患者或监护人的意愿等进行个体化。

2. 如果合理使用一线ASMs仍有发作,需严格评估癫痫的诊断。

3. 由于不同ASMs的制剂在生物利用度和药代动力学方面有差异,为了避免疗效降低或副作用增加,应推荐患者固定使用同一生产厂家的药品,尤其是苯妥英钠、苯巴比妥、扑痫酮和卡马西平。

4. 尽可能单药治疗。

5. 如果选用的第一种ASMs因为不良反应或仍有发作而治疗失败,应试用另一种药物,并加量至足够剂量后,将第一种用药缓慢地减停。

6. 如果第二种单药仍无效,使用第三种及以上的单药治疗获得无发作的可能性较小,推荐合理的联合用药。

7. 如果联合治疗没有使患者获益,治疗应回到原来患者最能接受的方案(单药治疗或联合治疗),以取得疗效和不良反应耐受方面的最佳平衡。

8. 对于儿童、妇女、老人等特殊人群用药需要考虑患者特点,具体参照本章第三节"特殊人群抗癫痫发作药选择注意事项";育龄期女性与老年患者应当注意监测血药浓度。

9. 对治疗困难的癫痫综合征及难治性癫痫,建议转诊至癫痫专科医师诊治。

10. 避免在育龄期女性中使用丙戊酸,除非其他药物疗效不佳或者不能耐受。治疗同时应做好避孕措施。

二、开始药物治疗的原则

1. 当癫痫诊断明确时应开始ASMs治疗,除非一些特殊情况需与患者或监护人进行讨论并达成一致。

(1)ASMs治疗的起始决定需要与患者或其监护人进行充分的讨论,衡量风险和收益后决定,讨论时要考虑到癫痫综合征的类型及预后。

(2)通常情况下,第二次癫痫发作后推荐开始用ASMs治疗。

(3)虽然已有两次发作,但发作间隔期在一年以上,可以暂时推迟药物治疗;反射性癫痫也符合癫痫的诊断,但治疗上首先考虑去除诱发因素。

(4)以下情况ASMs治疗在第一次非诱发性发作后即可开始,并与患者或监护人进行商议。

1)有预示再发风险增高的相关因素:①患者有脑功能缺陷或既往有脑损伤史;②脑电图提示明确的痫样放电;③头颅影像显示脑结构损害;④出现夜间强直-阵挛发作时。

2)虽然为首次发作,但是符合某些难治性癫痫综合征的诊断。

3）患者或监护人认为不能承受再发一次的风险。

4）并非真正的首次发作。

2. 应尽可能依据癫痫综合征类型选择 ASMs，如果癫痫综合征诊断不明确，应根据癫痫发作类型作出决定。

三、停药原则

癫痫患者在经过 ASMs 治疗后，大约有 60%～70% 可以实现无发作。通常情况下，癫痫患者如果持续无发作 2 年以上，即存在减停药的可能性，但是否减停、如何减停，还需要综合考虑患者的癫痫类型（病因、发作类型、综合征分类）、既往治疗反应、脑电图以及患者个人情况，仔细评估停药复发风险，确定减停药复发风险较低时，并且与患者或者其监护人充分沟通减药与继续服药的风险／效益比之后，可考虑开始逐渐减停 ASMs。患者或者其监护人应知晓减药过程中或者停药后癫痫有复发的风险。撤停药物时的注意事项如下：

1. 脑电图对减停 ASMs 有参考价值，减药前须复查脑电图，停药前最好再次复查脑电图。多数癫痫综合征需要脑电图完全无癫痫样放电再考虑减停药物，而且减药过程中需要定期（每3～6个月）复查长程脑电图，如果撤停药过程中再次出现癫痫样放电，需要停止减量。

2. 更长时间的癫痫无发作可以增加减药后癫痫缓解的可能性。局灶性癫痫患者如无发作 5 年以上可以尝试进行减药。艾滋病、梅毒、病毒性脑炎后遗脑损伤等症状性癫痫患者需长期服用 ASMs 控制发作，临床上不建议进行减药尝试；对 ASMs 早期反应较差的患者，应延长减药前的无发作期。

3. 少数年龄相关性癫痫综合征［如儿童良性癫痫伴中央颞区棘波（BECTS）］，超过患病年龄，并不完全要求撤停药前复查脑电图正常。存在脑结构性异常者或一些特殊综合征［如青少年肌阵挛癫痫（JME）等］应当延长到 3～5 年无发作。

4. 撤药过程宜缓慢逐渐减量；单药治疗时减药过程应当不少于 6 个月；多药治疗时每种 ASMs 减停时间不少于 3 个月，一次只撤停一种药。

5. 在撤停苯二氮䓬类药物与巴比妥药物时，可能出现的药物撤停相关性综合征和／或再次出现癫痫发作，撤停时间应当不少于 6 个月。

6. 如撤药过程中再次出现癫痫发作，应当将药物恢复至减量前一次的剂量并给予医疗建议。

7. 停药后短期内出现癫痫复发，应恢复既往药物治疗并随访；在停药 1 年后出现有诱因的发作可以观察，注意避免诱发因素，可以暂不应用 ASMs；如有每年 2 次以上的发作，应再次评估确定治疗方案。

第三节　抗癫痫发作药的选择

70% 左右新诊断的癫痫患者可以通过服用单一抗癫痫发作药使发作得以控制，所以初始治疗的药物选择非常重要，选药正确可以增加治疗的成功率。根据 2013 年 ILAE 临床研究证据级别，确定相关临床研究的证据等级，当证据级别为 A/B 时，考虑加入"一线药物"，证据级别为 C 时，考虑加入"添加药物"，证据级别为 D 时，考虑加入"可以考虑的药物"。其中根据发作类型和综合征分类选择药物是癫痫治疗的基本原则（表 4-6，表 4-7）。同时还需要考虑以下因素：禁忌证、可能的不良反应、达到治疗剂量的时间、服药次数及恰当的剂型、特殊治疗人群（如儿童、育龄妇女、老人等）的需要、药物之间的相互作用以及药物来源和费用等。

表4-6　根据发作类型的选药原则

发作类型	一线药物	添加药物	可以考虑的药物	可能加重发作的药物
全面性强直-阵挛发作	丙戊酸 拉莫三嗪 卡马西平 奥卡西平 左乙拉西坦	左乙拉西坦 托吡酯 丙戊酸 拉莫三嗪 吡仑帕奈 拉考沙胺 氯巴占*		卡马西平 奥卡西平 苯妥英钠 加巴喷丁 普瑞巴林 替加宾* 氨己烯酸 （加重同时存在的失神或肌阵挛发作）
强直或失张力发作	丙戊酸	拉莫三嗪 卢非酰胺*	托吡酯	卡马西平 奥卡西平 加巴喷丁 普瑞巴林 替加宾* 氨己烯酸
失神发作	丙戊酸 乙琥胺* 拉莫三嗪	丙戊酸 乙琥胺* 拉莫三嗪	氯硝西泮 氯巴占* 左乙拉西坦 托吡酯 吡仑帕奈 唑尼沙胺	卡马西平 奥卡西平 苯妥英钠 加巴喷丁 普瑞巴林 替加宾* 氨己烯酸
肌阵挛发作	丙戊酸 左乙拉西坦 托吡酯	左乙拉西坦 丙戊酸 托吡酯	氯硝西泮 氯巴占* 吡仑帕奈 唑尼沙胺	卡马西平 奥卡西平 苯妥英钠 加巴喷丁 普瑞巴林 替加宾* 氨己烯酸
局灶性发作	卡马西平 拉莫三嗪 奥卡西平 左乙拉西坦	卡马西平 左乙拉西坦 拉莫三嗪 奥卡西平	苯妥英钠 苯巴比妥	

续表

发作类型	一线药物	添加药物	可以考虑的药物	可能加重发作的药物
局灶性发作	丙戊酸 吡仑帕奈 拉考沙胺	加巴喷丁 丙戊酸 托吡酯 吡仑帕奈 唑尼沙胺 拉考沙胺 氯巴占*		

注: *为目前国内尚未上市的抗癫痫发作药。

表4-7 根据癫痫综合征的选药原则

癫痫综合征	一线药物	添加药物	可以考虑的药物	可能加重发作的药物
儿童失神癫痫、青少年失神癫痫或其他失神综合征	丙戊酸、 乙琥胺* 拉莫三嗪	丙戊酸、 乙琥胺* 拉莫三嗪	氯硝西泮 唑尼沙胺 左乙拉西坦 托吡酯 吡仑帕奈 氯巴占*	卡马西平 奥卡西平 苯妥英钠 加巴喷丁 普瑞巴林* 替加宾* 氨己烯酸
青少年肌阵挛癫痫	丙戊酸 拉莫三嗪	左乙拉西坦、 托吡酯	氯硝西泮 吡仑帕奈 唑尼沙胺 氯巴占*	卡马西平 奥卡西平 苯妥英钠 加巴喷丁 普瑞巴林* 替加宾* 氨己烯酸
仅有全面性强直-阵挛发作的癫痫	丙戊酸 拉莫三嗪 卡马西平 奥卡西平	左乙拉西坦 托吡酯 丙戊酸 拉莫三嗪 氯巴占*		
特发性全面性癫痫	丙戊酸、 拉莫三嗪	左乙拉西坦 丙戊酸 拉莫三嗪 托吡酯	氯硝西泮 唑尼沙胺 氯巴占*	卡马西平 奥卡西平 苯妥英钠 加巴喷丁 普瑞巴林* 替加宾* 氨己烯酸

续表

癫痫综合征	一线药物	添加药物	可以考虑的药物	可能加重发作的药物
儿童良性癫痫伴中央颞区棘波、Panayiotopoulos综合征或晚发性儿童枕叶癫痫（Gastaut型）	卡马西平 奥卡西平 左乙拉西坦 丙戊酸 拉莫三嗪	卡马西平 奥卡西平 左乙拉西坦 丙戊酸 拉莫三嗪 托吡酯 加巴喷丁 氯巴占*	苯巴比妥 苯妥英钠 唑尼沙胺 普瑞巴林* 替加宾* 氨己烯酸 艾司利卡西平* 拉考沙胺	
West综合征（婴儿痉挛症）	类固醇 氨己烯酸	托吡酯 丙戊酸 氯硝西泮 拉莫三嗪		
Lennox-Gastaut综合征	丙戊酸 拉莫三嗪	托吡酯、 卢非酰胺* 氯巴占 大麻二酚* （EPIDIOLEX）	左乙拉西坦 非氨酯*	卡马西平 奥卡西平 加巴喷丁 普瑞巴林* 替加宾* 氨己烯酸
Dravet综合征	丙戊酸、 氯巴占* 托吡酯	司替戊醇* 左乙拉西坦 唑尼沙胺 氯硝西泮 大麻二酚* （EPIDIOLEX）		卡马西平 奥卡西平 加巴喷丁 拉莫三嗪 苯妥英钠 普瑞巴林* 替加宾* 氨己烯酸
癫痫性脑病伴慢波睡眠期持续棘慢波	丙戊酸 左乙拉西坦 氯硝西泮 类固醇	左乙拉西坦 拉莫三嗪 托吡酯		卡马西平 奥卡西平
Landau-Kleffner综合征	丙戊酸 氯硝西泮 类固醇	左乙拉西坦 拉莫三嗪 托吡酯		卡马西平 奥卡西平
肌阵挛-失张力癫痫	丙戊酸 托吡酯 氯硝西泮 氯巴占*	拉莫三嗪 左乙拉西坦		卡马西平 奥卡西平 苯妥英钠 加巴喷丁 普瑞巴林* 替加宾* 氨己烯酸

注：*为目前国内尚未上市的抗癫痫发作药。

一、根据发作类型的选药原则

1. 全面性强直 - 阵挛发作 丙戊酸是新诊断的全面性强直 - 阵挛发作患者的一线用药。如果丙戊酸不适用则使用拉莫三嗪或左乙拉西坦。如果患者也有肌阵挛发作或疑诊青少年肌阵挛癫痫，拉莫三嗪可能会加重肌阵挛发作。卡马西平和奥卡西平可用于仅有全面性强直 - 阵挛发作的患者。

当一线药物治疗无效或不能耐受时，拉莫三嗪、氯巴占、左乙拉西坦、丙戊酸、托吡酯、吡仑帕奈或拉考沙胺可作为添加治疗。

如果患者也有失神或肌阵挛发作，或者怀疑青少年肌阵挛癫痫，不能使用卡马西平、奥卡西平、加巴喷丁、苯妥英钠、普瑞巴林、替加宾或氨己烯酸。

2. 强直或失张力发作 丙戊酸是强直或失张力发作患者的一线药物治疗。如果丙戊酸无效或不能耐受，可选拉莫三嗪或卢非酰胺添加治疗。如果添加治疗仍然无效或者不能耐受，可考虑托吡酯。

不建议应用卡马西平、奥卡西平、加巴喷丁、普瑞巴林、替加宾或氨己烯酸。

3. 失神发作 乙琥胺或丙戊酸是治疗失神发作的一线用药。如果出现全面性强直 - 阵挛发作的风险高，如无禁忌证，应优先考虑丙戊酸。当乙琥胺和丙戊酸不适用、无效或不能耐受时，可考虑拉莫三嗪。如果两个一线抗癫痫发作药无效，可考虑乙琥胺、丙戊酸和拉莫三嗪三种药中的两药联合使用。

如果联合治疗无效或不能耐受，可考虑选用氯硝西泮、氯巴占、左乙拉西坦、托吡酯、吡仑帕奈或唑尼沙胺。

不能选用卡马西平、加巴喷丁、奥卡西平、苯妥英钠、普瑞巴林、替加宾或氨己烯酸。

4. 肌阵挛发作 丙戊酸是新诊断肌阵挛发作患者的一线用药。如果丙戊酸不适用或不耐受，可考虑使用左乙拉西坦或托吡酯。注意，与左乙拉西坦和丙戊酸比较，托吡酯的副作用相对较大。

当一线治疗无效或无法耐受，左乙拉西坦、丙戊酸或托吡酯可作为肌阵挛发作患者的添加用药。如果添加用药无效或无法耐受，可考虑选用氯巴占、氯硝西泮、吡仑帕奈或唑尼沙胺。

不能使用卡马西平、加巴喷丁、奥卡西平、苯妥英钠、普瑞巴林、替加宾或氨己烯酸。

5. 局灶性发作 卡马西平、拉莫三嗪、奥卡西平、左乙拉西坦可作为一线用药用于新诊断局灶性发作的患者。如果上述药物不合适或不耐受，可考虑丙戊酸或吡仑帕奈、拉考沙胺。如果以上七种抗癫痫发作药中的第一个药物无效，可从中选择另一种药物。如果第二个耐受性好的抗癫痫发作药无效可考虑联合治疗。

当一线治疗无效或不能耐受时，卡马西平、奥卡西平、拉莫三嗪、左乙拉西坦、丙戊酸、托吡酯、氯巴占、加巴喷丁、唑尼沙胺、吡仑帕奈、拉考沙胺均可作为局灶性发作的添加用药。如果添加治疗无效或不能耐受，可考虑的其他抗癫痫发作药有苯巴比妥、苯妥英钠。

二、根据癫痫综合征的选药原则

1. 儿童失神癫痫、青少年失神癫痫与其他失神癫痫综合征 对于失神综合征的患者推荐使用乙琥胺或丙戊酸作为一线治疗药物。如果患者有发生全面性强直 - 阵挛发作的风险,应该首选丙戊酸,除非存在不适合的因素。应当警惕丙戊酸的致畸性风险。如果乙琥胺和丙戊酸均不适合选用、无效或者不能耐受,可以考虑选用拉莫三嗪。如果两种一线药物治疗均无效,可以考虑选择乙琥胺、丙戊酸和拉莫三嗪中的两药或三种药物联合治疗。对于育龄期女性,要警惕丙戊酸的致畸性风险。

如果联合治疗仍无效或者不能耐受,可以考虑应用氯巴占、氯硝西泮、左乙拉西坦、托吡酯、吡仑帕奈或唑尼沙胺。

不推荐使用卡马西平、加巴喷丁、奥卡西平、苯妥英钠、普瑞巴林、替加宾或氨己烯酸。

2. 青少年肌阵挛癫痫(JME)　对于新诊断的 JME 患者,除部分不适合的患者外,均考虑给予丙戊酸作为首选治疗。要警惕丙戊酸的致畸性风险。如果丙戊酸不适合或不耐受,考虑拉莫三嗪、左乙拉西坦或者托吡酯进行治疗。需要注意托吡酯出现难以耐受性不良事件的发生率较拉莫三嗪、左乙拉西坦、丙戊酸高,而拉莫三嗪可能会加重肌阵挛性发作。

如果首选治疗无效或不能耐受,可以给予拉莫三嗪、左乙拉西坦、丙戊酸或者托吡酯作为添加治疗。要警惕丙戊酸的致畸性风险。如果添加治疗无效或者不能耐受,可以考虑应用氯硝西泮、吡仑帕奈、唑尼沙胺或氯巴占治疗。

不推荐应用卡马西平、加巴喷丁、奥卡西平、苯妥英钠、普瑞巴林、替加宾或氨己烯酸治疗。

3. 仅有全面性强直 - 阵挛发作的癫痫　对于仅有全面性强直 - 阵挛发作的癫痫患者推荐应用丙戊酸或者拉莫三嗪作为一线治疗药物。如果患者存在可疑的肌阵挛发作,或者怀疑为 JME,则首先推荐丙戊酸,除非患者不适合应用丙戊酸。应当警惕丙戊酸的致畸性风险。可以考虑选用卡马西平与奥卡西平,但应当注意其加重与恶化肌阵挛或失神发作的风险。

如果一线治疗无效或者不能耐受,建议使用氯巴占、拉莫三嗪、左乙拉西坦、丙戊酸或者托吡酯作为添加治疗。应当警惕丙戊酸的致畸性风险。

4. 特发性全面性癫痫(IGE)　对于新诊断的 IGE 患者,给予丙戊酸作为一线药物治疗,特别是当脑电图存在光敏性反应时。如果丙戊酸不合适或不耐受,可以考虑应用拉莫三嗪。应当注意拉莫三嗪可能会加重肌阵挛发作。也可以考虑应用托吡酯治疗,但应当注意其出现耐受不良的风险较丙戊酸与拉莫三嗪高。

如果一线药物治疗无效或者不能耐受,可以给予拉莫三嗪、左乙拉西坦、丙戊酸或者托吡酯作为添加治疗。如果添加治疗无效或者不能耐受,可考虑应用氯硝西泮、氯巴占或者唑尼沙胺治疗。

不推荐应用卡马西平、加巴喷丁、奥卡西平、苯妥英钠、普瑞巴林、替加宾或氨己烯酸治疗。

5. 儿童良性癫痫伴中央颞区棘波、Panayiotopoulos 综合征或晚发性儿童枕叶癫痫(Gastaut 型)　对于儿童良性癫痫伴中央颞区棘波的患者,首先与患者监护人讨论,是否需要开始抗癫痫发作药治疗。以上三类儿童局灶性癫痫综合征应当给予卡马西平、奥卡西平或左乙拉西坦作为一线治疗药物。应当注意少数儿童良性癫痫伴中央颞区棘波的患儿,卡马西平与奥卡西平可能会加重慢波睡眠期的持续性棘慢波发放。如果不合适或不耐受,可以应用拉莫三嗪或丙戊酸治疗。如果上述五种药物中首选的药物治疗无效,可以从中选择其他药物进行治疗。如果第二种能较好耐受的抗癫痫发作药仍然无效,应当考虑联合治疗。

如果首选治疗无效或不耐受,建议给予卡马西平、氯巴占、加巴喷丁、拉莫三嗪、左乙拉西坦、奥卡西平,丙戊酸或托吡酯作为添加治疗。如果添加治疗仍无效或者不耐受,可推荐的其他抗癫痫发作药包括苯巴比妥、苯妥英钠、唑尼沙胺、普瑞巴林、替加宾、氨己烯酸、艾司利卡西平和拉考沙胺。

6. West 综合征(婴儿痉挛症) 对于不伴结节性硬化的 West 综合征患儿给予类固醇(促肾上腺皮质激素或者泼尼松)或者氨基烯酸作为一线治疗药物。对于由结节性硬化引起的 West 综合征给予氨己烯酸作为一线治疗药物,如果无效,再给予类固醇(促肾上腺皮质激素或者泼尼松)治疗。应用类固醇或氨己烯酸时要仔细考虑用药的风险 - 效益比。

如果一线药物治疗无效或不能耐受,可以应用托吡酯、丙戊酸、氯硝西泮或拉莫三嗪作为添加治疗。

婴儿痉挛症不建议或慎用卡马西平、奥卡西平、苯妥英钠等药物。

7. Lennox-Gastaut 综合征(LGS) 对于 LGS 的患儿给予丙戊酸、拉莫三嗪作为一线治疗药物。

如果一线应用丙戊酸、拉莫三嗪治疗无效或不能耐受,可以应用托吡酯、卢非酰胺、氯巴占或大麻二酚(EPIDIOLEX)作为添加治疗。如果添加治疗仍无效或不能耐受,可考虑的其他抗癫痫发作药有左乙拉西坦和非氨酯。

不建议应用卡马西平、加巴喷丁、奥卡西平、普瑞巴林、替加宾或氨己烯酸。

8. Dravet 综合征 丙戊酸或氯巴占可作为一线治疗药物。

如果一线药物治疗无效或不能耐受,可考虑应用司替戊醇、托吡酯、唑尼沙胺、氯硝西泮、左乙拉西坦或大麻二酚(EPIDIOLEX)作为添加治疗。

不建议应用卡马西平、加巴喷丁、拉莫三嗪、奥卡西平、苯妥英钠、普瑞巴林、替加宾或氨己烯酸。

9. 癫痫性脑病伴慢波睡眠期持续性棘慢波(CSWS)和 Landau-Kleffner 综合征 对于癫痫性脑病伴慢波睡眠期持续性棘慢波和 Landau-Kleffner 综合征,可首选丙戊酸治疗,如果无效,再给予左乙拉西坦、氯硝西泮或类固醇(促肾上腺皮质激素或者泼尼松)治疗。应用类固醇时要仔细考虑用药的风险 - 效益比。

如果一线药物治疗无效或不能耐受,可以应用左乙拉西坦、拉莫三嗪或托吡酯作为添加治疗。

不建议应用卡马西平和奥卡西平。

10. 肌阵挛 - 失张力癫痫 肌阵挛 - 失张力癫痫首选丙戊酸治疗,如果无效或不耐受,再给予托吡酯或氯硝西泮治疗。

如果一线药物治疗无效或不能耐受,可以应用左乙拉西坦、拉莫三嗪作为添加治疗。

不推荐应用卡马西平、加巴喷丁、奥卡西平、苯妥英钠、普瑞巴林、替加宾或氨己烯酸治疗。

三、特殊人群抗癫痫发作药选择注意事项

1. 儿童癫痫患者 儿童选用抗癫痫发作药治疗的原则与成人基本相同,但要注意以下特点。

(1)儿童期生长发育快,在标准体重范围内应按公斤体重计算每日给药量,对于体重

高于或低于标准体重的儿童,应参照标准体重给药,并结合临床疗效和血药浓度调整给药剂量。

（2）新生儿和小婴儿肝脏和肾脏功能发育尚未完全成熟,对药物的代谢和排泄能力差,药物在体内半衰期长,容易蓄积中毒;婴幼儿至学龄前期体内药物代谢速率快,半衰期短,因此应在药物血浓度监测下根据临床疗效调整剂量。

（3）注意监测药物不良反应,定期查肝功能、血常规等,尤其应注意丙戊酸在年龄小于2岁或有遗传代谢病的儿童发生肝损害的危险性增加。

（4）儿童首次发作后是否开始抗癫痫发作药治疗需要考虑癫痫的病因、发作类型、癫痫综合征等。如良性婴儿癫痫首次丛集性发作后,可以暂不用抗癫痫发作药,继续观察,若间隔24小时再出现发作再开始用抗癫痫发作药治疗;儿童良性癫痫伴中央颞区棘波,间隔时间很长的复发,也不一定急于用抗癫痫发作药治疗。但如导致癫痫发作的病因持续存在,首次发作后即应给予ASMs治疗,如有明确的围产期脑损伤病史。

（5）儿童正处于生长发育和学习的重要阶段,在选择ASMs时,应充分考虑到对患儿认知功能的影响,在用药过程中应注意观察,如药物对患儿认知功能产生严重影响,应权衡利弊、必要时可更换药物。

（6）有些儿童期特殊的癫痫性脑病（如West综合征、Lennox-Gastaut综合征、Landau-Kleffner综合征等）除口服ASMs治疗外,可选用肾上腺皮质激素、生酮饮食等特殊治疗方法。

（7）丙戊酸对于患线粒体病和有机酸血症合并癫痫的患儿易引起肝损害,尽量不选用;对诊断为Alpers病合并癫痫的患儿应禁用丙戊酸,因丙戊酸可引起本病患者肝衰竭。

（8）目前已确定的遗传性癫痫精准药物治疗:*SCN1A*突变相关的Dravet综合征已确定盐酸芬氟拉明为精准用药,同时需避免使用钠通道阻滞剂（奥卡西平、卡马西平、拉莫三嗪等）及GABA类药物（氨己烯酸、卢非酰胺）;而奥卡西平等钠通道阻滞剂可作为*SCN8A*突变和*KCNQ2*突变相关遗传性癫痫的一线用药;*SLC2A1*突变相关的葡萄糖转运体Ⅰ缺陷综合征首选生酮饮食治疗;mTOR抑制剂依维莫司是一种治疗结节性硬化症（*TSC1/TSC2*突变相关）的精准药物。

2. 女性癫痫患者

（1）女性患者尤其关注药物对容貌的影响,长期使用苯妥英可导致皮肤多毛症和齿龈增生,应尽可能避免长期使用。

（2）癫痫女性发生内分泌紊乱、多囊卵巢综合征的概率增加,尤其在服用丙戊酸时尤为明显,进而可能导致体重增加、月经紊乱、不育、性功能减退等,使用时应慎重。

（3）应与育龄期女性癫痫患者（包括青少年女性可能需要治疗到育龄期者）讨论有关抗癫痫发作药引起胎儿畸形发生的风险和胎儿可能发生的神经发育损害。特别需要讨论的是持续应用丙戊酸对于胎儿可能造成的风险,应当警惕大剂量丙戊酸（超过800mg/d）以及联合丙戊酸的多药治疗,可能造成比较大的风险。有关新型抗癫痫发作药对于胎儿可能造成的风险的相关数据报道还比较有限。

3. 老年癫痫患者 老年癫痫患者选择ASMs治疗的基本原则与青年人一致,但应该特别注意以下几点:

（1）老年人由于生理或病理变化对药效学和药代动力学的影响,通常对ASMs较敏感,

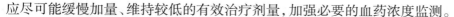

应尽可能缓慢加量、维持较低的有效治疗剂量,加强必要的血药浓度监测。

（2）老年癫痫患者合并慢性病（高血压、糖尿病、心脏病、高血脂等）需服用其他药物的情况很常见,应系统性考虑患者服用的非 ASMs 与 ASMs 的相互作用以及多种 ASMs 联合应用之间的相互作用。

（3）老年患者,尤其是绝经后女性患者容易出现骨质疏松,建议尽可能避免使用有肝酶诱导作用的 ASMs,并可补充维生素 D 和钙剂。

参 考 文 献

[1] Epilepsies: diagnosis and management[M]. London: National Institute for Health and Care Excellence (NICE), 2021.

[2] CHEN Z, BRODIE M J, LIEW D, et al. Treatment Outcomes in Patients With Newly Diagnosed Epilepsy Treated With Established and New Antiepileptic Drugs: A 30-Year Longitudinal Cohort Study[J]. JAMA neurology, 2018, 75(3): 279-286.

[3] BRODIE M J. Pharmacological Treatment of Drug-Resistant Epilepsy in Adults: a Practical Guide[J]. Curr Neurol Neurosci Rep, 2016, 16(9): 82.

[4] CHI X, LI R, HAO X, et al. Response to treatment schedules after the first antiepileptic drug failed[J]. Epilepsia, 2018, 59(11): 2118-2124.

[5] ZACCARA G, LATTANZI S, BRIGO F. Which treatment strategy in patients with epilepsy with focal seizures uncontrolled by the first anti-seizure medication? [J]. Epilepsy Behav, 2021, 121(Pt A): 108031.

[6] KRUMHOLZ A, WIEBE S, GRONSETH G S, et al. Evidence-based guideline: Management of an unprovoked first seizure in adults: Report of the Guideline Development Subcommittee of the American Academy of Neurology and the American Epilepsy Society[J]. Neurology, 2015, 84(16): 1705-1713.

[7] MULA M. Pharmacological treatment of focal epilepsy in adults: an evidence based approach[J]. Expert OpinPharmacother, 2021, 22(3): 317-323.

[8] KANNER A M, ASHMAN E, GLOSS D, et al. Practice guideline update summary: Efficacy and tolerability of the new antiepileptic drugs Ⅰ: Treatment of new-onset epilepsy: Report of the Guideline Development, Dissemination, and Implementation Subcommittee of the American Academy of Neurology and the American Epilepsy Society[J]. Neurology, 2018, 91(2): 74-81.

[9] KANNER A M, ASHMAN E, GLOSS D, et al. Practice guideline update summary: Efficacy and tolerability of the new antiepileptic drugs Ⅱ: Treatment-resistant epilepsy: Report of the American Epilepsy Society and the Guideline Development, Dissemination, and Implementation Subcommittee of the American Academy of Neurology[J]. Epilepsy Curr, 2018, 18(4): 269-278.

[10] LAMBERINK H J, OTTE W M, GEERTS A T, et al. Individualised prediction model of seizure recurrence and longterm outcomes after withdrawal of antiepileptic drugs in seizurefree patients: a systematic review and individual participant data metaanalysis[J]. Lancet Neurol, 2017, 16(7): 523531.

[11] WANG X, HE R, ZHENG R, et al. Relative seizure relapse risks associated with antiepileptic drug withdrawal after different seizurefree periods in adults with focal epilepsy: a prospective controlled follow-up Study[J]. CNS Drugs, 2019, 33(11): 1121-1132.

[12] BAULAC M, ROSENOW F, TOLEDO M, et al. Efficacy, safety, and tolerability of lacosamide monotherapy versus controlled-release carbamazepine in patients with newly diagnosed epilepsy: a phase 3, randomised, double-blind, non-inferiority trial[J]. Lancet Neurol, 2017, 16(1): 43-54.

[13] TRINKA E, LATTANZI S, CARPENTER K, et al. Exploring the Evidence for Broad-Spectrum Effectiveness of Perampanel: A Systematic Review of Clinical Data in Generalised Seizures[J]. CNS Drugs, 2021, 35(8): 821-837.

[14] KANNER A M, ASHMAN E, GLOSS D, et al. Practice guideline update summary: Efficacy and tolerability of the new antiepileptic drugs Ⅱ: Treatment-resistant epilepsy: Report of the American Epilepsy Society and the Guideline Development, Dissemination, and Implementation Subcommittee of the American Academy of Neurology[J]. Epilepsy Curr, 2018, 18(4): 269-278.

[15] WIRRELL E C, LAUX L, DONNER E, et al. Optimizing the Diagnosis and Management of Dravet Syndrome: Recommendations From a North American Consensus Panel[J]. Pediatric Neurology, 2017, 68: 18-34.

[16] CROSS J, AUVIN S, FALIP M, et al. Expert Opinion on the Management of Lennox-Gastaut Syndrome: Treatment Algorithms and Practical Considerations[J]. Frontiers in Neurology, 2017, 8: 505.

第五章　癫痫的外科治疗

癫痫的外科治疗是应用神经外科的技术手段,采用切除、离断、毁损癫痫灶或阻断癫痫放电传导的方法来终止、减少或减轻癫痫发作的方法,主要针对药物难治性癫痫和颅内病变相关性癫痫的患者,是以终止、减轻或减少癫痫发作、改善患者生活质量为目的的干预性治疗手段;对于低龄癫痫儿童,外科治疗可为脑发育提供机会,这也是重要目的之一。癫痫外科治疗是药物治疗以外的最主要的癫痫治疗方法。

第一节　开展癫痫外科治疗的条件要求

癫痫外科治疗是一些癫痫患者的重要治疗手段,但作为一种有创性治疗方法,开展相关治疗需要具备一定的条件,不能盲目实施。

一、人员要求

开展癫痫外科手术的前提是个体化的癫痫综合评估、较高的神经外科手术技术和全面的麻醉与护理团队。

1. 完成术前评估需要一个由神经内科、神经外科、儿科、神经电生理、影像科、神经心理等多学科人员参与的综合评估团队,多学科协作以明确癫痫的诊断及分类、癫痫灶定位、手术方式选择及术后治疗等一系列的工作。相关的神经内科、儿科和神经外科医师应当具备良好的癫痫专业知识。

2. 根据国家相关手术分级管理规定,癫痫外科手术多为四级手术,独立开展癫痫外科手术对神经外科医师的基本要求包括:取得《医师资格证书》和执业范围为外科或儿科的临床专业《医师执业证书》;有丰富神经外科诊疗工作经验,目前从事神经外科诊疗工作,已参与完成一定数量的癫痫外科诊疗手术,具备相应专业技术职务任职资格。

3. 在处理低龄儿童时,由于围手术期处理、手术麻醉和术后可能的急救等情况的特殊性,需要有相应的专业医护团队。

二、设备要求

1. 神经电生理设备的要求应具有符合国家质量标准的脑电图设备,至少有 32 导联以上的视频脑电监测设备(如实施颅内电极监测至少需 128 导联以上视频脑电图机),能够完成长程视频脑电图的监测。

2. 神经结构影像学设备要求应具有目前主流配置的螺旋 CT 和 1.5T 及更高场强的

MRI等设备,需要根据不同患者的需求实施不同要求的扫描,以保证检查的清晰度和结果的准确性。

3. 除以上基础设备要求外,必要时可以进行PET、SPECT、fMRI、Wada试验、脑磁图(MEG)等检查。不同的检查可满足不同的临床需求,提供不同方面的信息。

4. 神经外科、手术室等医疗条件要求 ①符合国家相关规定;②有满足癫痫外科诊疗工作需要的手术显微镜等设备和相关器械、耗材;③配备心电监护仪(含血氧饱和度监测功能)、除颤仪、简易呼吸器等急救设备和急救药品;④设有麻醉科、ICU、医学影像科、脑血管造影室、神经电生理科(室)、医学检验科等专业科室和专业医师,有满足癫痫外科诊疗技术必需的设备、设施,具备癫痫外科诊疗麻醉技术临床应用能力以及并发症综合处理和抢救能力。

第二节 癫痫外科手术的适应证及禁忌证

一、癫痫外科手术的适应证

严格掌握癫痫外科手术的适应证是获得良好手术疗效的前提与保证。癫痫外科手术的评估需要在经验丰富的癫痫团队合作下进行,随着医学技术的发展和新型诊疗设备在临床的应用,癫痫外科手术的适应证也需要相应的扩展。目前癫痫外科手术的适应证包括:

(一)药物难治性癫痫

请参见第七章。

(二)病变相关性癫痫

应用现代神经影像学技术和电生理监测技术,以及影像及电生理的后处理技术,能明确引起癫痫发作的"责任病变"。这些病变可以是先天性的,也可由后天获得,可以是单个病变,也可为多发病变(表5-1)。临床实践证明,即使药物可以控制发作,但今后停药后患者不发作的可能性很低,因此可以在安全的前提下,适当优先考虑进行手术治疗。

确定患者具有手术适应证后,术前必须就可能的手术风险和获益(尤其是无发作率和生活质量改善)和患者进行充分的沟通,得到患者及其家属充分的理解与配合。

表5-1 可手术治疗的常见癫痫相关病变

- 颅脑外伤后或各种神经外科术后癫痫:脑膜脑瘢痕、脑软化灶,颅内异物、凹陷骨折等
- 脑肿瘤:各类发育性肿瘤,脑胶质瘤、脑膜瘤、转移瘤、错构瘤等
- 脑皮质发育畸形:局灶性皮质发育不良、灰质异位、脑回发育异常、脑裂畸形、半侧巨脑症等
- 脑炎:脑实质内炎症后、脑膜炎脑脓肿后、Rasmussen脑炎
- 脑血管性病变:AVM、海绵状血管瘤、脑缺血后软化灶、脑面血管瘤病等
- 各类脑寄生虫病
- 其他:颞叶内侧结构硬化、结节性硬化

注:AVM,动静脉畸形(arteriovenous malformation)。

二、癫痫外科手术的禁忌证

癫痫是否适合手术治疗和患者能否耐受手术，是确定手术禁忌证的前提。禁忌证并非绝对，伴随临床医学科学的进展，能够进行手术治疗的领域还在不断拓展。目前应掌握的手术禁忌证主要包括：

1. 有进展性神经系统变性疾病或代谢性疾病者。
2. 合并严重的全身性疾病者。
3. 合并有严重精神障碍、严重的认知功能障碍者。
4. 由于身体某些器官问题和／或营养状况不能耐受手术者。
5. 确诊为自限性局灶性癫痫。
6. 患者或其家属不同意手术。

第三节　癫痫外科术前综合评估

癫痫外科术前综合评估结果的正确与否是确保癫痫手术成功的关键。术前综合评估的目的是确定癫痫致痫区的准确部位及其周围大脑皮质重要功能区的分布。术前评估程序可分为两个独立的不同阶段：非侵袭性评估和侵袭性评估。只有当非侵袭性评估不能达到目的时，方可实施侵袭性评估。侵袭性评估需要在非侵袭性评估的基础之上进行。

一、致痫区及其他相关概念

癫痫的发生非常复杂，异常放电的产生与传播涉及区域非常广泛。因此，对于致痫区及其相关概念的深入理解，对于提高致痫区定位的准确性至关重要。目前尚没有任何一种术前检查手段可以准确定位致痫区，术前评估所得出的有关致痫区的结果必须由多项术前检查结果综合分析而给出。

1. 致痫区是大脑皮质兴奋 - 抑制网络功能失常的区域，并且这种失常的强度足以引起患者的临床癫痫发作，手术切除此区域后，发作可以得到完全缓解。

2. 发作起始区是临床电发作起始的脑皮质区域。应用颅内电极埋置手术有可能监测到此区域。

3. 激惹区是由于各种原因造成的大脑中兴奋 - 抑制功能失常的区域，这种失常主要表现为发作间歇期的皮质异常放电。发作间期 EEG、MEG 能够定位激惹区。

4. 致痫病灶是导致癫痫发病的异常结构性病灶。它与致痫区有密切联系，但也存在严格的区别。结构性损伤诱导其周围或者通过神经环路介导诱发远隔部位的皮质出现兴奋性异常。当这种异常足以能够导致癫痫发作时，该病灶即成为致痫病灶。对于存在两个或者更多病灶者，并不是所有的病灶都是致痫病灶，需要行术前评估进一步明确哪个为真正的致痫病灶。

5. 临床症状产生区是受癫痫发作期放电刺激而能够产生发作症状的皮质区域。这些皮质本质上是有功能的皮质，往往位于致痫区的附近或者与致痫区有密切的结构联系。通过仔细分析发作时症状的录像与脑电图有助于定位该区域进而帮助确定致痫区。

6. 功能缺损区是在发作间期表现为功能失常的皮质区域，包括致痫病灶直接造成的皮质功能缺损区域；致痫区本身如果能够造成相应的功能缺损，则也属于功能缺损区。通过神经系统体格检查以及神经心理学评估，能够对功能缺损区的定位有所帮助。

7. 脑功能区是负责某种神经功能的大脑皮质。包括运动、感觉、视觉、语言以及记忆等，根据手术需要，定位这些区域的侧重点也不一样。有时该区域与致痫区密切相关甚至重叠，需要进行精确定位。定位方法包括皮质电刺激术（术中或长程颅内电极）、诱发电位、fMRI、Wada试验、脑磁图等。该区域的准确定位能够有效地帮助手术避开这些区域，防止手术造成新的神经功能缺陷。由于脑的可表达功能区与脑的解剖标记并不完全一致，并且个体之间有一定差异，因此不能仅仅依靠解剖学标记进行这些区域的定位。

二、术前评估定位内容

（一）症状学

癫痫发作的症状学分析是定位致痫区的基础，因此术前长程视频脑电图监测发作非常必要。重点强调先兆、首发症状和症状的时间演变过程。

（二）各项评估检查介绍

目前有多种检查手段可应用于术前评估，从定位的内容来讲，可以分为定位致痫区和定位功能区的检查。从定位手段的性质来讲，可以分为无创性检查和有创性检查。具体如表5-2。

表5-2　术前评估检查内容

定位性质	致痫区相关区域	功能区
无创性	头皮EEG（发作期及发作间歇期）、MRI、MRS*、CT、PET、SPECT（发作期和发作间歇期）、MEG*	神经心理学评估、MEG*、fMRI*、TMS*、体感诱发电位
有创性	蝶骨电极#、颅内电极（深部电极、立体定向脑电图电极）	Wada试验、皮质电刺激

注：*指并非普遍开展或者还在进一步发展中的技术，有条件的单位可以开展有关的临床研究和应用；
#也可以称为微创性或者半侵袭性检查。

其中 CT、MRI、MEG、SPECT、PET、fMRI 的介绍见第二章。头皮 EEG、蝶骨电极的介绍见第五章。

（三）神经心理学评估内容

包括智力、注意力、运动、感觉、语言、记忆、视空间能力、执行功能等。对于儿童患者无法行神经心理学评估的应进行患儿认知与运动的发育评估。

（四）评估检查注意事项

1. 根据患者的具体情况，以获得满意的定侧、定位资料为标准选择相关的检查。

2. 定位检查至少应该包括详细的症状学分析、EEG 发作间期与发作期记录及结构影像学检查（建议行高分辨率磁共振的逐层扫描）。

3. 发作间期脑电图能够提供初步的定位价值，药物难治性癫痫术前评估要求获得发作期脑电图资料。脑电图监测要记录到与平时发作一致的自然发作，两次以上为好。减药停

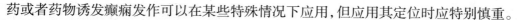

药或者药物诱发癫痫发作可以在某些特殊情况下应用，但应用其定位时应特别慎重。

4. 儿童癫痫术前评估的特殊性　应充分认识儿童与成人药物难治性癫痫在临床表现上的巨大差异，特别是低龄儿童。除关注发作情况外，尽早减轻发作对生长发育的影响在术前评估中要给予充分的重视，从而选择合适的时机进行手术。在术前评估中，除关注解剖 - 电 - 临床特征进行综合定位外，癫痫病因的判断尤为重要，建议对低龄起病的儿童在术前评估时应重视对遗传和代谢性疾病的排除。

三、术前评估程序

癫痫外科术前评估程序总结如图 5-1。

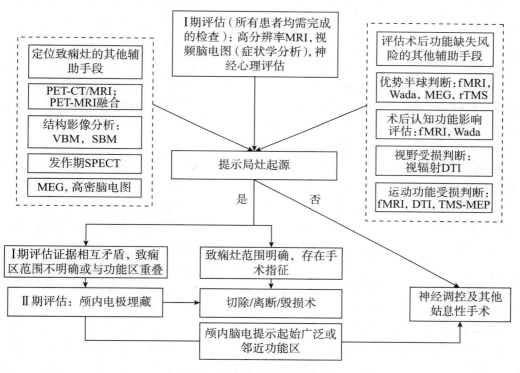

图5-1　癫痫外科术前评估程序

VBM，基于体素的形态测量（Voxel-Based Morphometry）；SBM，基于表面的形态测量（surface-based morphometry）；rTMS，重复经颅磁刺激（Repetitive transcranial magnetic stimulation）；TMS-MEP，经颅磁刺激 - 动作诱发电位（transcranial magnetic stimulation-motor evoked potential）。

（一）步骤一

通过结构和功能两方面进行致痫区和功能区定位，主要应用无创性检查手段。如果通过此步骤得不到可靠的结论或者结果之间相互矛盾，则需要进行步骤二的检查。

（二）步骤二

以侵袭性手段为主，包括颅内电极的放置、监测及皮质电刺激等，采用有创性检查，必须是在无创性检查的基础上，且对致痫区的定位有一个合理的假设。临床上，禁止应用侵袭性检查在全脑探测进行致痫灶定位。

(三)术中皮质脑电图监测(ECoG)与术中皮质电刺激

术中皮质脑电图能够作为手术切除范围的参考。但目前各个中心之间仍存在争议。ECoG 记录到的异常放电区域为局限的激惹区,不仅监测范围和时间均有限,而且会受到术中麻醉及围手术期抗癫痫发作药的影响。因此,不能过分依靠 ECoG 去确定手术切除范围。ECoG 监测对于某些局限性结构性病变引起的癫痫,在术中确定切除范围时有一定的帮助。

第四节 癫痫外科手术方式选择及相关问题

癫痫外科手术方式分为切除性手术、离断性手术、神经调控性手术、毁损性手术及其他手术方式。

一、切除性手术

切除性手术是目前开展最多的癫痫外科手术方式。实施切除性手术的前提是致痫区和功能区定位明确,且切除致痫区患者的重要神经功能受损的可能性较低。手术目的是达到临床发作消失或缓解。切除性手术主要包括:

(一)颞叶癫痫的切除性手术

颞叶癫痫在癫痫外科中最为常见,主要包括颞叶内侧型、颞叶外侧型及内外侧混合型。根据致痫区部位的不同,主要的手术方式包括:

1. 前颞叶切除术 是一种治疗颞叶癫痫的经典、常用术式。切除的范围包括颞叶内侧结构、颞极和颞叶新皮质。优势半球切除新皮质不超过 4.5cm,非优势半球可切除不超过 5.5cm。适用于致痫区(包括致痫病灶)位于一侧前颞叶区域。

2. 选择性杏仁核 - 海马结构切除术 主要针对单纯颞叶内侧型癫痫。

3. 裁剪式颞叶切除 根据致痫区及致痫病灶的不同,采用不同切除范围切除颞叶皮质(可包括颞叶内侧结构)。

(二)颞叶外癫痫的切除性手术

1. 皮质切除术 主要包括局灶性新皮质切除术、中央区皮质切除术和岛叶皮质切除术。

1)局灶性新皮质切除术:适合颞叶外局灶性病变导致的部分性癫痫。在准确定位致痫区的基础上,切除致痫病灶及致痫区后,可取得满意的手术效果。

2)中央区皮质切除术:实施该类手术需格外慎重,建议在完成皮质功能测定和在神经功能监测下进行手术,如致痫区较局限,手术效果通常是良好的,但往往会出现可接受的暂时的或永久性的神经功能损伤。

3)岛叶皮质切除术:岛叶皮质位置深在,手术需考虑因血管及覆盖的功能区皮质损伤而导致的功能障碍的风险。由肿瘤继发的岛叶癫痫同时还要考虑肿瘤的性质及切除的范围。

2. (多)脑叶切除术 多适用于致痫区累及一个或多个脑叶的患者。切除术的范围主要取决于引起癫痫发作的病变性质和程度、致痫区的大小以及功能区的边界等情况。一般来说,在确保不损伤功能区的前提下,切除病变越彻底,发作的预后越理想。

(三)大脑半球切除术

如果致痫区弥散于一侧半球,可以选择大脑半球切除手术。它主要适用于围产期损伤、一侧半球脑穿通畸形、一侧弥漫性皮质发育不良（如半侧巨脑症）、Rasmussen 综合征和 Sturge-Weber 综合征等。大脑半球切除术式主要包括解剖性半球切除术（改良式式）、功能性半球切除术、大脑半球离断术以及大脑半球去皮质术等。

（四）手术并发症

切除性手术后有可能出现神经功能缺陷，包括脑神经麻痹、不易被患者觉察的视野缺损等情况，但绝大多数症状是暂时的。另外，手术后也可能出现偏瘫、颅内感染以及颅内血肿等较为严重的并发症，但比较少见。术前准确定位功能区可以减少或者避免出现术后神经功能缺损。对术前已经存在神经功能缺失的患者，切除病灶多不会加重原有的功能缺失。切除性手术并发症的产生多少与手术部位及手术技术有关。目前因手术而死亡的发生率已降低到约 0.5%。尽管如此，癫痫外科仍然是一种有风险的手术治疗。

二、离断性手术

1. 胼胝体切开术　胼胝体是半球间最主要的联系纤维，切断该纤维可以使失张力发作、跌倒发作、全面性强直-阵挛性发作等患者明显受益。根据胼胝体切开的部位和范围，该手术主要包括胼胝体全段切开术、胼胝体体前段切开术、胼胝体后段切开术等手术方式。

2. 皮质离断术　目前临床上常用的皮质离断术主要包括额叶（或额极）离断术、颞顶枕或顶枕离断术和半球离断术。与同范围的切除术相比，离断术并发症发生率低，控制癫痫发作和对功能的保护方面结果相似。

3. 大脑半球离断术　分为功能性半球切除术和岛周半球离断术。功能性半球切除术的目的是完全分离患侧半球而不完全切除半球，手术需要切除中央区和颞叶，离断剩余组织与丘脑、基底节以及对侧的纤维联系。另外一种离断性的大脑半球性手术就是岛周半球离断术，这种手术方式可以不切除任何脑组织而达到半球离断的目的，选择岛周半球离断术可减少失血量和颅骨切开的范围。

三、神经调控性手术

1. 迷走神经刺激术　适用于不适于外科切除性手术或不接受开颅手术，且药物难以控制发作的癫痫患者。该技术损伤小，参数可体外调节，可以在手术后 1～2 周开机进行刺激参数的调整。目前报道，其有效率（发作频率减少 > 50%）一般在 55%～65%，约 6%～11% 的患者癫痫发作可以得到完全控制。而且治疗时间越长，癫痫控制效果越好，部分患者生活质量（QOL）会有显著提高。

2. 其他神经调控方法　包括丘脑前核电刺激术和海马电刺激术等。由于临床病例积累较少，其作用机制、最佳刺激部位、刺激参数以及长期疗效等还需进一步分析与总结。

四、毁损性手术

1. 脑立体定向射频毁损术　当致痫区位于脑深部或脑重要结构周围时，不宜行开颅手术，立体定向射频毁损术可能是较好的选择。临床上，此类手术方法主要应用于下丘脑错构瘤和脑深部局限灰质异位等引起的癫痫发作。此外，近年来此方法也被应用于立体定向脑电图监测后的患者，通过立体定向电极毁损明确的发作起始区域对发作有明确的抑制作用（radiofrequency-thermocoagulation，RF-TC），主要用于下丘脑错构瘤、较小的局灶性皮质发育不良、脑室旁灰质异位的患者,少数的结节性硬化和颞叶内侧型癫痫等也可应用此技术。

2. 磁共振引导下激光热疗 磁共振引导下的激光热疗(magnetic resonance-guided laser-induced thermal therapy, MRgLITT)是我国癫痫治疗领域内初步探索的新技术,还有待临床的观察与研究。

五、其他手术方式

1. 多软膜下横切术(multiple subpial transection, MST) 是一种非切除性手术,用于治疗致痫区位于重要功能区的手术方法,通过离断浅表皮质横行联系纤维,使新皮质的小区域与脑回内相邻区域在解剖上断开,以阻止发作产生及病性放电的传播。因其疗效欠佳且存在较多局限性,故目前国内已鲜有单位开展此项手术。

2. 大脑皮质电凝热灼术 是一种治疗致痫区位于重要功能区的热损伤手术技术,其机制是通过双极电凝器镊尖释放的热能损伤大脑皮质Ⅰ～Ⅱ层内的水平纤维,从而切断癫痫异常放电向周围正常皮质同步化扩散的途径,减轻癫痫发作。该方法具有操作简便、对脑组织损伤小及术后局部粘连轻的优点。

3. 立体定向放射外科治疗 包括γ射线、X射线等立体定向放射治疗。目前证明对伴有海马硬化的颞叶癫痫有效,其他适应证尚不明确,目前,此项外科治疗机制尚不完全明确,效果有待进一步证实。

六、低龄儿童癫痫外科的特殊性

在儿童药物难治性癫痫,如婴儿痉挛症、Lennox-Gastaut综合征等,发作多表现为次数频繁,程度严重。这些患者多属于药物难治性,而且可早期预测。目前在临床上,只要身体条件可耐受手术者,主张手术无最小年龄限制。早期手术不仅有利于控制癫痫发作,还可改善患者大脑功能发育及有助于神经心理功能的恢复;但手术风险应在术前仔细评估。此外,儿童脑电图复杂多变,脑结构也伴随年龄的增长而变化,因此对于儿童癫痫外科,具有全方位、优秀的术前评估团队尤为重要。

由于先天性皮质发育畸形、半球病变等多发生在儿童患者中,儿童癫痫外科最为常用术式为切除性手术,此类手术的比例要明显高于成人。此外,儿童大脑皮质的可塑性远大于成人,手术后神经功能障碍恢复的时间与程度都将优于成人。

七、癫痫再手术

癫痫再手术是针对药物难治性癫痫外科手术后仍有发作的病例而采取的进一步治疗措施。它不是简单的二次手术,也不是预先设计好的分阶段手术。首先需要明确,首诊评估致痫灶不准或者不全面,手术切除是否不够全面。对于初次手术而言,再次手术可以是初次手术的延续,可以是其他新的手术方法,也可以是几种手术方法的联合。再手术的术前评估相对应更为谨慎与保守。

癫痫外科手术治疗存在一定的风险,实施手术的医师必须严格掌握手术适应证。通过正规的术前综合评估,精确地找出致痫区所在。之后应选择恰当的手术方式:应首选切除性手术,合理选用姑息性手术,慎重考虑其他手术方式(如神经调控、放射外科治疗等)。尽最大可能减少手术并发症。同时,加强手术后综合治疗,提高手术成功率。

第五节　癫痫外科手术后综合治疗与评估

一、癫痫外科手术后的抗癫痫发作药治疗

癫痫外科手术后均需继续抗癫痫发作药治疗。

（一）手术后抗癫痫发作药的早期治疗

手术后早期（多指术后 1 周内），由于手术本身对大脑皮质的刺激以及手术导致的血液中抗癫痫发作药浓度的波动，可能会出现癫痫发作，甚至癫痫持续状态，应该给予抗癫痫发作药治疗。

术后当日即开始给予抗癫痫发作药治疗，一般选择注射用抗癫痫发作药，可以进食后恢复口服抗癫痫发作药。术后早期由于同时应用多种其他药物，药物间的相互作用比较复杂，制定用药方案时应尽可能选择相互作用少的药物，特别要注意抗癫痫发作药的不良反应，必要时监测血药浓度。可以继续使用术前的抗癫痫发作药，也可以根据手术后可能出现的发作类型使用相对应的抗癫痫发作药。

（二）手术后抗癫痫发作药的长期治疗

其价值在于控制手术后可能残余的致痫区，防治有发作潜能的皮质（如刺激区）发展为新的致痫区。

1. 手术后如发作彻底消失，何时停用抗癫痫发作药尚缺乏高等级循证证据，国内专家共识推荐至少继续服药 2 年，然而也应该坚持个体化的原则，对于局灶性致痫病理切除彻底、前颞叶切除术、术后脑电图复查无癫痫样放电的情况，属于缩短服药时间的因素。

2. 手术后长期抗癫痫发作药的使用原则要参照术前用药进行调整，术后效果良好的患者，可将术前应用的药物种类减少，最好首先停用副作用大及术前药效较差的药物。

3. 仅留先兆发作的患者，根据发作的频率、持续时间以及对患者的影响，参考脑电图情况考虑是否可以减药，并酌情延长术后服药时间。

4. 如果术后效果不佳，则应长期服用抗癫痫发作药治疗，或考虑再次行手术评估。

二、癫痫外科手术后随访和评估

癫痫外科手术的效果应该从术后癫痫发作控制情况、抗癫痫发作药使用情况、脑电图所反映的脑功能改善情况、神经心理功能改善情况以及因手术致残的恢复情况等几方面综合评价。其中发作控制情况最为患者及家属所关注。

癫痫外科手术后的随访内容包括癫痫发作控制情况、脑电图变化情况、功能缺失恢复情况以及神经心理功能的改变情况等。随访时间以手术后 3 个月、半年、1 年、2 年为宜。

（一）癫痫发作控制情况的评估

1. 根治性手术　国际上应用较为普遍的评估方法是 Engel 分级和 ILAE 分级（表 5-3），国内还有谭启富教授提出的癫痫术后疗效分级（表 5-4）。

表5-3　癫痫术后发作结果的Engel分级和ILAE分级

Engel分级	ILAE分级
Ⅰ级: 无致残性发作(除外术后早期数周内的发作)	1级: 发作完全消失
Ⅰ A: 术后发作完全消失	1a级: 术后发作完全消失; 无先兆
Ⅰ B: 术后仅有非致残性简单部分性发作	2级: 仅有先兆; 无其他形式发作
Ⅰ C: 术后有致残性发作,但至少有2年及以上无致残性发作	3级: 1～3个发作日/年; 伴或不伴有先兆
Ⅰ D: 仅于停用抗癫痫发作药时有全面性惊厥	4级: 4个发作日/年或发作日/年较基线数量减少50%; 伴或不伴有先兆
Ⅱ级: 罕有致残性发作(发作几乎消失)	5级: 发作日/年较基线数量减少<50%,或增加不超过100%; 伴或不伴先兆
Ⅱ A: 最初致残性发作消失,目前罕有发作	6级: 发作日/年较基线数量增加>100%; 伴或不伴有先兆
Ⅱ B: 术后罕有致残性发作	
Ⅱ C: 术后偶有致残性发作,但最近两年罕有发作	
Ⅱ D: 仅有夜间发作	
Ⅲ级: 值得的改善	
Ⅲ A: 值得的发作减少	
Ⅲ B: 无发作间隔延长,超过随访期的一半,随访不少于2年	
Ⅳ级: 无值得的改善	
Ⅳ A: 发作明显减少	
Ⅳ B: 发作无明显变化	
Ⅳ C: 癫痫发作恶化	

表5-4　我国谭启富教授提出的癫痫术后疗效分级

疗效分级	标准
满意	癫痫发作完全消失(100%)除外术后早期几次发作,或每年偶尔也有1～2次发作
显著改善	癫痫发作减少75%
良好	癫痫发作减少50%～75%
较差	癫痫发作减少25%～50%
无改善	癫痫发作无效或更差

　　Engel 分级于 1993 年提出,该分级系统结合了术后发作缓解情况和患者的主观评价,一直广泛应用于临床,因其属于横断面评级系统,尤其适用于回顾性研究。然而,Engel 分级中某些概念模糊,缺乏量化的指标,患者的主观评价缺乏统一标准,这些概念包括:①致残性发作:属于主观性评价指标,不同患者的评价标准可能不一致。如患者 A 可能认为在驾驶过程中出现的发作属于致残性发作,而对于因病卧床的患者 B,类似的发作属于非致残性发作。②标准中的"罕有":缺乏量化标准:有医患可能认为每年发作 2 次属于罕有,而有的医患可能认为每年发作 10 次属于罕有。③标准中的"值得的改善":不同中心对于值得的改善标准不一,某些中心认为发作减少 ≥ 90%,某些中心则认为 ≥ 50%,或 ≥ 60%,或 ≥ 75%。

基于此,ILAE 于 2001 年提出了 ILAE 的术后疗效分级系统,该分级系统的特点是基于术后的癫痫发作日频率,一般以年为基础,不包括发作控制或生活质量方面的主观性指标,结果客观,可以量化,适用于不同发作类型、不同患者个体和群体、不同的随访阶段。由于分级 4~6 级需要与术前的发作日频率比较,更适用于前瞻性研究。

关于疗效评估的时间,无论是 Engel 分级还是 ILAE 分级,一般认为手术后至少一年期为准。一年以内者不作疗效评估。实际工作中,虽然两个分级系统各具优缺点,二者在不同的分级上有大致的对应关系(见表 5-3)。

2. 神经调控手术　用于迷走神经电刺激(VNS)术后的 McHugh 分级(表 5-5),评估的内容包括 VNS 术后发作严重程度、发作后恢复以及利用外置 VNS 磁铁装置终止发作的效果。

表5-5　VNS术后疗效评估的McHugh分级

分级	标准
Ⅰ级	发作频率下降80%～100% ⅠA级:发作或发作后严重程度减轻 ⅠB级:发作或发作后严重程度无减轻
Ⅱ级	发作频率下降50%～79% ⅡA级:发作或发作后严重程度减轻 ⅡB级:发作或发作后严重程度无减轻
Ⅲ级	发作频率下降<50% ⅢA级:发作或发作后严重程度减轻 ⅢB级:发作或发作后严重程度无减轻
Ⅳ级	仅磁铁装置有帮助
Ⅴ级	无改善

(二)术后神经心理与生活质量的评估

癫痫外科手术的最终目的是提高患者的生活质量,手后对疗效的评估既应该包括发作控制情况,也应该包括神经心理、精神状态和生活质量,并与术前及康复评估相比较。国际上针对癫痫术后的神经心理和生活质量评估标准,不同中心采用的量表也不尽相同。欧洲近年来多中心总结的结果可以为我们提供大致的参考(表 5-6,表 5-7),然而由于语言、文化背景的不同,对于国内患者术后的心理评估依然有一定困难,可酌情选择。

表5-6　儿童和青少年癫痫术前/术后心理评估的测试内容

功能	测试/评估方法
智力	韦氏儿童智力量表,韦氏学龄前儿童智力量表
发育量表	Bayley婴儿发育量表,Wineland适应行为量表(VABS),Denver发育筛选测验(DDST)
非语词记忆	修订的设计列表学习(DCS-R)
语词记忆	Rey听觉语言学习测验(RAVLT)

续表

功能	测试/评估方法
注意力与执行功能	数字广度测验(韦氏记忆量表分项),神经心理发育评估(NEPSY/-Ⅱ),路径描绘测验(TMT)A和B,Corsi立方体测试(韦氏记忆量表分项)
语言	色块测试,Boston命名测试
视觉空间功能	视觉运动整合发育测试(Beery VMI)
情绪和行为	儿童行为检核表(CBCL)
生活质量	无一致性评估量表

表5-7 成人癫痫术前/术后心理评估的测试内容

功能	测试/评估方法
智力	韦氏成人智力量表,瑞文推理测验(RPM)
非语词记忆	Rey-Osterrieth复杂图形测试(ROCFT),DCS和DCS-R,Benton测试
语词记忆	Rey听觉语言学习测验(RAVLT),逻辑记忆测试(韦氏记忆量表分项)
记忆组套	韦氏记忆量表(WMS),识别记忆测试(RMT)
注意力与执行功能	位数和Corsi立方体测试(韦氏记忆量表分项),路径描绘测验(TMT)A和B,Stroop测试,D2-R测试,注意力表现成套测试(TAP),Wisconsin卡片分类测试
语言	Boston命名测试,音位流畅性测试,语义流畅性测试,色块测试
视觉空间功能	Rey-Osterrieth复杂图形测试(ROCFT),积木分测验(韦氏智力量表分项),线段定向判断测试(JLO),Hooper视觉组织测试(VOT),视觉物体和空间感知组套(VOSP),Benton面孔识别
情绪和行为	Beck抑郁自评问卷(DBI),汉密尔顿焦虑和抑郁量表(HADS),SCL 90R(symptom checklist 90 revised),明尼苏达多项个性调查表(MMPI),Beck焦虑量表(BAI)
生活质量	癫痫患者生活质量量表(包括QOLIE,QOLIE31,QOLIE10,QOLIE89,QOLIE简表36)

上述量表内容复杂,需要在神经心理医师的指导下完成,既可用于癫痫外科的术前评估,也可用于术后的神经心理和生活质量评估,具体评估的内容需要结合患者的具体情况加以选择。

参 考 文 献

[1] RYVLIN P, CROSS J H, RHEIMS S. Epilepsy surgery in children and adults[J]. Lancet Neurol, 2014, 13 (11): 1114-1126.

[2] LÜDERS H O, NAJM I, NAIR D, et al. The epileptogenic zone: general principles. Epileptic Disord[J]. 2006, 8(Suppl 2): S1-S9.

[3] JAYAKAR P, GAILLARD W D, TRIPATHI M, et al. Diagnostic test utilizationin evaluation for resective epilepsy surgery in children. Task Force for Pediatric Epilepsy Surgery, Commission for Pediatrics, and the

Diagnostic Commission of the International League Against Epilepsy[J]. Epilepsia, 2014, 55(4): 507-518.

[4] KWON H E, KIM H D. Recent Aspects of Pediatric Epilepsy Surgery[J]. J Epilepsy Res, 2019, 9(2): 87-92.

[5] BJELLVI J, CROSS J H, GOGOU M, et al. Classification of complications of epilepsy surgery and invasive diagnostic procedures: A proposed protocol and feasibility study[J]. Epilepsia, 2021, 62(11): 2685-2696.

[6] GHAFFARI-RAFI A, LEON-ROJAS J. Investigatory pathway and principles of patient selection for epilepsy surgery candidates: a systematic review[J]. BMC Neurol, 2020, 20(1): 100.

[7] RYVLIN P, CROSS J H, RHEIMS S. Epilepsy surgery in children and adults[J]. Lancet Neurol, 2014, 13 (11): 1114-1126.

[8] DUNCAN J S. Selecting patients for epilepsy surgery: synthesis of data[J]. EpilepsyBehav, 2011, 20(2): 230-232.

[9] 吴晔, 周健, 关宇光, 等. 迷走神经刺激治疗药物难治性癫痫的中国专家共识 [J]. 癫痫杂志, 2021, 7 (3): 191-196.

[10] 中国医师协会神经外科分会功能神经外科学组, 中国抗癫痫协会, 国家神经外科手术机器人应用示范项目专家指导委员会. 立体定向脑电图引导射频热凝毁损治疗药物难治性癫痫的中国专家共识 [J]. 中华医学杂志, 2021, 101(29): 2276-2282.

[11] WIESER H G. ILAE Commission on Neurosurgery of Epilepsy. ILAE Commission Report. Mesial temporal lobe epilepsy with hippocampal sclerosis[J]. Epilepsia, 2004, 45(6): 695-714.

[12] BOUTHILLIER A, NGUYEN D K. Epilepsy surgeries requiring an operculoinsular cortectomy: operative technique and results[J]. Neurosurgery, 2017, 81(4): 602-612.

[13] 中国抗癫痫协会专家组. 癫痫手术前后抗癫痫药物应用共识 [J]. 中华神经科杂志, 2010, 43(7): 484-486.

[14] COLE A J, WIEBE S. Debate: Should antiepileptic drugs be stopped after successful epilepsy surgery? [J]. Epilepsia, 2008, 49(Suppl 9): 29-34.

[15] DURNFORD A J, RODGERS W, KIRKHAM F J, et al. Very good inter-rater reliability of Engel and ILAE epilepsy surgery outcome classifications in a series of 76 patients[J]. Seizure, 2011, 20(10): 809-812.

[16] VOGT V L, ÄIKIÄ M, DEL BARRIO A, et al. Current standards of neuropsychological assessment in epilepsy surgery centers across Europe[J]. Epilepsia, 2017, 58(3): 343-355.

第六章　癫痫持续状态的诊断与处理

一、癫痫持续状态的定义

癫痫持续状态（status epilepticus，SE）的含义实际为"癫痫发作的持续状态"，是一种临床症状，可见于癫痫患者的一次癫痫发作，也可见于其他病因（如病毒性脑炎、脑外伤、低血糖等）所导致的急性症状性癫痫发作。

SE 的定义不断演变。1981 年 ILAE 定义：癫痫发作持续足够长的时间，或反复发作频率足够高，以致在两次发作之间意识无法恢复。基于动物实验中惊厥性癫痫发作导致神经元损伤的时间，既往传统的 SE 定义（ILAE，1993）为：一次癫痫发作持续 30 分钟以上，或反复多次发作持续 30 分钟以上，且发作间期意识不恢复至发作前的基线状态。

随着对 SE 的不断认识，2015 年 ILAE 提出适用于所有癫痫发作类型的 SE 新定义：SE 是指发作自行终止的机制失败或异常持续发作的机制启动（在时间点 t1 之后）所导致的一种临床状态，可以导致包括神经元死亡、损伤和神经网络改变（在时间点 t2 之后）等长期不良后果，取决于发作的类型和时长。t1 提示启动治疗的时间点，t2 提示长期不良后果可能发生的时间点。强直-阵挛性癫痫持续状态的 t1 为 5 分钟，t2 为 30 分钟；伴意识障碍的局灶性癫痫持续状态的 t1 为 10 分钟，t2 大于 60 分钟；失神癫痫持续状态的 t1 为 10～15 分钟，t2 尚不明确。

二、癫痫持续状态的分类

1. ILAE（2015）的癫痫持续状态的分类框架分为四轴（维度），包括症状学、病因学、脑电图相关性和年龄。理想状态下每个患者的 SE 诊断应包括四个轴。

（1）轴 1——症状学分类：主要根据是否有明显的运动症状和意识障碍的程度进行分类（表 6-1）。

表6-1　SE的分类轴1——按照症状学分类

A　伴突出的运动症状	B　不伴突出的运动症状（即非惊厥性SE，NCSE）
A.1 **惊厥性**SE（convulsive SE，CSE，等同于强直-阵挛SE）	B.1 NCSE**伴昏迷**（包括所谓的："微小" SE）
	B.2 NCSE**不伴昏迷**
A.1.a 全面性惊厥（generalized convulsion）	B.2.a 全面性
A.1.b 局灶起始演变为双侧惊厥性SE	B.2.a.a 典型失神
A.1.c 不能确定局灶性或全面性	B.2.a.b 不典型失神
A.2 **肌阵挛**SE（突出的癫痫性肌阵挛）	B.2.a.c 肌阵挛失神
A.2.a 伴昏迷	B.2.b 局灶性

续表

A 伴突出的运动症状	B 不伴突出的运动症状（即非惊厥性SE，NCSE）
A.2.b 不伴昏迷	B.2.b.a 不伴意识损害（持续先兆，伴自主神经、感觉、视觉、嗅觉、味觉、情绪/精神/体验或听觉症状）
A.3 局灶运动性SE	
A.3.a 反复局灶运动性发作（Jacksonian）	
A.3.b 持续性部分性癫痫（epilepsiapartialis continua，EPC）	B.2.b.b 失语持续状态
	B.2.b.c 伴意识损害
A.3.c 旋转性发作持续状态（adversive status）	B.2.c 不能确定局灶性或全面性
A.3.d 眼球阵挛持续状态	B.2.c.a 自主神经SE
A.3.e 发作期麻痹（即局灶性运动抑制性SE）	
A.4 强直SE	
A.5 过度运动性SE	

（2）轴2——病因学分类：可以分为病因已知和病因未知（表6-2）。术语"已知的（known）"或"症状性（symptomatic）"用于由已知疾病引起的 SE，这些疾病可以是结构性、代谢性、炎症性、感染性、中毒性或遗传性。可发生 SE 的疾病包括：脑血管病（如急性缺血性卒中、颅内出血）、中枢神经系统感染（如细菌性脑膜炎、病毒性脑炎）、神经变性病（如阿尔茨海默病）、颅内肿瘤（如胶质瘤、脑膜瘤）、皮质发育畸形（如局灶性皮质发育不良Ⅱ型、结节性硬化症）、头部外伤、酒精相关（如酒精中毒、酒精戒断）、中毒（如药物、神经毒素、重金属）、突然停用或抗癫痫发作药浓度低、脑缺氧或缺血、代谢紊乱（如电解质紊乱、肝性脑病）、自身免疫性疾病（如抗 NMDAR 脑炎、Rasmussen 脑炎）、染色体和基因异常（如环形20染色体综合征、Angelman 综合征）、神经皮肤综合征（如 Sturge-Weber 综合征）、遗传及代谢性疾病（如线粒体病、亚历山大病、枫糖尿症、神经元蜡样质脂褐质沉积症、Lafora 病等进行性肌阵挛癫痫）及其他疾病（如家族性偏瘫型偏头痛）等。根据导致 SE 病因与 SE 发生的时间关系，可以分为急性、远期性和进展性。

表6-2 SE的分类轴2——按照病因分类

SE的病因
已知
急性（如卒中、中毒、脑炎等）
远期性（如既往有脑外伤、脑炎、卒中等病史等）
进展性（如脑肿瘤、Lafora病及其他进行性肌阵挛癫痫、痴呆等）
明确的癫痫综合征（电-临床综合征）
未知

（3）轴3——脑电图相关性：任何类型 SE 的发作期 EEG 模式都不具有特异性。虽然痫性放电被认为是其标志，但随着 SE 持续时间的延长，节律性非痫性模式可能占优势。类似的脑电图模式（如三相波）在其他病理情况下也可以被记录到。NCSE 患者临床体征往往是微小的和非特异性的，EEG 在诊断中是不可或缺的。电生理技术的进步将为我们在急诊情况下更有效地使用 EEG 以及更好了解 EEG 模式在 SE 中的动态演变提供可能（SE 患者的

EEG 监测见第八章第五节）。目前尚无基于证据的 EEG 诊断 SE 的标准，共识建议以标准化术语来描述 SE 的 EEG，包括部位、模式、形态、时间相关特征、调节和药物干预效应等。

（4）轴 4——年龄分类：根据发生 SE 的年龄，可以分为新生儿期（0～30 天）、婴儿期（1 月龄～2 岁）、儿童期（2 岁＜～12 岁）、青少年和成年期（12＜～59 岁）和老年期（60 岁）。不同年龄的患者，其 SE 的常见病因有很大差异。

2. 难治性 SE 和超难治性 SE 的定义

（1）难治性 SE（refractory SE，RSE）：给予至少 2 种种类和剂量均适当的静脉抗癫痫发作药（包括苯二氮䓬类药物），SE 仍然持续。该诊断不需要发作时间的限定。持续至少 7 天的 RSE 称为长时间 RSE（prolonged RSE）。

（2）超难治性 SE（super RSE，SRSE）：麻醉药开始后至少 24 小时，SE 仍不能终止，或在进行适当麻醉药治疗过程中 SE 反复，或药物减停后复发而需要再次麻醉治疗。麻醉药包括咪达唑仑、戊巴比妥、硫喷妥、氯胺酮等（以麻醉剂量使用）。持续至少 7 天的 SRSE 称为长时间 SRSE（prolonged SRSE）。

3. 难治性癫痫持续状态和热性感染相关癫痫综合征的定义

（1）新发生的难治性癫痫持续状态（new-onset refractory status epilepticus，NORSE）：是一种临床表现而非特异性诊断，指在没有活动性癫痫或其他已存在相关神经系统疾病的患者中新出现的难治性癫痫持续状态，且排除明确的急性或活动性结构、中毒或代谢性病因。需要注意几点：①诊断病毒性脑炎和自身免疫性脑炎的患者并不排除在 NORSE 诊断以外。② NORSE 可以包括既往存在远期脑损伤患者以及癫痫已"痊愈"的患者（无发作至少 10 年，且停用抗癫痫发作药＞5 年）。诊断需要排除活动性癫痫患者。③隐源性 NORSE（cryptogenic NORSE）或不明原因 NORSE（NORSE of unknown etiology）是指经过充分检查（可能历时数周）仍不能明确病因的 NORSE。④ NORSE 不包括意识完全保留的难治性 SE（如 EPC）。

（2）热性感染相关癫痫综合征（febrile infection-related epilepsy syndrome，FIRES）：是 NORSE 的亚类。存在前驱的热性感染，在难治性 SE 发生前 2 周～24 小时发热，SE 开始时体温可以正常或仍发热。需要注意以下两点：①各年龄患者均可诊断，而不仅限于儿童；②定义中 24 小时以上这一时间排除了大部分热性惊厥持续状态的儿童，但仍不能排除少部分在发热 24 小时以后才出现热性惊厥持续状态且为难治性 SE 的儿童。

三、癫痫持续状态的流行病学

SE 的发病率为（8.52～36.1）/10 万人年。儿童（0～13 岁）的惊厥性 SE 的发病率是 35.0/10 万人年。非惊厥性 SE 的发病率约 12.1/10 万人年。SE 患病率呈年龄双峰分布，50 岁以上成人（28.4/10 万）和 10 岁以下儿童（14.3/10 万）患病率高，其中儿童患者以 1 岁以内患病率最高。在 SE 患者中，12%～43% 发展为 RSE，而 10%～15% 最终发展为 SRES。

四、癫痫持续状态的病因学评估

识别病因有助于针对 SE 病因进行治疗。病因学评估包括初步评估和根据患者情况进行的个体化病因评估（表 6-3）。

表6-3　SE的评估流程

初步检查
实验室检查：血常规、CRP、血电解质、血气分析、血糖、血氨、肝肾功能、凝血指标、CSF（如怀疑CNS炎症性疾病）
长程视频脑电监测或脑电双频指数（bispectral index，BIS）
头颅影像学（头颅CT或MRI，必要时MRA+增强扫描）

根据临床怀疑，进行相应检查	
炎症性疾病	血常规、红细胞沉降率（血沉）、CRP、PCT
CNS感染	CSF常规、生化、CSF的病原学抗体、离心沉渣涂片、墨汁染色、细菌及真菌培养、CSF病原基因检测
脓毒症脑病	血培养、寻找感染灶、必要时感染部位样本病原学检测
自身免疫性脑炎	CSF/血自身免疫性脑炎相关抗体检测
FIRES	CSF炎症因子、CSF/血自身免疫性脑炎相关抗体及病原学以排除其他病因
代谢性疾病	血氨、乳酸、血糖、同型半胱氨酸、血尿代谢筛查
中毒性	血/尿毒物检测
遗传性	基因检测（注意*SCN1A*、*PCDH19*、*POLG1*等）
缺血/出血性卒中或脑外伤	头颅CT、MRI、MRA
活动性癫痫患者	抗癫痫发作药血药浓度

注：CNS，中枢神经系统；CSF，脑脊液；CRP，C反应蛋白；PCT，降钙素原；MRA，磁共振血管成像。

五、癫痫持续状态的严重程度和预后评估

SE 评估量表主要用于病情严重程度评估和预后预测，作为选择监护水平及制定治疗方案的依据。常用量表为癫痫持续状态严重度评分（status epilepticus severity score，STESS）（表 6-4）和基于流行病学的癫痫持续状态死亡率评分（epidemiology-based mortality score in status epilepticus，EMSE）（表 6-5）。

表6-4　癫痫持续状态严重度评分（STESS）（用于成人）

变量	特征	评分/分
意识水平	警觉、嗜睡或模糊	0
	昏睡或昏迷	1
最严重的发作类型	简单部分性、复杂部分性、肌阵挛或失神	0
	全面性惊厥	1
	昏迷的非惊厥性癫痫持续状态	2
年龄	<65岁	0
	≥65岁	2
既往发作史	有	0
	无或未知	1
	共计	0～6

STESS < 2 分，提示 100% 的生存率，预后良好，抢救过程中不需要气管插管。STESS < 3 分，提示 96.9% 的生存率，96.7% 出院时神经系统预后良好，96.7% 不需要气管插管。

STESS 用于成人 SE，在进入急诊时由神经科医师评定。有研究建议针对儿童患者可以使用儿童癫痫持续状态严重度评分（Status Epilepticus in Pediatric Patients Severity Score，STEPSS）。在 STEPSS 中，年龄分为 ≥ 2 岁（0 分），和 < 2 岁（2 分），其余项目及得分与 STESS 一致。但其应用仍需进一步验证。

表6-5　基于流行病学的癫痫持续状态死亡率评分（EMSE）（用于成人）

评估内容	分值
病因学E（病因学选定一层）	
CNS畸形	2
减药、撤药或依从性不佳	2
多发性硬化	5
既往的脑血管疾病、脑损伤	7
脑积水	8
酒精滥用	10
药物过量	11
脑外伤	12
隐源性	12
脑肿瘤	16
代谢性：钠失衡	17
代谢性障碍	22
急性脑血管疾病	26
CNS感染：急性	33
缺氧	65
共病C（每一疾病评一个分值）	
心肌梗死、充血性心力衰竭、外周血管疾病、脑血管疾病、痴呆、慢性肺病、结缔组织病、溃疡、轻度肝病、糖尿病	10
偏瘫、中-重度肾病、糖尿病伴终末器官损害、任何肿瘤（包括白血病和淋巴瘤）	20
中-重度肝病	30
转移性实体瘤、艾滋病	60
年龄A（选定一层）	
21～30岁	1
31～40岁	2
41～50岁	3
51～60岁	5

续表

评估内容	分值
61～70岁	7
71～80岁	8
>80岁	10
脑电图E（对最差级别进行评分）	
自发性暴发-抑制	60
持续状态后发作期放电（after status ictal discharges，ASIDs）	40
单侧周期性放电（lateralized periodic discharges，LPDs）每10s至少7个尖慢复合波	40
全面性周期性放电（generalized periodic discharges，GPDs）每10s至少9个尖慢复合波	40
无LPDs，GPDs或ASIDs	0

注：EMSE-EAC总分=E+C+A，27分或以上提示预后不良，分数越高，预后越差。EMSE-EACE总分=E+C+A+E，64分或以上提示预后不良，分数越高，预后越差。

六、惊厥性癫痫持续状态（CSE）的治疗

1. **总体治疗原则**　包括：①治疗目标是尽快终止临床发作和电发作；②尽早治疗，遵循 SE 处理流程，尽快终止发作；③积极查找 SE 病因，对因治疗；④支持治疗，维持患者呼吸、循环及水电解质平衡。

2. **惊厥性 SE 处理流程**　处理流程及具体药物见图 6-1。

（1）院前治疗：早期 SE 多数发生于院外（无静脉通路），有效的院前治疗可以明显缩短 SE 的持续时间。院前治疗的选择为：咪达唑仑（鼻腔黏膜／口腔黏膜）或地西泮（直肠给药）。

（2）院内治疗：初始治疗药物：通常发作开始 5 分钟启动治疗。首选苯二氮䓬类药物，包括劳拉西泮（静脉给药，国内暂未上市）、地西泮（静脉给药）或咪达唑仑（肌内注射）。

第二阶段治疗药物：如果前述初始治疗后仍未终止发作，可给予第二阶段治疗药物，即二线治疗药物，均为静脉给药，包括：磷苯妥英（国内暂未上市）、苯妥英（国内暂未上市）、丙戊酸、左乙拉西坦和苯巴比妥。

第三阶段治疗药物：如果前述第二阶段治疗仍未终止发作，为难治性 SE，应用全身麻醉药，静脉给药，主要包括咪达唑仑、丙泊酚、戊巴比妥和硫喷妥等。

超难治性 SE 的治疗：①应积极寻找病因，争取对因治疗。如：CNS 感染性疾病，针对病原积极抗感染；怀疑自身免疫性脑炎给予大剂量甲泼尼龙、丙种球蛋白，必要时血浆置换等免疫治疗；不明原因 NORSE 或 FIRES 可给予糖皮质激素、丙种球蛋白、生酮饮食治疗及其他抗炎治疗等。②静脉抗癫痫发作药：可应用氯胺酮，无效可尝试利多卡因、硫酸镁等。③可尝试生酮饮食、急诊神经调控治疗和低温治疗等。④添加口服抗癫痫发作药。

（3）治疗流程见图 6-1。

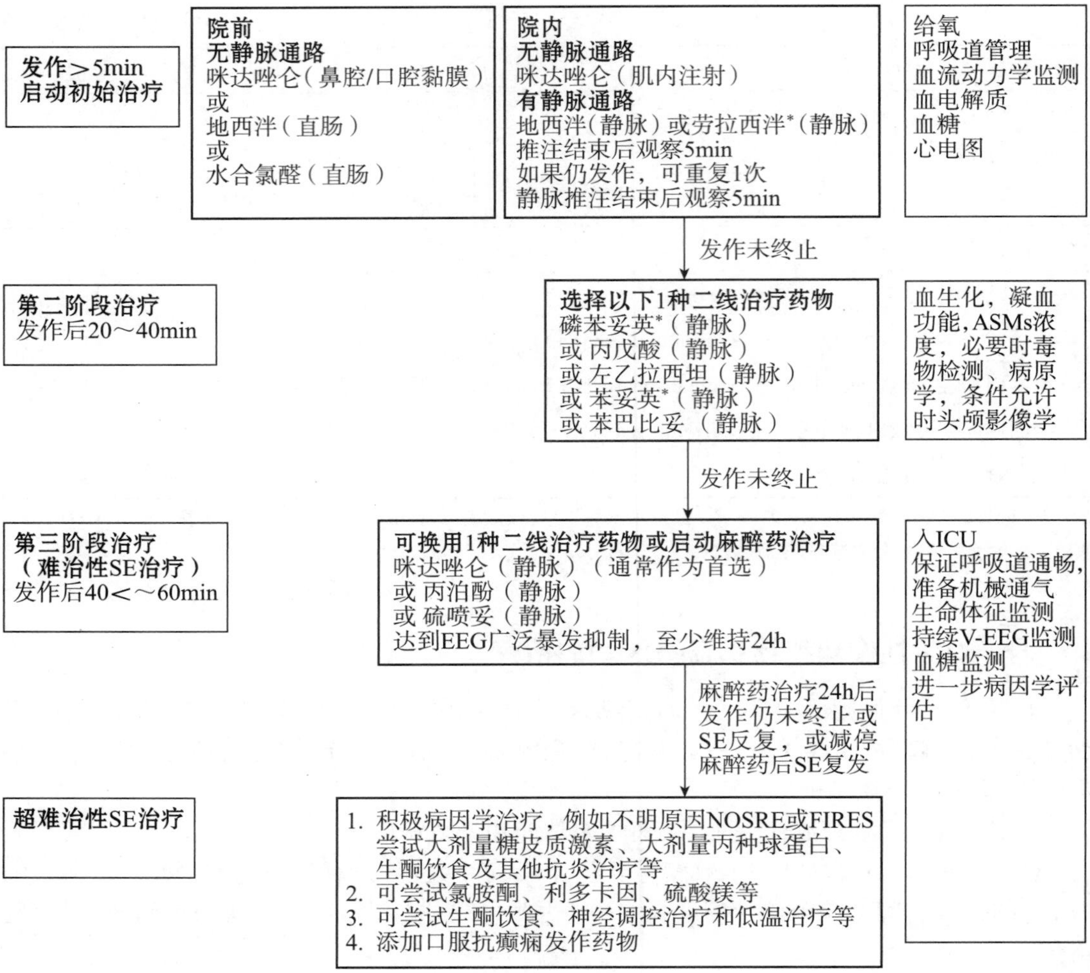

发作＞5min **启动初始治疗**	**院前** **无静脉通路** 咪达唑仑（鼻腔/口腔黏膜） 或 地西泮（直肠） 或 水合氯醛（直肠）	**院内** **无静脉通路** 咪达唑仑（肌内注射） **有静脉通路** 地西泮（静脉）或劳拉西泮*（静脉） 推注结束后观察5min 如果仍发作，可重复1次 静脉推注结束后观察5min	给氧 呼吸道管理 血流动力学监测 血电解质 血糖 心电图

发作未终止↓

第二阶段治疗 发作后20～40min	**选择以下1种二线治疗药物** 磷苯妥英*（静脉） 或 丙戊酸（静脉） 或 左乙拉西坦（静脉） 或 苯妥英*（静脉） 或 苯巴比妥（静脉）	血生化，凝血 功能，ASMs浓 度，必要时毒 物检测、病原 学，条件允许 时头颅影像学

发作未终止↓

第三阶段治疗 **（难治性SE治疗）** 发作后40＜～60min	**可换用1种二线治疗药物或启动麻醉药治疗** 咪达唑仑（静脉）（通常作为首选） 或 丙泊酚（静脉） 或 硫喷妥（静脉） 达到EEG广泛暴发抑制，至少维持24h	入ICU 保证呼吸道通畅， 准备机械通气 生命体征监测 持续V-EEG监测 血糖监测 进一步病因学评 估

麻醉药治疗24h后
发作仍未终止或
SE反复，或减停
麻醉药后SE复发↓

超难治性SE治疗	1. 积极病因学治疗，例如不明原因NOSRE或FIRES 　尝试大剂量糖皮质激素、大剂量丙种球蛋白、 　生酮饮食及其他抗炎治疗等 2. 可尝试氯胺酮、利多卡因、硫酸镁等 3. 可尝试生酮饮食、神经调控治疗和低温治疗等 4. 添加口服抗癫痫发作药物

图6-1　惊厥性癫痫持续状态处理流程

*国内暂无。

七、非惊厥性癫痫持续状态（NCSE）的治疗原则

1. NCSE 的诊断标准　持续 VEEG 监测对于 NCSE 患者的判断及治疗是必需的。2013 年奥地利萨尔斯堡举行的第四届伦敦 - 因斯布鲁克癫痫持续状态研讨会上，提出了非惊厥性癫痫持续状态的脑电图诊断标准（表 6-6）。

表6-6　非惊厥性癫痫持续状态的临床诊断标准

无已知癫痫性脑病的患者

痫样放电（棘波、多棘波、尖波，棘-慢复合波或尖-慢复合波）＞2.5Hz，或

痫样放电≤2.5Hz或节律性δ/θ活动（＞0.5Hz）并且满足以下条件之一：静脉给予抗癫痫发作药后EEG和临床改善[a]；有轻微的临床发作现象；典型的时空演变[b]

续表

存在已知癫痫性脑病的患者

上述脑电特征与基线期比较,波幅或频率明显增加,伴可以观察到的临床状态变化

静脉给予抗癫痫发作药后临床和EEG[a]改善

注:[a]如果脑电图改善但没有临床改善,或者如果EEG波动但没有明确的演变,被认为是"可能的NCSE(possible NCSE)"。[b]递增起始(电压增加和频率变化),或模式演变(频率>1Hz的变化或部位变化),或递减终止(电压或频率)。

　　伴意识改变的重症监护患者出现非惊厥持续状态的可能性高,且病因多样。因此,早期警惕非惊厥持续状态的风险与可能,及时辨识 NCSE 的轻微症状和体征,以及进行恰当时长的持续脑电监测,非常必要。建议根据 1 小时持续脑电的 2HELPS2B 评分(表 6-7)和预测痫性发作的风险(表 6-8),决定脑电监测的时长。因心搏骤停患者发展为 NCSE 的可能性很低,因此该评分系统不用于这类患者的风险评估。

表6-7　2HELPS2B评分

危险因素	定义	限定	评分
2H	脑电频率	频率≥2Hz	1
E	痫性放电(epileptiform discharge)	出现痫性放电	1
L	单侧模式(lateralized patterns)	单侧周期性发放(lateralized periodic discharges, LPD) 单侧节律性δ活动(lateralized rhythmic delta activity, LRDA) 双侧不同步周期性发放(bilateral independent periodic discharges, BIPD)	1
P	附加特征(plus features)	R-叠加节律(superimposed rhythmic) S-叠加尖波或棘波(superimposed sharp waves or spikes) F-叠加快活动(superimposed fast activity)	1
S	发作(seizure)	最近或既往的痫性发作	1
2B	短暂潜在发作性节律性发放(brief potentially ictal rhythmic discharges, BIRDS)		2

表6-8　基于1小时脑电图评估的痫性发作风险(除外心搏骤停)

1小时持续脑电的 2HELPS2B评分	发作的预测风险	推荐的持续脑电监测时长	
		预期发作风险小于5%	预期发作风险小于2%
0	3.1%	1h	3.3h
1	12.0%	12h	29h
≥2	>25%	≥24h	≥30h

2. NCSE 的治疗 目前尚无统一的 NCSE 诊疗流程,需要对患者进行个体化的诊治方案选择。按照临床特点,建议分成以下三类区别处理:①惊厥性癫痫持续状态(CSE)之后的 NCSE:按照 CSE 的治疗流程进行治疗。②伴昏迷或意识模糊的 NCSE:该类别并非出现在 CSE 之后。建议审慎地、快速进阶地使用一和二线抗癫痫发作药,需要使用足量的静脉推注剂量,并且快速进行评估。快速评估一般是指每 12 小时进行临床发作和持续脑电的评估。仅在多种抗癫痫发作药治疗失败情况下,方可尝试使用麻醉药物。③不伴昏迷或意识模糊的 NCSE:建议快速进阶地使用抗癫痫发作药,目前尚无证据支持使用麻醉类药物。

整体的处理原则如下:①在苯二氮䓬类药物可有效改善临床症状或脑电时,需要连续使用 24 小时以上,未见临床症状或脑电反复之后,再逐渐减停。②积极查找病因,一旦确诊马上进行病因治疗。③ NCSE 的病因多样,目前相关临床试验非常匮乏。少数同时关注 CSE 和 NCSE 的临床试验证实静脉 ASMs 对 NCSE 有效,如左乙拉西坦、丙戊酸、苯巴比妥、苯妥英钠、拉考沙胺和磷苯妥英。目前仅有一项前瞻性、随机、双盲、多中心、非劣效研究探讨 ASMs 对频繁非惊厥发作的疗效和安全性,即 TRENdS 试验(treatment of recurrent electrographic nonconvulsive seizures)。药物选用需要考虑发作类型,如不典型失神持续状态、失张力持续状态选用丙戊酸,而局灶性发作伴意识障碍的持续状态,需考虑左乙拉西坦。通常会可能选用多种 ASMs,需要注意选用不同机制的药物,以及药物之间的相互影响。④对于危重患者 CSE 后的 NCSE,治疗原则同 CSE。

八、癫痫持续状态治疗药物的用法用量及注意事项

为了方便临床实际应用,现将癫痫持续状态治疗药物的用法用量及注意事项总结为表 6-9。

表6-9 癫痫持续状态治疗药物的用法用量及注意事项

药物	用法	注意事项
地西泮	静脉推注0.15 ～ 0.2mg/kg(最大10mg) 直肠0.2 ～ 0.5mg/kg(最大20mg)	静脉给药5min后可重复1次,注意低血压和呼吸抑制
劳拉西泮*	静脉推注0.1mg/kg(最大4mg)	5min后可重复1次,注意低血压和呼吸抑制
咪达唑仑	肌内注射0.2mg/kg(最大10mg) 鼻腔0.2mg/kg(最大10mg) 口腔黏膜0.2 ～ 0.5mg/kg(最大10mg) 静脉推注0.2mg/kg,之后0.05 ～ 2mg/(kg · h)维持	呼吸抑制,低血压,长时间应用可出现耐药
苯妥英*	静脉输注20mg/kg[1mg/(kg · min),最大速度50mg/min]	心律失常和低血压等心血管不良反应,需监测血药浓度
磷苯妥英*	静脉输注20mgPE/kg[3mgPE/(kg · min),最大速度150mgPE/min](PE=phenytoin equivalent,等效苯妥英)	心律失常和低血压等心血管不良反应

续表

药物	用法	注意事项
苯巴比妥	15～20mg/kg静脉输注[2mg/(kg·min),最大速度50～100mg/min]	低血压,呼吸抑制
丙戊酸	20～40mg/kg静脉输注[3～6mg/(kg·min)]	肝功能损害,高氨血症,血小板减少,怀疑遗传代谢病慎用,监测血药浓度
左乙拉西坦	40～60mg/kg(最大4 500mg)静脉输注[2～5mg/(kg·min),>15min]	药物相互作用少,不通过肝脏代谢
硫喷妥	2～7mg/kg静脉输注(最大速度50mg/min),之后0.5～5mg/(kg·h)维持	低血压,心脏呼吸抑制,蓄积毒性,代谢为戊巴比妥
戊巴比妥	5～15mg/kg静脉输注(最大速度50mg/min),之后0.5～5mg/(kg·h)	低血压,心脏呼吸抑制,麻痹性肠梗阻,蓄积毒性
丙泊酚	1～2mg/kg静推,5min可重复,累计最大10mg/kg,之后4～10mg/(kg·h)[如持续输注>48h,最大速度5mg/(kg·h)]	警惕丙泊酚输注综合征(表现为横纹肌溶解,甘油三酯>500mg/dl,进行性乳酸酸中毒,肾衰竭),呼吸抑制,低血压
氯胺酮	1.5mg/kg静推,5min可重复,最大4.5mg/kg,之后1.2～7.5mg/(kg·h)	呼吸抑制相对轻,血流动力学不稳定,可能增加颅内压

注: *国内暂无。

参 考 文 献

[1] TRINKA E, COCK H, HESDORFFER D, et al. A definition and classification of status epilepticus--Report of the ILAE Task Force on Classification of Status Epilepticus[J]. Epilepsia, 2015, 56(10): 1515-1523.

[2] HIRSCH L J, GASPARD N, VAN BAALEN A, et al. Proposed consensus definitions for new-onset refractory status epilepticus(NORSE), febrile infection-related epilepsy syndrome(FIRES), and related conditions[J]. Epilepsia, 2018, 59(4): 739-744.

[3] BENICZKY S, HIRSCH L J, KAPLAN P W, et al. Unified EEG terminology and criteria for nonconvulsive status epilepticus[J]. Epilepsia, 2013, 54(Suppl 6): 28-29.

[4] GLAUSER T, SHINNAR S, GLOSS D, et al. Evidence-Based Guideline: Treatment of Convulsive Status Epilepticus in Children and Adults: Report of the Guideline Committee of the American Epilepsy Society[J]. Epilepsy Curr, 2016, 16(1): 48-61.

[5] ROSSETTI A O, ALVAREZ V. Update on the management of status epilepticus[J]. CurrOpin Neurol, 2021, 34(2): 172-181.

[6] BARCIA AGUILAR C, SÁNCHEZ FERNÁNDEZ I, LODDENKEMPER T. Status Epilepticus-Work-Up and Management in Children[J]. Semin Neurol, 2020, 40(6): 661-674.

[7] MEZIANE-TANI A, FOREMAN B, MIZRAHI M A. Status Epilepticus: Work-Up and Management in Adults[J]. Semin Neurol, 2020, 40(6): 652-660.

[8] HUSAIN A M, LEE J W, KOLLS B J, et al. Randomized trial of lacosamide versus fosphenytoin for nonconvulsive seizures[J]. Ann Neurol, 2018, 83(6): 1174-1185.

第七章 药物难治性癫痫的诊断与处理

癫痫患者经过正规的抗癫痫发作药（anti-seizure medications，ASMs）治疗，仍有约 1/3 患者不能完全控制发作。长期癫痫发作、较高频率的癫痫发作或癫痫持续状态会对患者的认知、记忆、生活质量、社会心理及儿童的生长发育等造成严重影响，控制不良的药物难治性癫痫患者发生癫痫猝死风险明显高于其他癫痫的患者。近些年，随着影像学、脑电图、遗传学等诊断技术不断提高，多种新型 ASMs 相继问世，癫痫切除性手术的疗效和安全性不断提高，生酮饮食和神经调控技术等抗癫痫措施的进步，使一些药物难治性癫痫患者的预后得到了改善。2010 年国际抗癫痫联盟发表了药物难治性癫痫的定义，并建议此类患者需转诊至癫痫专业诊疗机构，由专科医师根据病因、发作类型、综合征、预后等因素进行治疗和检查评估，同时将患者纳入"评估 - 治疗 - 随访 - 再评估 - 再治疗 - 再随访"的动态管理和治疗中。实践证明，药物难治性癫痫定义的深入理解，对临床诊治和临床研究具有实用意义。

一、定义

药物难治性癫痫目前普遍采用国际抗癫痫联盟 2010 年的定义：应用正确选择且能耐受的两种抗癫痫发作药（单药或联合用药），仍未能达到持续无发作。

二、药物难治性癫痫的诊断

根据药物难治性癫痫定义，诊断时首先强调"正规"应用。正规应用药物是指选药正确，并应用足够的剂量和足够长的时间。如果未按 ASMs 选药原则（详见第四章第二节）应用或因为药物副作用、经济因素、社会心理问题（如怀孕）等原因，在未达到治疗剂量而停用的药物不能视为正规应用。

诊断时强调应用"两种"药物后即可诊断药物难治，是因为研究显示：未经治疗新诊断的癫痫患者使用第一种单药治疗后有 47% 能达到无发作，使用第二种药物可有 13% 达到无发作，而进一步应用第三种药物治疗后，无发作的概率只有 1%～3%。

在药物治疗过程中出现任何形式的发作（包括先兆），或因睡眠剥夺、月经、发热等因素诱发的发作，均应视为未能达到持续无发作。

在药物治疗后多长时间没有发作可以认定为该药物有效，尚存在争议。一般认为使用该 ASMs 治疗方案前最长无发作时长的三倍或 12 个月无发作（取时间更长的一项作为标准），可认为该药治疗后发作完全控制。

另外，药物难治性癫痫的发作对患者心理、工作、家庭、儿童智力和运动发育等有较大影响，诊断时应综合评估考虑。

三、"假性"药物难治性癫痫的甄别

具体内容详见第二章第七节。

四、药物难治性癫痫的病因

药物难治性癫痫的病因诊断,因遵循 ILAE 关于癫痫的六大病因诊断原则(详见第二章第五节)。

成年人药物难治性癫痫主要是脑结构异常所致的局灶性癫痫。研究显示:局灶性癫痫药物治疗控制不佳的比率为 40%,而特发性癫痫只有 26%。导致药物难治性癫痫的脑结构异常包括海马硬化、皮质发育不良、脑肿瘤、脑血管病、外伤性软化灶等(详见第五章"癫痫外科治疗"和第二章第五节"癫痫病因分类")。随着磁共振等影像学技术的发展,越来越多的隐源性癫痫被发现存在局灶性的脑结构异常。

儿童药物难治性癫痫的病因较为复杂,有些婴幼儿或儿童期的癫痫综合征是由特定病因引起的,如大田原综合征(Ohtahara syndrome)多由先天发育畸形引起,早发肌阵挛性脑病多由先天代谢异常引起。而有些综合征可继发于多种病因,如婴儿痉挛和 LGS 可能由染色体异常、代谢异常、结构异常、脑炎等引起。

药物难治性癫痫病因的确定,有利于进一步有针对性的实施治疗。

五、药物难治性癫痫的早期识别

根据引起药物难治性癫痫的病因和综合征的不同,癫痫患者被诊为药物难治性癫痫的时间是不等的:有些患者很早期就可以诊断(如 LGS 等),有些因发作稀少,观察随诊很长时间才能诊断为药物难治性癫痫。早期识别药物难治性癫痫的危险因素并早期诊断,有利于患者及家属接受相关知识,做好规范化长期治疗准备(详见第十二章),有利于基层医师早期转诊及动态评估病情,有利于癫痫专科医师早期考虑除药物治疗外的多种治疗方法,以改善患者的预后。例如,患者诊为颞叶癫痫(尤其是伴有海马硬化的颞叶内侧癫痫),采用手术治疗获得发作完全缓解的概率明显高于长期服用药物治疗的患者,属于手术效果好的可预知的药物难治性癫痫,应尽早诊断、评估和接受手术治疗。

药物难治性癫痫早期识别包括以下几方面:

1. 易发展为难治性癫痫的综合征　临床上有些癫痫患者从诊断一开始就很有可能是难治性癫痫,而不是随病情演变发展而来。这种难治性癫痫主要包括一些特殊类型的癫痫综合征:常见的有早发性癫痫脑病、婴儿痉挛症、Lennox-Gastaut 综合征、Rasmussen 综合征、颞叶内侧癫痫、下丘脑错构瘤发笑发作等。

2. 易发展为药物难治性癫痫的危险因素　包括:①初始 ASMs 治疗效果差;②年龄依赖性癫痫性脑病;③在癫痫诊断和治疗前存在频繁发作;④出现过癫痫持续状态;⑤长期活动性癫痫发作;⑥海马硬化、皮质发育异常、肿瘤、外伤性软化灶、双重病理等明确的病因。

3. 2 岁以下癫痫的患儿,建议按照药物难治性癫痫转诊流程尽早转至综合儿科癫痫中心进行诊治。2 岁以下患儿,一些病因诊断明确的癫痫,如 Dravet 综合征、葡萄糖转运体 I 缺陷、KCNQ2 基因相关癫痫脑病、结节型硬化症等,如能尽早诊断并采用针对病因的药

物、手术、精准治疗等安全有效的手段，不仅有利于更好控制发作，而且可使患儿的认知、发育等得到显著改善。

六、药物难治性癫痫的检查评估

药物治疗效果不佳的癫痫患者，应转诊到上一级专业癫痫诊疗机构进一步检查、诊断、评估和选择治疗。

1. 癫痫专业医师接诊药物治疗效果不佳的有发作性疾病的患者应按照以下步骤进行评估：

（1）重新考虑癫痫的诊断和鉴别诊断，排除非癫痫发作事件。

（2）按照药物难治性癫痫定义和诊断要点，综合考虑是否存在易发展成药物难治性癫痫的危险因素，排除假性药物难治性癫痫的可能，确认药物难治性癫痫的诊断。

（3）通过病史和检查，完成药物难治性癫痫的病因诊断、定位诊断、预后评估。

（4）有条件者，评估患者的认知、心理和社会功能损害程度，是否存在记忆力减退、药物严重副作用和焦虑、抑郁、精神障碍等共患病，儿童患者评估发作对患儿智力和生长发育等方面的影响。

（5）有局部结构性病灶和实施切除性手术可能的患者，需进一步评估致痫灶与脑重要功能区的关系，考虑切除性手术是否引起患者的功能障碍。

（6）根据评估结果，综合考虑各种治疗方法的疗效和可能的不良反应，制定治疗方案。

（7）制定随访计划，定期评估治疗效果，确定是否需要再次评估和再次确定治疗方案。

2. 为达到以上评估目的，癫痫专业医师接诊药物治疗效果不佳的有发作性疾病的患者应按照以下步骤进行详细询问病史和检查（参见第二章第二节）：

（1）详细询问病史：包括发作时的症状（先兆，症状学演变、发作频率、是否有诱因，是否有侧别提示意义，是否有定位提示意义），用药史（种类、剂量、疗程、是否正确选药、患者服药依从性等），出生史，家族史，热性惊厥史，外伤史，中枢神经系统感染史、生长发育史、睡眠情况、情绪性格、不良生活习惯（如熬夜、酗酒等）及其他系统疾病史等。

（2）神经系统检查和其他系统体格检查，如详细的皮肤检查有利于结节性硬化等神经皮肤综合征的诊断。

（3）实验室检查：除癫痫诊断和鉴别诊断的常规化验检查，药物难治性癫痫，尤其是婴幼儿时期的药物难治性癫痫的病因学诊断还应包括遗传、代谢、免疫/炎症等方面的相关检查。随着基因诊断技术的发展，使一些引起癫痫发作的遗传代谢病的诊断和针对病因治疗成为可能，并使这部分患儿的预后极大改善。

（4）脑电图检查：是癫痫诊断、鉴别诊断、发作类型和综合征诊断及定位诊断必不可少的工具，根据监测仪器和监测时间不同脑电图阳性发现不同，建议有条件时行长程视频脑电图监测，必要时行发作期脑电监测。需注意的是：有部分非癫痫发作事件，如抽动症、屏气发作、头晕、非癫痫的精神障碍发作可以有脑电图异常表现，而一些来源于深部皮质的癫痫如额叶内侧面癫痫、下丘脑错构瘤癫痫等头皮脑电图并不一定有阳性发现，这时癫痫的诊断更多依赖于详细的病史。

（5）影像学检查：疑为药物难治性癫痫的患者应尽早行头部影像学检查，以帮助寻找病因。影像学检查首选高分辨率磁共振检查，包括 T_1、T_2、FLAIR 等序列，轴位、冠状位、海马

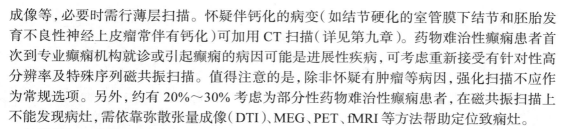

成像等,必要时需行薄层扫描。怀疑伴钙化的病变(如结节硬化的室管膜下结节和胚胎发育不良性神经上皮瘤常伴有钙化)可加用 CT 扫描(详见第九章)。药物难治性癫痫患者首次到专业癫痫机构就诊或引起癫痫的病因可能是进展性疾病,可考虑重新接受有针对性高分辨率及特殊序列磁共振扫描。值得注意的是,除非怀疑有肿瘤等病因,强化扫描不应作为常规选项。另外,约有 20%～30% 考虑为部分性药物难治性癫痫患者,在磁共振扫描上不能发现病灶,需依靠弥散张量成像(DTI)、MEG、PET、fMRI 等方法帮助定位致痫灶。

根据以上结果决定进一步治疗措施。

七、治疗选择和动态管理

目前药物难治性癫痫采取的主要治疗措施包括以下几类:

1. 切除性手术和脑叶(半球)离断术　对于有明确致痫灶且致痫灶位于脑非重要功能区的手术风险较低的药物难治性癫痫患者,应尽早考虑切除性手术和脑叶(半球)离断术(详见第五章)。包括海马前颞叶切除术、致痫灶切除、脑叶切除(离断)术、多脑叶切除(离断)术、大脑半球切除(离断)术等。对于影像学没有结构性改变的部分性药物难治性癫痫患者,如果通过高分辨率磁共振成像、功能性影像或颅内埋藏电极等手段能够定位致痫灶,也可考虑手术治疗。家属暂时不能够接受切除性手术治疗的患者,也应积极进行长程视频脑电监测和影像学检查,或到综合性癫痫中心进行评估,客观评价手术风险和治疗效果,为今后进一步治疗提供依据。

2. 其他开颅手术　包括胼胝体切开,软膜下横切等手术,通过阻断癫痫样放电的传导,达到减少发作频率和减轻发作程度的目的。胼胝体切开分为前三分之二段切开和全段切开。对于儿童的"跌倒发作"(包括强直、肌阵挛、失张力等发作形式)和严重影响患儿生长和智力发育的频繁的全面性发作(灾难性癫痫),可应用全段胼胝体切开治疗,可减少发作并减轻患儿因频繁发作导致的运动、语言、智力发育迟缓。如果患儿存在非功能区的局灶性病变,应一并切除,可提高治疗效果。

3. 生酮饮食　适用于儿童各年龄段发作频繁的癫痫综合征(参见第三章第一节),治疗效果可使 38%～50% 患儿减少 50% 发作。主要不良反应包括便秘、酮症酸中毒、高脂血症、肾结石等,需要在医师和营养师共同指导下应用此疗法。

4. 神经调控　包括迷走神经电刺激(VNS)、脑深部电刺激(DBS)、脑皮质电刺激、经颅磁刺激、反馈式神经电刺激等。VNS、DBS 和脑皮质电刺激是将刺激仪的电极端缠绕在迷走神经上或植入颅内靶点(丘脑前核、海马等),另一端脉冲发生器植入胸部皮下,通过持续的或反射性的微弱脉冲电刺激达到治疗癫痫的目的。目前报道治疗效果为可使 50%～60% 的患者发作减少 50%。这些手段的治疗目的为减少发作,改善生活质量,但目前价格昂贵,因此实施前要慎重评价患者的风险与收益比。

5. 进一步抗癫痫发作药治疗　包括应用新型抗癫痫发作药和尝试多药联合应用。近二十年来,新的抗癫痫发作药不断出现,有一些和传统抗癫痫发作药机制完全不同的药物投入市场,为难治性癫痫患者再次尝试药物治疗提供了可能。另外,手术、饮食疗法、神经调控等治疗失败的患者也应该再次尝试药物治疗的可能性。

6. 类固醇皮质激素治疗　主要用于部分儿童药物难治性癫痫,如婴儿痉挛症、Landau-Kleffner 综合征等。

7. **其他**　包括静脉用免疫球蛋白、精准治疗等。

进行药物难治性癫痫治疗选择的癫痫专业医师，应根据诊断、病因、预后、各种治疗方法的疗效、治疗风险、花费和家属的治疗意愿等进行综合评价，权衡利弊和风险收益比，决定治疗措施。当应用上述某种方法后治疗效果仍不佳者，应在综合性癫痫中心根据病情再次检查评估、考虑是否可再次选择药物难治性癫痫治疗措施中的其他方法，如症状性 West 综合征患者，使用激素等治疗效果不佳时，可考虑是否可实施切除性手术或离断性手术；而切除性手术后仍有发作的患者，再次重视药物治疗，还可使一部分达到无发作。因此，药物难治性癫痫患者应处于评估 - 治疗 - 随访 - 再次评估 - 再次治疗 - 随访的动态治疗和管理中，并应尽早取得家属的知情和配合。诊疗流程总结于图 7-1。

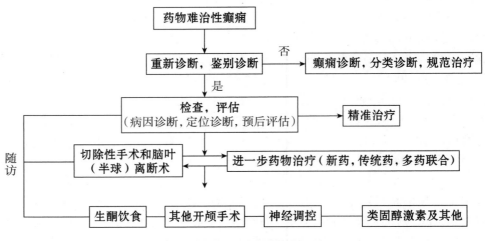

图7-1　药物难治性癫痫的诊疗流程

参 考 文 献

[1] KWAN P, ARZIMANOGLOU A, BERG A T, et al. Definition of drug resistant epilepsy: consensus proposal by the ad hoc Task Force of the ILAE Commission on Therapeutic Strategies[J]. Epilepsia, 2010, 51(6): 1069-1077.

[2] KWAN P, SCHACHTER S C, BRODIE M J. Drug-resistant epilepsy[J]. N Engl J Med, 2011, 365(10): 919-926.

[3] RHEIMS S, SPERLING M R, RYVLIN P. Drug-resistant epilepsy and mortality—Why and when do neuromodulation and epilepsy surgery reduce overall mortality[J]. Epilepsia, 2022, 63(12): 3020-3036.

[4] FATTORUSSO A, MATRICARDI S, MENCARONI E, et al. The Pharmacoresistant Epilepsy: An Overview on Existant and New Emerging Therapies[J]. Front Neurol, 2021, 22(12): 674483.

[5] OROZCO-HERNÁNDEZ J P, QUINTERO-MORENO J F, MARÍN-MEDINA D S, et al. Multivariable prediction model of drug resistance in adult patients with generalized epilepsy from Colombia: A case-control study[J]. Epilepsy Behav, 2018, 88: 176-180.

第八章

脑电图及神经电生理监测

第一节 脑电图在癫痫领域中的应用

脑电图（electroencephalogram，EEG）是通过安置在头皮或颅内的电极记录大脑皮质神经元的自发性、节律性电活动。脑电图是癫痫诊断和鉴别诊断中最重要的一项检查工具，尽管高分辨率的解剖和功能影像学在不断的发展，但脑电图始终是其他检测方法不可替代的。

一、脑电图在癫痫诊断中的主要作用

1. 有助于确定发作性事件是否为癫痫发作。
2. 有助于癫痫发作类型的诊断。
3. 有助于癫痫综合征的诊断。
4. 有助于发现癫痫发作的诱发因素。
5. 有助于评估单次非诱发性癫痫发作后再次发作的风险。

二、脑电图在癫痫治疗中的主要作用

1. 辅助评估抗癫痫发作药治疗的疗效。
2. 癫痫外科术前评估。
3. 排除癫痫样放电所致的认知障碍。
4. 辅助评估抗癫痫发作药撤药后复发风险。

三、癫痫患者脑电图的敏感性、特异性及正确评价

1. 脑电图在癫痫诊断中的敏感性是指癫痫样放电（epileptiform discharges）在癫痫人群中的发生率，并不是所有癫痫患者脑电图都能监测到发作间期的癫痫样放电。一般来说，癫痫样放电在癫痫儿童中的发生率明显高于成人，且癫痫起病年龄越早发生率越高。

2. 脑电图癫痫样放电的特异性是指相比癫痫患者而言，癫痫样放电在正常人群中的发生率。10% 正常人可有非特异性脑电图异常，1% 的正常人可检测到癫痫样放电，对于有神经系统异常而无癫痫发作的儿童，其癫痫样放电的检出率会更高。常见有三种类型癫痫样放电可出现在非癫痫人群特别是儿童中：中央颞区放电、广泛性棘慢波放电及光阵发反应。儿童中 60% 的中央颞区放电和 50% 的枕区放电不伴有临床癫痫发作，仅有光阵发反应者很少出现癫痫发作。因此，不能仅凭借脑电图异常而不考虑临床表现来诊断癫痫。

3. 正确评价脑电图的作用

（1）少数癫痫发作的发作期头皮脑电图正常，或被伪差遮盖而难以识别。

（2）癫痫发作频率与发作间期放电有时不成比例，放电的多少不一定能反映癫痫的严重性，如儿童良性癫痫伴中央颞区棘波患者在睡眠中常有多量的放电，但癫痫发作频率常较低，预后良好。

四、脑电图监测种类的选择

（一）头皮脑电图监测

头皮脑电图监测的种类主要有：常规脑电图、动态脑电图及视频脑电图三种类型。

1. 常规脑电图 一般记录时间为 30 分钟左右，监测时间短特别是缺乏睡眠状态时常难以记录到癫痫样放电。

2. 动态脑电图监测（ambulatory EEG monitoring, AEEG） 通常可连续记录 24 小时左右，因此又称 24 小时脑电图监测。采用便携式记录设备，患者的活动相对不受限，优点是在完全自然活动的条件下记录脑电图，但由于没有录像设备，不能观察患者发作中的情况。主要适用于发作频率相对稀少、短程脑电图不易记录到发作者；或癫痫发作已经控制，准备减停抗癫痫发作药前或完全减停药物后复查脑电图的患者。

3. 视频脑电图监测（video EEG monitoring, VEEG） 是在脑电图设备基础上增加了同步视频设备，从而同步拍摄患者的临床情况，易于观察癫痫发作与脑电图变化间的实时关系。监测时间可根据需要灵活掌握，但鉴于监测时间延长导致费用增多、有限的资源使患者预约等候时间长等情况，如果监测目的主要用于癫痫诊断和药物治疗而不涉及外科手术，一般监测数小时并能记录到一个较为完整的清醒 - 睡眠 - 觉醒过程，其阳性率与 24 小时动态脑电图近似，是目前诊断癫痫最可靠的检查方法，并有逐渐取代动态脑电图监测的趋势；对于术前评估者，根据其发作频率适当延长监测时间，以监测到该患者惯常的癫痫发作类型为目的。

（二）颅内电极脑电图（intracranial EEG, invasive EEG）

根据需要，有些外科手术治疗前应记录颅内电极脑电图（intracranial EEG），根据颅内电极植入技术的不同，颅内电极脑电图分为术前（硬膜下电极脑电图、立体定向脑电图）和术中脑电图二种。

1. 术前脑电图

（1）硬膜下和深部电极脑电图（subdural and depth electrode EEG）：根据临床发作时症状及头皮脑电图提供的线索确定范围，通过开颅或钻孔的方法将条状、栅状电极或深部电极植入颅内硬膜下脑表面或脑深部，并应用视频脑电图仪记录大脑皮质表面或深部皮质结构发作间期和发作期的脑电图，对致痫灶进行精确定位。

（2）立体定向脑电图（stereo-electroencephalogram, SEEG）：通过立体定向技术将不同规格的电极精确植入颅内深部结构并记录其电活动。

2. 术中脑电图（intra-operation EEG） 当术前检查确定致痫区后，为进一步确定切除范围，可在手术中，大脑皮质暴露后，应用条形、栅格状或深部电极短程记录局部皮质或深部结构的脑电图。

五、脑电图监测时机的选择

1. 首次癫痫发作后应完成脑电图监测。

（1）脑电图有助于诊断及评判预后。

（2）获取治疗前的脑电图基本资料。

（3）可能有助于确定某些特殊的癫痫综合征。

（4）脑电图可能监测到临床上难以发现的发作，如非惊厥性癫痫发作、肌阵挛发作等。

（5）脑电图可能发现一些诱发因素如光敏性发作。

（6）有助于预测癫痫发作再发率，首次癫痫发作后脑电图有癫痫样放电者其再发率是脑电图正常者的 2～3 倍。

2. 任何发作性临床症状在确诊困难时均应做脑电图监测。

3. 癫痫治疗过程中应定期复查脑电图

（1）癫痫发作已控制：①脑电图异常，大约半年～1 年复查一次脑电图；②脑电图正常：可适当延长脑电图复查间隔时间。

（2）癫痫发作未控制　可根据临床需要不定期或随时复查脑电图。

4. 减停抗癫痫发作药前应进行脑电图监测　脑电图是判断停药时机的重要辅助指标，当临床上考虑减停抗癫痫发作药时，在结合年龄、病因、癫痫发作类型及癫痫综合征、治疗过程等情况下，应进行脑电图检查来评判癫痫复发的风险。

（1）脑电图正常：①结合临床，可以作为减停抗癫痫发作药的参考指标。具体病例应根据临床具体分析，如青少年肌阵挛癫痫患者即使脑电图正常多不能减停抗癫痫发作药，儿童良性癫痫伴中央颞区棘波患者脑电图正常甚至仍有癫痫样放电仍可能考虑减停抗癫痫发作药。②不能完全排除复发的风险。

（2）脑电图异常：①复发的风险较脑电图正常相对较大，故应慎重考虑可否减停抗癫痫发作药。②如果脑电图放电明显，一般应暂缓减药 1～2 年。

第二节　脑电图的分析

一、脑电图的基本特征

脑电图记录中电极对之间电位差的变化形成脑波，脑波是由周期与频率、波幅、位相三个基本要素组成。

（一）脑电图的周期与频率

脑电图的周期（cycle）是指相邻的两个波谷或波峰之间的时间间隔，单位为毫秒（ms）。频率（frequency）指相同周期的脑波在 1 秒内重复出现的次数，单位为赫兹（Hz）或周期/秒（c/s）。人类脑波的频率一般在 0.5～70Hz，脑波频率的分类见表 8-1。

表8-1　脑波频率的分类

分类	频带/Hz	分类	频带/Hz
δ波	0.3～3.5	β波	14～30
θ波	4～7.5	γ波	30～70
α波	8～13		

（二）脑电图的波幅

脑电图的波幅（amplitude）反映的是任意两个电极之间的电位差，也称电压（voltage），单位为μV。一般确定标准状态下10μV的电压相当于1mm的高度。按照波幅的高低，通常将脑波分为四种类型：成人脑波25μV以下为低幅，25～50μV为中幅，50～200μV为高幅，200μV以上为极高幅。儿童脑波50μV以下为低幅，50～150μV为中幅，150～300μV为高幅，300μV以上为极高幅。

（三）位相

位相（phase）指脑波的波幅与时间的对应关系。通常规定以基线为标准，波峰向上的脑波称为负相波，波峰向下的脑波称为正相波。

二、正常脑电图

正常脑电图是统计学概念，是统计分析健康人群脑电图的结果。脑电图的表现受到如年龄、意识及精神状态、个体间差异、药物等多种因素的影响，判断脑电图时要时刻考虑到这些因素。

（一）正常清醒期和睡眠期脑电图形

正常清醒期和睡眠期脑电图形见表8-2。

表8-2　正常清醒期及睡眠期主要脑波分类及特征

状态	脑波分类	频率	波幅	波形	分布	反应性	出现状态	出现年龄
清醒期	α节律	8～13Hz	低-中	正弦样波	后头部	睁眼抑制	闭眼	3岁以上
	β活动	13Hz以上	低	正弦样波	广泛分布，额区著	/	多种状态	任何年龄
	μ节律	9～11Hz	低-中	"μ"形状	中央区	肢体运动抑制	清醒，不受睁闭眼影响	人群出现率3%～10%
	λ波	散发或连续出现	低	双相或三相尖波	枕区著	/	清醒明亮光线下视觉扫视	3～12岁多见
	后头部慢波	2～4Hz	中-高	慢波，单个或节律性出现	后头部	睁眼	闭眼或眨眼后	儿童

续表

状态	脑波分类	频率	波幅	波形	分布	反应性	出现状态	出现年龄
睡眠期	思睡期慢活动	4～7Hz	中-高	慢波	中央、顶区著 或广泛性	/	清醒到入睡时	儿童多见
	睡眠期枕区一过性正相尖波（POSTs）	4～5Hz	低	正相尖波	枕区	/	NREM睡眠Ⅰ期及Ⅱ期	儿童及成人
	顶尖波	/	高	尖波	颅中央顶区著	/	NREM睡眠Ⅰ期后期	儿童及成人
	睡眠纺锤	12～14Hz	低	纺锤形	颅中央顶区著	/	NREM睡眠Ⅱ期	儿童及成人
	K综合波	/	高	尖形负相波-正相波	颅中央顶区著	/	NREM睡眠Ⅱ期	儿童及成人
	δ波	0.5～3.5Hz	高	慢波	广泛性	/	NREM睡眠Ⅲ期	儿童及成人
	锯齿样波	4～7Hz	中	拱形有正相切迹的θ节律波	颅中央顶区著	/	REM睡眠期	儿童及成人
	觉醒反应	各种频段	低-高	节律性脑波	额、中央区著	/	觉醒期	儿童及成人

（二）依据脑电图进行睡眠分期

依据脑电图进行的睡眠分期见表8-3。

表8-3 睡眠周期及相关特征

睡眠阶段	主要特征	占总睡眠时间百分比
NREM睡眠Ⅰ期（思睡期）	从α波解体到出现顶尖波	2%～5%
NREM睡眠Ⅱ期（浅睡期）	出现纺锤波、K复合波、仍有顶尖波	45%～55%
NREM睡眠Ⅲ期（中度睡眠期）	0.5～2Hz、波幅75μV以上慢波占记录页20%以上，可存在K复合波、一些纺锤波	13%～22%
REM睡眠期	低电压混合频率波，锯齿波；同时存在快速眼球运动	20%～25%
觉醒反应	脑电波频率的突然变化，包括变化至θ波、α波或频率大于16Hz脑电波，时间大于3s	

正常人从清醒状态进入睡眠状态时，首先进入 NREM 睡眠期，整夜睡眠中 NREM 睡眠和 REM 睡眠大致以 90 分钟的节律交替出现。如将整夜睡眠时间分成 3 等份，则最初的 1/3

时间段内以 NREM 睡眠Ⅲ期为主，而后 1/3 时间段内以 REM 睡眠为主。整夜睡眠 NREM 睡眠时间共约占 75%～80%，REM 睡眠时间约占 20%～25%。正常成年人整夜约有 3～6 个睡眠周期。如需进行精确的睡眠分期必须包括脑电图、眼动图、心电图、肌电图、口鼻气流、鼾声、呼吸运动、血氧饱和度及体位等。

三、脑电图良性变异型和临床意义不确定的波形

常见良性变异型和临床意义不确定的波形及特征见表 8-4。

表8-4 常见良性变异型和临床意义不确定的波形及特征

分类	类型	频率	波幅	波形	分布	反应性	出现状态	出现年龄
良性变异型节律	思睡期节律性颞区θ暴发	4～7Hz	30～80μV	节律性θ波	颞区特别是中颞区著	/	清醒放松、困倦期	青少年期最明显
	成年人亚临床下节律性放电（SREDA）	5～7Hz	/	尖形或正弦样θ波	广泛分布,顶、后颞区著	/	清醒放松、困倦期	>50岁老年人
	中线θ节律	4～7Hz	>50μV	节律性θ波	中线区（Cz、Pz）为著	/	清醒放松、困倦期	大多见于青少年
	缺口节律	6～11Hz	/	棘波样	中央、中颞区	/	/	颅骨缺损患者
良性变异型波形	14及6Hz正相暴发	平均频率为14Hz及6Hz	/	正相弓形波	后颞区波幅最高	/	NREM睡眠Ⅰ期及Ⅱ期多见	青少年显著
	小棘波（SSS）	/	低	棘波、尖波	额,颞区著	/	思睡、浅睡期	成人
	6Hz棘慢波暴发（幻影棘慢波）	5～7Hz	棘波的波幅低	棘慢波样	广泛性	/	思睡、浅睡及清醒期	/
	门状（Wicket）棘波	6～11Hz	/	弓形或棘波样	颞区著	/	清醒放松、困倦期	30岁以上成人
生理性节律的变异	α节律的变异	5～6Hz或16～20Hz（与本人的α频率成比例）	/	正弦样	后头部	睁眼抑制	清醒闭目	成人
	极度纺锤	12～14Hz	>100μv	纺锤形	分布广泛	/	NREM睡眠Ⅱ期	儿童多见,特别是智力落后者
	觉醒期额区节律（FAR）	5～9Hz左右	/	节律性波形	额区著	/	觉醒期	儿童多见

四、异常脑电图

异常脑电图包括正常脑波成分的异常改变和出现异常波两种。

(一)背景活动异常

1. 正常节律的改变 指清醒期及睡眠期各种生理性脑波出现病理性的改变,如大脑半球有病理损害时在病侧出现生理脑波与健侧不对称的现象,如 α 节律变慢、减弱或消失,β 活动减弱或消失,睡眠波如顶尖波、睡眠纺锤及 K 综合波减弱或消失等。

2. 慢波性异常 包括基本脑波节律慢化、持续弥漫性慢波活动、广泛间断性慢波活动(如间断节律性 δ 活动)、广泛性非同步化慢波。

3. 快波异常 快活动的异常增强和衰减。

4. 局部电压衰减。

5. 暴发 - 抑制。

6. 低电压和电静息。

(二)阵发性异常

临床上常将棘波、尖波、棘慢复合波、尖慢复合波、多棘慢复合等阵发性异常,称为癫痫样放电。

1. 癫痫样波形 包括棘波、多棘波、棘节律和快节律、尖波、棘慢和尖慢复合波、多棘慢复合波、高度失律。

2. 节律性暴发 指某一频率的节律突然出现、突然终止,明显突出于背景活动并持续一段时间。慢波节律暴发一般为非特异性异常电活动,可见于癫痫患者,也可在一过性脑功能障碍患者中出现。快波频率的暴发或棘波、尖波节律暴发多见于癫痫发作期或者仅为电发作。

3. 周期性波(pseudoperiodic patterns) 此种图形是由棘波、尖波和慢波组合在一起反复规律或接近规律地出现而组成,除见于一般的麻醉药或苯巴比妥昏迷外,一些周期样图形对临床有很强的诊断价值,常见于各种严重的脑病,不同病因的脑病在波形、分布、暴发间隔时间上具有一定的特征(表 8-5)。

表8-5　周期样异常脑电图形的特征及与临床相关性

图形	波形	分布	暴发间期时间	与状态的关系	暴发间期	临床相关性
周期样广泛性尖波	双相或三相尖波或棘波	广泛性,早期可能为一侧性	<2.5s,随着疾病进展缩短,通常<1s	清醒期和/或睡眠期	无特征性	克-雅病
周期样双侧同步性慢尖慢波放电	不规则高波幅慢波或尖慢波	弥漫性、双侧同步性	5～10s,在单次记录中非常规律	过度换气或睡眠早期阶段可诱发	弥漫性、低波幅δ活动	亚急性硬化性全脑炎,除疾病早期和晚期阶段,几乎一直存在

续表

图形	波形	分布	暴发间期时间	与状态的关系	暴发间期	临床相关性
周期样一侧性癫痫样放电（PLEDs）	双相或三相的尖波、棘波或多棘波	一侧半球,侧别间可有转移	1～2s	意识受损,特别是儿童,睡眠期持续存在	弥漫性异常慢波活动,可为一侧显著	早期急性严重性的一侧性脑病,与局灶性发作相关,在成人短暂存在,儿童可持续存在
周期样慢复合波,额、颞区著	尖波或三相波并混合暴发性慢波活动,类似PLEDs	一侧颞区著	1～4s	意识损害	一侧或弥漫性慢波活动	单纯疱疹病毒性脑炎,可在CT扫描出现异常前发现
暴发-抑制	棘波、慢波和尖波混合短暂暴发,与持续较长的相对扁平段间隔	双侧性,可同步和/或不对称	变化性	昏迷,图形对刺激无反应,无睡眠周期	弥漫性相对低平	严重弥漫性脑病、缺氧,与新生儿安静睡眠期不同
三相波	高波幅偏转,典型为负相-正相-负相	双侧同步、前头部著,双极导联上前后头部延迟25～140ms	1.5～2.5Hz簇发或游走性	意识损害	背景节律变慢	中毒或代谢性脑病,特别是肝性脑病

五、伪差的识别

脑电图伪差的识别是脑电图判读的重要部分。伪差为非脑源性活动,有时与异常脑电活动非常相似,严重时干扰脑电图记录和分析,导致诊断错误。常见的伪差见表8-6。

表8-6　脑电图常见的伪差

生理伪差	非生理伪差
眼球运动伪差	仪器伪差
心电伪差	电极伪差
肌电伪差	环境伪差
生理运动	数字技术伪差
皮肤电反应伪差: 出汗和盐桥	多重伪差

六、脑电图报告的书写

（一）正式的脑电图报告应包括患者的基本信息

患者姓名、性别、年龄、临床诊断、记录日期及记录时长、脑电编号、记录电极数量［除头部电极外，还应包括肌电电极数量及位置，有特殊电极（如蝶骨电极等）也应标明］。同时还要记录患者简要病史、目前正在服用的抗癫痫发作药、监测期间患者的意识状态。如有剥夺睡眠、禁食或其他特殊诱发试验亦应记录。最后应由技术员及医师署名。

（二）脑电图报告

脑电图报告主要由三部分组成。

1. 临床基本情况介绍（如前述）

2. 脑电图特征的描述　应尽量采用客观的方式，对脑电图的特征包括正常或异常现象进行描述。

（1）背景活动描述：首先描述优势活动，其频率、数量、部位、波幅、对称性、是否有节律性或不规则性。如为枕区 α 节律还应描述其睁闭眼反应性。其次对非优势活动也要做相应的描述。

（2）对异常波形进行描述：包括其波形特征（棘波、尖波、棘慢、尖慢复合波、多棘慢、三相波和慢波等）、波幅、分布方式（广泛性、弥漫性或局灶性、脑区性、一侧性、多灶性、游走性）、分布范围和部位、对称性、同步性（半球内和半球间）、发放特征（散发、偶发、一过性、周期性、节律性、阵发等）、数量（主观描述）等。

（3）对诱发试验进行描述：要说明诱发活动的质量（如过度换气、闪光刺激诱发试验期间配合程度好、一般或很差）。闪光刺激给予的频率范围及刺激时的眼状态（合眼、闭眼、睁眼）也应标注。对于诱发试验有无反应，以及出现异常波的波形、波幅、出现范围及持续时间进行描述。

（4）对良性变异型及临床意义不确定的波形也应在报告中体现，以及监测期间出现的伪差也应说明。

（5）对于监测期间出现的临床事件，需注明事件发生时间、患者意识状态及临床症状，相应写出同步脑电图背景及脑电图演变情况。并判断是否为痫性事件。

3. 脑电图结果的解释　包括对正常或异常程度的印象、脑电图与临床的相关性。

脑电图诊断：①脑电图医师对脑电图记录作出正常或异常的判断。②脑电图监测中如发现癫痫样放电，应具体描述部位及异常放电形式，如描述为某导或某几导联棘波、棘慢波或尖波等。如只出现"癫痫样放电"的字样，首先描述不够具体，而且一些小棘波或中线棘波等，可能是一种良性脑电图现象，可能会导致临床上的误诊误治；并且脑电图异常电活动的临床意义需结合患者的具体临床症状、异常电活动的波形、频率、部位等综合判断。脑电图异常电活动可出现在癫痫及其他神经系统或非神经系统疾病的患者，也可以出现在健康儿童中，不一定具有病理意义。③如果有既往的脑电图，应进行比较。

第三节　癫痫发作和癫痫综合征的脑电图特征

一、癫痫发作期脑电图特征

（一）发作期脑电图分析要点

1. 癫痫发作时发作起始的脑电图特点

（1）频率突然变化：出现新的节律性波形，可为 α 频段或较之更快或更慢的波形，节律性波可具有或不具有棘波的特征，波幅逐渐增高、频率逐渐减慢，随后可出现棘波成分。

（2）波幅突然降低：发作开始为突然局灶或广泛性去同步化电活动即电压衰减，在电压衰减前发作间期放电可突然停止或明显增多数秒，随着发作图形的演变、波幅逐渐增高，频率逐渐减慢，随后可出现显著的节律性活动。一些强直发作、痉挛发作及局灶性发作均可出现电压衰减图形。

（3）波幅突然增高：发作初期波幅突然增高，如失神发作的双侧对称同步 3Hz 棘慢波节律性暴发。

2. 判断癫痫发作时脑电图的注意要点

（1）一种发作类型可有多种发作期图形，如癫痫性痉挛。

（2）不同发作类型可有相似的发作期图形，如肌阵挛发作、失张力发作和肌阵挛 - 失张力发作。

（3）不是所有的发作类型都有特异性的发作期图形，如失张力发作。

（4）有些发作类型需要发作期脑电图及同步表面肌电图来辅助诊断，如肌阵挛 - 失张力发作。

（5）不是所有的癫痫发作头皮脑电图都有明确的发作期图形，如下丘脑错构瘤所致的局灶性发作（发笑发作）。

3. 多导生理参数监测在诊断癫痫发作类型中的应用

（1）肌电图（EMG）：VEEG 监测技术的应用大大提高了对癫痫发作分型的准确性。一些短暂性发作类型如癫痫性痉挛、肌阵挛、强直、失张力和肌阵挛 - 失张力等，同步记录受累肌群的 EMG 有助于在快速阅图时发现各种短暂性发作，减少对发作性事件的遗漏，并协助鉴别发作类型。

（2）心电图（ECG）：同步 ECG 或心电 Holter 记录可用于鉴别癫痫发作和由严重心律失常引起的心源性惊厥发作，寻找可能引起癫痫患者猝死的原因。

（二）常见癫痫发作类型的发作期脑电图特征

常见癫痫发作类型的发作期脑电图特征见表 8-7。

表8-7　常见癫痫发作类型的发作期脑电图特征

发作类型	发作期脑电图特征（表面肌电图特点）
全面性发作	
强直-阵挛发作	强直相开始为波幅突然降低（去同步化电压衰减）→10～20Hz节律性活动（癫痫性募集节律），伴幅渐高、频率渐慢→θ和δ频段的慢波逐渐插入产生类似多棘慢波图形，临床对应阵挛期

发作类型	发作期脑电图特征(表面肌电图特点)
阵挛发作	10Hz以上快节律和慢波混合形成规则或不规则的(多)棘慢波
典型失神发作	双侧对称同步3Hz棘慢波节律性暴发
不典型失神发作	广泛性1.5～2.5Hz慢棘慢波发放,亦可为不规则棘慢波、多棘慢波或弥漫性慢波
肌阵挛失神发作	同典型失神发作脑电图,为双侧对称同步3Hz棘慢波节律性暴发[两者主要的鉴别依据为临床上肌阵挛失神发作时伴有肩部、上肢为著(有时累及下肢)的节律性肌阵挛抽动,在EMG上呈现受累肌群的节律性肌电暴发,与棘慢波呈一一对应关系]
强直发作	广泛性10～25Hz棘波节律,呈波幅渐高、频率渐慢趋势
癫痫性痉挛	最常见为高波幅广泛性一过性慢波、伴随低波幅快活动及弥漫性电压衰减,其他图形按出现率由高到低依次有广泛性尖慢波、广泛性尖慢波伴随电压衰减、仅为电压衰减、广泛一过性慢波、电压衰减复合快波活动、广泛性慢波伴随电压衰减和复合快波活动、电压衰减伴节律性慢波、仅为快波活动、棘慢波伴随电压衰减和复合快波活动、电压衰减和复合快波活动伴随节律性慢波
肌阵挛发作	取决于肌阵挛的类型和癫痫综合征类型,特发性全面性癫痫:广泛性(多)棘慢波暴发,频率常在2.5Hz以上;Lennox-Gastaut综合征:1.5～2.5Hz广泛性(多)棘慢波暴发;婴儿早期肌阵挛性脑病:对应暴发-抑制图形的暴发段,或与放电无对应关系;神经系统变性病:与广泛性放电对应或不对应
眼睑肌阵挛	广泛性高波幅3～6Hz(多)棘慢波暴发,持续时间长时临床伴失神表现
肌阵挛失张力发作	广泛性(多)棘慢波暴发,肌阵挛对应棘波成分,失张力对应慢波成分,同步EMG为肌电暴发(肌阵挛)紧随肌电静息(失张力)
失张力发作	广泛性(多)棘慢波暴发;亦可为低或高波幅快波活动、平坦电活动
局灶性发作	为局灶性放电起始,大多数发作期图形起始为节律性波形,频率快、波幅低的部位为发作起始的可能性大;少数起始为反复棘波或尖波发放,发作过程呈波幅渐高、频率渐慢的演变趋势;一些发作头皮脑电图无明确的发作期图形

二、癫痫综合征的脑电图特征

不同起病年龄的常见电临床综合征的脑电图特征见表8-8。

表8-8 根据起病年龄排列的常见电临床综合征的脑电图特征

癫痫综合征	背景活动	发作间期	发作类型	发作期
新生儿期				
良性家族性新生儿癫痫(BFNE)	正常	正常、或局灶或多灶性异常、或为尖样θ活动	发作形式为阵挛,少数为强直发作	双侧同步低电压活动演变为棘波和尖波节律

癫痫综合征	背景活动	发作间期	发作类型	发作期
早期肌阵挛脑病（EME）	暴发-抑制图形，睡眠期显著	暴发-抑制图形，睡眠期显著	肌阵挛发作（游走性、片段性/全面性），局灶性发作	临床发作与放电无对应关系（游走性肌阵挛）、广泛性暴发（全面性肌阵挛），局灶起始放电（局灶性发作）
大田原综合征（Ohtahara syndrome）	醒睡均为暴发-抑制图形	醒睡均为暴发-抑制图形	强直痉挛	广泛性暴发
婴儿期				
伴游走性局灶性发作的婴儿癫痫	背景变慢	多灶性放电，主要在颞区和Rolandic区	局灶运动性发作	非连续脑区起始节律性单一形态α或θ节律
West综合征	无规则、高波幅（500～1 000μV）广泛性慢波	高度失律	癫痫性痉挛	常见为高波幅广泛性一过性慢波伴低波幅快活动及弥漫性电压衰减
婴儿肌阵挛癫痫（MEI）	正常	正常或少量广泛性（多）棘慢波暴发	肌阵挛发作	广泛性（多）棘慢波暴发
良性（家族性）婴儿癫痫	正常	放电少见	局灶性发作	限局性低电压、重复性θ节律或棘波、棘慢波节律，发作可起源于颞区或中央、顶、枕区
Dravet综合征	正常、广泛性或局灶性变慢	广泛性、多灶性或局灶性放电，部分有光阵发反应	发热相关的全面性或局灶性（阵挛）发作，常出现癫痫持续状态，不典型失神和肌阵挛（并非必备）	广泛性或局灶性放电
非进行性疾病中肌阵挛脑病	弥漫或不弥漫、节律或无节律慢波活动	背景慢波活动中混合棘慢波	肌阵挛发作（全面性/游走性、片段性）	与放电对应或无对应关系
儿童期				
Panayiotopoulos综合征	正常	棘波可出现在任何脑区，以后头部多见	局灶性发作（自主神经症状为主）	节律性θ和δ波组成，常见后头部起始，也可前头部起始

续表

癫痫综合征	背景活动	发作间期	发作类型	发作期
癫痫伴肌阵挛-失张力（Doose综合征）	正常或轻度弥漫性/局灶性变慢	广泛性（多）棘慢波	多种类型：肌阵挛-失张力（必备）、失张力、肌阵挛、不典型失神、罕见强直	广泛性（多）棘慢波暴发
良性癫痫伴中央颞区棘波（BECTS）	正常	Rolandic区放电，睡眠期增多	局灶性发作（局部感觉运动性发作）	Rolandic区起始节律性放电
常染色体显性遗传的夜间额叶癫痫（ADNFLE）	正常	正常或额区放电	局灶性发作（不对称姿势性强直、过度运动自动症）	额区起始节律性放电、有时被伪差掩盖
晚发性儿童枕叶癫痫（Gastaut型）	正常	枕区放电，闭眼及睡眠增多	局灶性发作	枕区起始快节律性放电
肌阵挛失神癫痫	正常	广泛性棘慢波发放，睡眠期可见片段性、限局性发放	肌阵挛失神发作	广泛性3Hz棘慢波节律性暴发
Lennox-Gastaut综合征	正常或广泛性变慢	频繁1.5～2.5Hz慢棘慢波、多灶性放电	常见类型：强直、失张力、不典型失神，其他类型：肌阵挛、局灶性发作（非诊断必备）	同CSWS，但颞区放电显著
癫痫性脑病伴慢波睡眠期持续棘慢波（CSWS）	正常或局灶/弥漫性变慢	局灶/多灶/广泛性放电，睡眠增多或双侧同步化；睡眠棘慢波指数85%，额区显著	局灶性发作为主	广泛性棘慢波发放，前头部显著，睡眠期可见片段性、限局性发放
Landau-Kleffner综合征（LKS）	正常或局灶/弥漫性变慢		局灶性发作	局灶性起始放电
儿童失神癫痫（CAE）	正常		典型失神发作	双侧对称同步3Hz棘慢波暴发
青少年-成年期				
青少年失神癫痫（JAE）	正常	广泛性棘慢波发放，前头部显著，睡眠期可见片段性、限局性发放	典型失神发作、少见肌阵挛发作及全面强直-阵挛发作	3～5Hz棘慢波暴发

续表

癫痫综合征	背景活动	发作间期	发作类型	发作期
青少年肌阵挛癫痫（JME）	正常	同JAE	肌阵挛发作,少见全面强直-阵挛发作及失神发作	肌阵挛发作为广泛性4～6Hz(多)棘慢波暴发
仅有全面强直-阵挛发作的癫痫	正常	少量广泛性3～5Hz(多)棘慢波发放	全面强直-阵挛发作	广泛性快波节律及慢波逐渐插入类似棘慢波发放
进行性肌阵挛癫痫（PME）	广泛性变慢	广泛性/多灶性放电,可见光阵发反应	肌阵挛发作	广泛性放电
其他一组癫痫				
颞叶内侧癫痫伴海马硬化	正常	一侧或双侧前颞区、蝶骨电极放电、慢波	局灶性发作	颞区起始节律性放电
Rasmussen综合征	病初正常,逐渐出现一侧半球为著变慢	一侧半球为著单侧或双侧多灶性放电	局灶性发作,持续性局灶性发作（EPC）	一侧半球多灶起始局灶性发作,EPC时局部抽搐和EEG放电无固定对应关系
发笑发作伴下丘脑错构瘤	正常	正常或非特异性、非定侧性的异常电活动	发笑发作	头皮EEG多数正常,部分记录到发作性低电压快节律
半侧抽搐-半侧瘫-癫痫	不对称,受累侧变慢	慢波混合棘波、尖波、棘慢波及快活动,受累侧显著	半侧阵挛发作	阵挛性抽搐与EEG放电无固定对应关系

第四节　颅内脑电图在癫痫外科中的应用

切除性手术往往是难治性局灶性癫痫最有效的治疗手段,致痫区的准确定位是癫痫手术成功的前提,同时应尽可能避免因手术造成的严重功能障碍。每个患者都需要从第一阶段的术前评估开始。需要的检查包括详细的病史采集(现病史、既往史、家族史)、发作间期和发作期头皮视频脑电图(EEG)、高分辨率磁共振成像(MRI)、功能影像学检查(PET、SPECT)和详细的神经心理学评估,通过这些检查,可以分别定位于致痫区关系密切的相关区域,如症状起始区(病史、视频脑电记录的发作)、发作起始区(发作期EEG和发作期SPECT)、激惹区(发作间期EEG)、致痫性病变(MRI)和功能缺失区(PET、神经心理学检查),这些区域的确定如果能够形成关于致痫区的一致性的假设,并且致痫区的切除或离断不会造成严重的功能障碍,患者可以直接进行手术治疗。如果关于致痫区的定位不明确

（上述结果互相矛盾），或者致痫区与重要功能区（运动、语言、视觉）关系密切，则需要进行颅内电极置入，以明确致痫区的位置和范围以及与重要功能区的关系。

一、颅内电极置入的适应证

1. 不典型的颞叶内侧癫痫或者颞叶边缘系统癫痫 典型的颞叶内侧癫痫常有高度提示性的电临床特点以及影像学的异常发现。但是，双侧颞叶癫痫、假性颞叶癫痫（实际起源于后扣带回、岛叶、眶额回等处）或者颞叶癫痫附加症（即致痫网络涉及颞叶以及邻近皮质）都有可能表现为类似典型的单侧颞叶内侧癫痫的电临床特征。这些情况需要对颞叶内侧结构进行电极置入，还需要选择性地考量与其相关的岛叶、眶额回、扣带回、颞枕交界以及颞顶交界区域进行相应的电极置入。对于优势侧半球功能尚好的患者，颅内电极置入有可能把发作起始区精确到非常小且局限的范围内，能够有机会进行超选择性切除或离断，从而不必牺牲形态正常的海马，达到降低术后记忆力减退风险的目的。

2. 磁共振阴性的局灶性癫痫 这类患者中大部分为隐匿的局灶性皮质发育不良（focal cortical dysplasia，FCD）。其中Ⅰ型FCD常常较为广泛，不以脑叶之间的边界为界限，需要颅内电极置入进一步定位和确定切除范围。Ⅱ型FCD虽然较为局限，但有可能位于脑沟的沟底（bottom of the sulcus），头皮EEG难以记录到明确的放电，需要格外仔细地分析早期发作症状、发作期头皮EEG起始模式以及早期的传播范围，并结合影像学证据，形成关于致痫区的假设，设计全面且完善的电极置入方案进行验证。

3. 多个致痫性病变 如结节性硬化症、结节状脑室旁灰质异位等，无创性评估阶段的证据未能明确致痫区或可能进行热凝毁损治疗的病变。病变范围较大的发育性病变如多小脑回（polymicrogyria，PMG），经过无创性评估可以明确为一侧起源，可行电极置入进一步确定致痫区范围，也可能对致痫网络的重要节点进行热凝毁损治疗。

4. 致痫区可能邻近功能区的新皮质癫痫 无论是磁共振阳性还是阴性，当致痫区可能毗邻重要功能区时，需要电极置入进一步明确致痫区范围，并且通过皮质电刺激对功能区进行定位（electrical stimulation mapping，ESM），以制定手术切除计划，减少或避免可能的术后功能障碍。

二、颅内电极不同置入方式

根据使用的电极类型和采用的具体技术，有几种方式进行颅内脑电图检查。目前临床常用的有术中皮质脑电图（intraoperative electrocorticography，ECoG）、硬膜下电极及深部电极脑电图（subdural electrodes and depth electrodes EEG）和立体定向脑电图（stereoelectroencephalography，SEEG）。

1. SEEG 目前在国内广泛使用。SEEG是基于头皮脑电图、发作症状学分析，建立解剖-电-临床的相关性，形成关于致痫网络的一个或几个工作假设，利用立体定向技术，将深部电极置入相应的结构。因此SEEG的基本原则是在电极置入之前必须有一个相对明确的工作假设以及可能的备用假设。并且在假设的致痫网络框架内有足够的电极覆盖，而没有工作假设的"钓鱼式"或"撒网式"的电极置入是应该避免的。SEEG对于大多数情况应该是首选，包括：①致痫区位于脑沟底部（如局灶性皮质发育不良）；②脑深部皮质区（岛叶-岛盖、边缘系统等）；③深部或脑室周围病变，如下丘脑错构瘤和脑室旁结节状灰质异位；

④工作假设涉及双侧或者多脑叶；⑤既往曾行开颅手术。SEEG 不需要开颅手术，目前广泛使用的立体定向框架和机器人电极置入方法具有极高的精确度，出血及感染的风险远低于硬膜下电极。SEEG 也广泛应用于儿童，具有很好的耐受性，应用于儿童需要颅骨厚度大于3mm。SEEG 具有在三维空间定位致痫区的优势。另外对于一些难以进行切除性手术的病变可以在 SEEG 引导下进行热凝毁损治疗，如结节状脑室旁灰质异位及下丘脑错构瘤等。

2. 硬膜下电极和深部电极脑电图　硬膜下电极包括栅状（grid）和条状（strip）电极，能很好地覆盖半球表面的大面积区域，半球凸面通常比半球内侧面或基底部皮质更容易覆盖。由于硬膜下电极与大脑表面的固定关系，能相对容易地描述致痫区的表面分布及其与皮质功能区的关系，尤其是凸面的运动和语言区。硬膜下电极一般需要进行大骨瓣开颅手术置入，可能存在严重的并发症风险。另外深部结构（如岛叶）、半球内侧面（如扣带回、辅助感觉运动区等）、基底部皮质（如眶额皮质）的硬膜下电极置入较为困难，可能增加静脉阻塞和脑肿胀的风险，而且电极的位置很难控制，有可能使电极偏离预期目标。如怀疑深部结构为致痫区有可能结合使用深部电极。对于位于脑沟底部的致痫区，硬膜下电极采样也比较困难。接受过开颅手术的患者硬脑膜通常是粘连的，难以剥离，因此硬膜下电极的放置也具有挑战性。对于进行硬膜下电极置入的患者，当监测结束后，无论是否能够进行切除性手术治疗，都必须要经过再次的开颅手术移除电极。

3. 术中皮质电极脑电图（intraoperative electrocorticography，ECoG）　术中 ECoG 是使用硬膜下栅状或者条状电极和深部电极的组合，通过开颅手术在手术前、手术中以及在手术后进行。对于深部结构可以在直视或神经导航系统引导下，将深部电极手动插入硬膜下电极之间进行采样。对于一些发育性病理，比如 FCD、结节性硬化、皮质发育畸形等，或者在头皮脑电图可以记录到持续性的癫痫样放电（continious epileptiform discharges，CED），可以通过 ECoG 的记录指导切除范围是否足够。也可以对患者进行术中唤醒通过皮质电极进行电刺激以确定功能区。但是 ECoG 仅能记录到发作间期的电活动，对于海马、颞底等结构的采样较差，脑电图可能受到麻醉药物的影响，并且会延长手术时间，需要在有限的时间内作出决定，具有一定的局限性。

三、颅内脑电图结果的解读

无论何种颅内 EEG 检查方法，都需要对 EEG 结果所示背景节律、发作间期及发作期电活动进行仔细分析。其中最重要的就是发作起始的电活动。由于致痫区的病理性质的不同，颅内脑电图可能记录到各种各样的发作起始模式，包括低电压快活动（low voltage activities，LVF）、低频高波幅周期性棘波、尖波节律、棘慢波电活动、高波幅暴发性多棘波、暴发 - 抑制以及 δ 刷等。比如周期性棘波仅见于颞叶内侧硬化患者中，δ 刷仅发现于局灶性皮质发育不良患者，其他模式则不具有病理特异性。所有起始模式都存在高频振荡（high frequency oscillation，HFO）的增多，LVF 经常被认为最能代表发作起始区的电活动。真正的发作起始区的直流电漂移（direct current shift-DC shift）可能比发作期电活动及 HFO 还要更早出现。必须指出的是，一定要充分熟悉不同脑区的生理性电活动及伪差，因为在颅内脑电中分析痫性异常时它们也会出现。

发作的早期播散区是否需要纳入切除范围一直存在争议。一些中心提倡切除范围包括早期播散区，另一些中心则不作为常规，除非这些区域同样存在低电压强直性快活动，还有一些中心根本不将这一区域纳入考虑。目前定义早期播散区的方式并不统一，而且脑区不完整采样可能造成偏倚，因此缺乏系统的、可比较的证据。如果切除这一区域真的能够更有机会完全控制发作，那也有可能是因为致痫区得到了更大范围的切除而与早期播散区无关。脑区的差异可能也是个问题，比如高选择性的颞叶内侧结构切除或横断就有可能完全控制住发作，与早期波及网络中的哪个节点并没有直接的关系。

某些模式的发作间期模式具有同样重要的价值，比如发作间期的反复或者持续的放电，常常提示与 FCD 等发育性病理有关，这些放电模式的位置也与发作起始区有非常好的一致性，能很好地提示致痫区的范围。

颅内 EEG 对于很多患者而言确实是癫痫手术前不可或缺的一环。硬膜下电极、SEEG 以及 ECoG 各有不同，也都有明显的优势和劣势。在结合症状学、影像学、电生理学及神经心理学等资料后，提出关于致痫网络的假设非常重要，这样能避免徒劳的有创性评估。致痫性脑区的颅内电极采样固然存在固有偏倚，但在磁共振阴性病例越来越多的现在，颅内 EEG 还是可能为发作的完全控制提供有效途径。另外对颅内电生理学认识的不断提高，比如说 HFO 等，颅内 EEG 在癫痫手术决策中变得越来越重要。

第五节　重症监护病房中的脑电图监测

脑电图以其良好的时空分辨率、较高的敏感性和床旁记录的可行性，成为 ICU 医师评估重症患者脑功能的重要辅助诊断工具。危重症连续脑电图（critical care continuous EEG，CCEEG）旨在对存在继发性脑损伤或神经功能恶化风险的危重症患者，进行长时程 EEG 和临床行为学（视频）的同步记录。CCEEG 监测有助于早期识别 ICU 患者隐匿性的神经功能恶化，如非惊厥性癫痫发作（non-convulsive seizures，NCS）或脑缺血，近年来临床应用率大大提升。

一、ICU 脑电图监测技术要求

CCEEG 监测设备可使用便携式或固定式设备，应注意两类设备的特点：固定设备的摄像头及放大器均远离患者，床旁仪器及操作不易影响 CCEEG 监测；便携设备可在固定设备配备不充足时，不用搬动患者随时进行监测。同时配备多模态生理记录，包括心电图（EKG）、眼动电图（EOG）、肌电图（EMG）、血压（无创或有创）、呼吸、血氧饱和度等参数；闪光刺激器不作必需要求。要求有同步的量化脑电图（quantitative EEG，qEEG）处理和分析软件，推荐接入脑电图专用局域网中央服务器系统。

二、ICU 脑电图监测操作要求

1. EEG 记录要求由 ICU 医师根据患者病情决定开始及终止记录的时间，单次记录应持续至少 4 小时。记录开始后 20 分钟内医技人员应留在患者床边，确保记录质量，评估需要紧急处理的 EEG 模式。应每日评估患者的意识水平变化和 EEG 刺激反应性。记录镇静药物的给药时间和剂量。

刺激试验：对于昏迷患者，在记录一段基线期 EEG 后，应常规给予刺激试验以测试脑电图反应性,以辅助判断昏迷患者预后。推荐进行下述类型的测试,患者应至少包括一种疼痛刺激:①视觉刺激(被动睁闭眼);②听觉刺激(耳旁拍手或声音呼唤);③触觉刺激(轻摆肢体、鼻孔瘙痒);④疼痛刺激(人中按压、眶上压痛、甲床压痛试验)。但目前对刺激强度和刺激持续时间尚无统一共识。

2. 量化脑电图的应用　量化脑电图(qEEG)是将原始 EEG 图形通过频域或时域分析,将 EEG 基本参数(频率、节律、波幅、波形等)通过函数模型转化为各种量化参数,得到参数随时间变化的趋势图。常用的 qEEG 趋势图包括:振幅整合脑电图(amplitude-integrated EEG,aEEG)、相对频带功率(relative band power,RBP)、相对 α 变异(relative alpha variability,RAV)、频谱熵、绝对频带功率、压缩谱阵、α/δ 功率比值、95% 频谱边缘频率、暴发-抑制趋势图等,其中 aEEG 在 ICU 的应用最为普遍。根据背景活动改变,aEEG 的分级标准见表 8-9。

表8-9　振幅整合脑电图(aEEG)分级标准

分级	aEEG表现
正常aEEG	振幅正常(上边界>10μV,下边界>5μV)
轻度异常aEEG	振幅正常伴癫痫样活动,或振幅轻度异常(上边界>10μV,下边界≤5μV)
重度异常aEEG	振幅重度异常(上边界<10μV,下边界<5μV),暴发-抑制等

3. CCEEG 的分析和报告　ICU 患者病情危重、潜在风险高,需要实时快速评估脑功能状态或治疗干预效果,因此 CCEEG 监测对时效性有较高要求。在监测过程中应实时观测 aEEG 或在 EEG 模式变化时设置警报,以便及时识别 NCSE、SE 或其他类型的 EEG 恶化。脑电图技师或脑电图医师应每天至少阅图 2 次(每 12 小时左右 1 次),同时分析原始 VEEG 和 qEEG,并进行口头报告。一旦患者出现临床特征改变,或脑电图明显恶化,脑电图医技人员应及时告知 ICU 医师,并结合电-临床情况共同作出判断。在发现频繁 NCS、NCSE 或 SE 进行药物干预时,应增加读图频率,直到发作得到控制。

单次 CCEEG 监测结束后出具书面报告。报告中需注明以下内容:①患者信息:临床诊断、意识状态及 Glasgow 昏迷评分等。②治疗信息:监测期间应用镇痛镇静药物、ASMs、肌松药物、血管活性药物等,以及临床和脑电图对治疗的反应;注明是否使用机械通气、低温治疗、体外膜肺氧合、血液透析等辅助机械治疗。③ CCEEG 动态变化:建议分阶段描述脑电活动的变化趋势,而不是混合描述或仅描述某一时间断面的特征。④ qEEG 分析:根据需要对 aEEG、功率谱、时频图或暴发-抑制定量分析等 qEEG 模式进行简要描述,并描述 qEEG 动态变化趋势。

三、ICU 脑电图监测的应用

1. 帮助诊断电发作和电发作持续状态　电发作(electrographic seizures,ESz)定义为:平均频率>2.5Hz(10秒内>25次)的癫痫样放电持续≥10秒,或任何符合演变的 EEG 模式,持续≥10秒。需要注意的是:电发作可由严格来说不是"癫痫样"放电的尖形慢波组成,如:10 秒内出现 > 25 个尖形慢波,虽然每次放电持续 > 200 毫秒,但仍可被认为是电发作。电持续状态(electrographic status epilepticus,ESE)定义为:单次 ESz 持续 ≥ 10 分钟,或在任意 60 分钟的记录时间内 ESz 总持续时间 ≥ 20%。

2. 帮助诊断电临床发作和电临床发作持续状态 电临床发作(ECSz)定义为伴有下述特征的任何 EEG 模式:临床症状与 EEG 模式有明确的锁时关系(任意持续时间),或一种注射用(典型为静脉注射)抗癫痫发作药可使 EEG 及临床症状改善。

电临床持续状态(electroclinical status epilepticus,ECSE)定义为 ECSz 持续 ≥ 10 分钟或在任意一段 60 分钟的记录中占总时程 ≥ 20%。一次双侧强直 - 阵挛性发作仅持续 ≥ 5 分钟就符合 ECSE 的定义,这也被称为"惊厥性 SE",属于"伴有明显运动症状的 SE"的一个亚型。其他情况下,SE 的最短时程为 ≥ 10 分钟。

3. 指导难治性癫痫持续状态的治疗 难治性癫痫持续状态(refractory status epilepticus,RSE)定义为足量的一种苯二氮䓬类药物以及随后的一种可接受的抗癫痫发作药治疗后,患者仍存在临床发作或电发作。超级难治性癫痫持续状态(super refractory status epilepticus,SRSE)指经过麻醉药物治疗 24 小时后 ES 仍继续存在或复发,包括麻醉药减量或撤除过程中的复发病例。

在 RSE 及 SRSE 的临床治疗过程中,应使用 CCEEG 监测抗癫痫发作药持续静脉注射的疗效,并对 EEG 抑制靶标进行有效监测(发作抑制、暴发 - 抑制,或全面脑电抑制)。迄今为止,RSE/SRSE 治疗中 EEG 抑制靶标尚存在争议。2012 年美国神经重症协会的 SE 评估与管理指南作出如下描述(表 8-10)。

表8-10　连续EEG监测(cEEG)治疗靶标

EEG定义的治疗靶标	理由	证据级别
非惊厥性发作终止	反复非惊厥性发作会导致持续性脑损伤并增加死亡率	I 级推荐,B级证据
弥漫性β活动	证实麻醉药物效果确切	IIb级推荐,C级证据
暴发-抑制	提示突触的电活动传递中断	IIb级推荐,C级证据
EEG全面抑制	突触传递中断	IIb级推荐,C级证据

4. 监测蛛网膜下腔出血(SAH)后迟发性脑缺血 蛛网膜下腔出血的患者中约 1/3 可能发生迟发性脑缺血(delayed cerebral ischemia,DCI)。回顾性研究表明,CCEEG 监测和 qEEG 趋势有助于早期识别 SAH 后脑血管痉挛相关的 DCI,故应在 DCI 高风险的时间窗内进行 CCEEG 监测,但监测最佳时间尚未确定。当 EEG 出现以下改变,提示存在 DCI 潜在风险,此时需要与其他辅助检查(如 MRI、计算机体层灌注 / 计算机体层摄影血管造影、经颅多普勒超声或数字减影血管造影)结合评估,对 DCI 进行识别:①快波消失或局灶性慢波出现并持续恶化;②与前一个 8～12 小时 EEG 相比,相对 α 变异降低 ≥ 1 分;③ α/δ 功率比值(alpha/delta ratio,ADR)较基线下降 10% 并持续 6 小时以上,或者近期 ADR 较基线下降 50% 并持续 1 小时以上;④出现新发痫样放电。上述相对 α 变异分为 4 个等级:4 分(很好),每小时均有数值并超出基线或 8～12 小时内超出基线的 15% 以上;3 分(良好),每

4 小时均有数值并超出基线的 10%；2 分（一般），超出基线的频率很少或幅度小于 10%；1 分（差），超出基线的幅度小于 2%。

5. 辅助诊断特殊类型脑炎和脑病

（1）抗 NMDA 受体脑炎：一种与 NMDA 受体相关，且对治疗有良好反应的自身免疫性脑炎。EEG 主要表现为与癫痫发作相关的异常和与非癫痫发作相关的异常。其中非癫痫发作相关的异常 EEG 有三种典型表现：过度 β 活动（excessive beta activity，EBA）、极度 delta 刷（extreme delta brush，EDB）和全面性节律性 delta 活动（generalized rhythmic delta activity，GRDA）。

（2）亚急性硬化性全脑炎（subacute sclerosing panencephalitis，SSPE）：由缺陷型麻疹病毒持续感染所致的中枢神经系统慢性进行性退行性致死性疾病。SSPE 的 EEG 主要有以下几种异常表现：①周期性放电：见于 65%～83% 的 SSPE 患者。在低波幅背景中，每隔 2～20 秒出现 1～3Hz 高幅慢波和尖慢波，持续 1～3 秒，双侧大致对称，顶枕部最明显。该特征性 EEG 在临床 2 期最明显，3 期减少。②局灶性慢波：多出现在疾病早期，见于超过 50% 的 SSPE 患者；但当出现额区节律性 δ 活动可能提示疾病已进展至疾病后期。③癫痫样放电：见于约 85% 的 SSPE 患者。

（3）Lance-Adams 综合征：又称为心肺复苏后缺血缺氧性脑病的意向性或动作性肌阵挛综合征。在约 1/3 的病例中，痫样放电主要发生在顶区（尤其是在心搏骤停后数小时以内），EEG 可有正常背景活动，亦可有弥漫性或局灶性慢波。60% 的患者中可见与肌阵挛有锁时关系的 EEG 异常。

第六节 脑 磁 图

脑磁图（MEG）是通过一种敏感性极高的检测仪器——超导量子统计推断仪（SOUIDs）检测脑部微弱磁场的技术。尽管 EEG 和 MEG 都是基于神经电生理的检查技术，即记录大脑皮质锥体细胞的同步突触电位，MEG 相对于头皮 EEG，有如下特点：①磁场受到头皮和颅骨的阻挡后较少发生扭曲，这样 MEG 就能获得较好的空间分辨能力；②由于脑电图对电流的切线成分和辐射状成分，即脑沟的活动及脑回顶部和底部的电活动都很敏感，但 MEG 仅检测切线成分，也就是选择性地检测脑沟的电活动；③头皮 EEG 对细胞外的电流亦敏感，MEG 仅能检测由细胞内电流诱导产生的磁场；④ MEG 的原始数据是由迹线组成，它们代表在不同位点记录测量到的磁场强度。将这些数据还原成三维图像，并将这些数据与磁共振影像融合处理，形成磁源性影像，定位致痫区。

MEG 还可用于定位皮质功能区，通过体感诱发磁场标记感觉区空间分布图，确定中央沟位置并确定中央前回运动区；通过视觉诱发磁场及听觉诱发电位确定枕叶视中枢及颞叶听中枢。MEG 的语言中枢定位明显优于 Wada 试验，它可以无创地完成语言中枢的定位和定侧，标记出语言中枢的皮质区域。

第七节　诱发电位在癫痫诊治中的应用

诱发电位（evoked potential，EP）的基本原理是对神经系统中某一部位给予特定刺激，并在其传导途径的相应部位记录与刺激有锁时关系的生物电反应。目前用于临床的诱发电位包括：视觉诱发电位（visual evoked potential，VEP）、脑干听觉诱发电位（brain stem auditory evoked potential，BAEP）、躯体感觉诱发电位（somatosensory evoked potential，SSEP）和运动诱发电位（motor evoked potential，MEP）等。诱发电位在神经系统疾病诊断中有相当广泛的应用，能够对疾病在诊断提供有价值的信息。具体到在癫痫诊治中的应用可分为以下三个方面：①在癫痫病因诊断中的价值；②癫痫外科术前评估中对运动功能的评估中的应用；③癫痫外科术中神经电生理监测对运动功能保护中的应用。

1. 在癫痫病因诊断中的价值　癫痫发作是神经系统疾病常见的临床表现，癫痫的病因中一大类为遗传代谢或神经变性病。早期可能仅表现为癫痫发作，随着病情进展可能出现视听障碍、智力运动倒退等。BAEP、VEP 和 SSEP 检测均可为神经系统多部位受累提供证据，有些甚至早于临床表现，从而给病因诊断指明方向。进行性肌阵挛癫痫（progressive myoclonic epilepsy，PME）中的常可见巨大 VEP 和/或巨大 SSEP。

2. 在癫痫外科术前运动功能评估中的应用　当致痫区或致痫性病变邻近感觉运动功能区时，需要在术前对运动功能进行评估。目前用于癫痫手术前的运动感觉评估的诱发电位包括 SSEP 和经颅磁刺激 MEP，检测目的是评估感觉运动皮质的功能状态，特别是基本运动功能。SSEP 可以在镇静下进行，不需要患者配合，特别适用于低龄儿童和智力障碍患者。若术前记录到的 SSEP 波形波幅较好，预计术中比较容易记录到 SSEP。而对于某些中央区病变（损毁性或先天皮质发育不良等）时，SSEP 电位可降低或消失，伴或不伴潜伏期的延长，则术中常难以诱发出 SEP 反应。对于婴幼儿神经系统发育不成熟，髓鞘发育不完全、皮质脊髓束与 α 运动神经元间的突触连接较少等因素的影响，使诱发电位技术在低龄儿童癫痫外科中的应用也存在着一定的挑战。经颅磁刺激 MEP，用于在术前评估运动情况，刺激一侧运动皮质，在相应双侧肌群记录复合肌肉动作电位（compound muscle action potential，CMAP），可了解术前是否存在运动功能的对侧转移。但目前经颅磁刺激 MEP 检查开展不普遍，需要受试者的高度配合，在儿童和智力障碍患者中不易实施。

3. 癫痫外科术中神经电生理监测在运动功能保护中的应用　术中神经电生理监测（intraoperative neurophysiological monitoring，IONM）是最直接客观反映感觉运动功能的"金标准"，也是术中进行运动功能保护的有效手段。包括第一步：体感诱发电位（somatosensory evoked potential，SSEP）位相倒置（phase reversal，PS）技术确定中央沟（central sulcus，CS）；第二步：术中皮质运动诱发电位（cortical motor evoked potential，CoMEP）确定初级运动皮质（primary motor cortex，PMC）；第三步：术中持续 MEP 监测。术中 CMAP 的波幅稳定性与术后的运动功能情况呈明确相关性。术中 CMAP 稳定预示术后不会出现运动功能受损，而术中 CMAP 不稳定甚至消失常预示着术后会出现新发生的运动功能损伤。IONM 受到患者年龄的影响，SSEP 及 MEP 的刺激参数在儿童成人存在差异。此外，IONM 的成功需要电生理人员与手术医师和麻醉医师有良好的配合，并及时对监测结果作出正确反应、解释和沟通，以保证监测结果的可靠性和有效性。

参 考 文 献

[1] 刘晓燕. 临床脑电图学 [M]. 2 版. 北京：人民卫生出版社，2017.

[2] SCHEFFER I E, BERKOVIC S, CAPOVILLA G, et al. ILAE classification of the epilepsies：Position paper of the ILAE Commission for Classification and Terminology[J]. Epilepsia, 2017, 58(4)：512-521.

[3] BENICZKY S, AURLIEN H, BROGGER J C, et al. Standardized Computer-based Organized Reporting of EEG：SCORE[J]. Epilepsia, 2013, 54(6)：1112-1124.

[4] JAYAKAR P, GOTMAN J, HARVEY A S, et al. Diagnostic utility of invasive EEG for epilepsy surgery：Indications, modalities, and techniques[J]. Epilepsia, 2016, 57(11)：1735-1747.

[5] MINOTTI L, MONTAVONT A, SCHOLLY J, et al. Indications and limits of stereoelectroencephalography (SEEG)[J]. Neurophysiol Clin, 2018, 48(1)：15-24.

[6] ROSENOW F, LÜDERS H. Presurgical evaluation of epilepsy[J]. Brain, 2001, 124(Pt 9)：1683-1700.

[7] ISNARD J, TAUSSIG D, BARTOLOMEI F. French guidelines on stereoelectroencephalography(SEEG)[J]. Neurophysiol Clin, 2018, 48(1)：5-13.

[8] HIRSCH L J, FONG M W K, LEITINGER M, et al. American Clinical Neurophysiology Society's Standardized Critical Care EEG Terminology：2021 Version[J]. J Clin Neurophysiol, 2021, 38(1)：1-29.

[9] HERMAN S T, ABEND N S, BLECK T P, et al. Consensus statement on continuous EEG in critically ill adults and children, part I：indications[J]. J Clin Neurophysiol, 2015, 32(2)：87-95.

[10] HERMAN S T, ABEND N S, BLECK T P, et al. Consensus statement on continuous EEG in critically ill adults and children, part Ⅱ：personnel, technical specifications, and clinical practice[J]. J Clin Neurophysiol, 2015, 32(2)：96-108.

[11] CLAASSEN J, TACCONE F S, HORN P, et al. Recommendations on the use of EEG monitoring in critically ill patients：consensus statement from the neurointensive care section of the ESICM[J]. Intensive Care Med, 2013, 39(8)：1337-1351.

[12] CARICATO A, MELCHIONDA I, ANTONELLI M. Continuous Electroencephalography Monitoring in Adults in the Intensive Care Unit[J]. Crit Care, 2018, 22(1)：75.

[13] BAILLET S. Magnetoencephalography for brain electrophysiology and imaging[J]. Nat Neurosci, 2017, 20(3)：327-339.

第九章 癫痫相关影像学技术

神经影像技术是癫痫病因诊断、外科治疗的重要工具，在癫痫领域主要用于确定病因、评估病变性质、评估致痫灶（或致痫区）、评估脑功能区。根据其成像原理及使用目的，大致分为结构影像学和功能影像学两大类，其中计算机断层扫描（computed tomography，CT）、磁共振成像（magnetic resonance imaging，MRI）可以提供脑结构信息，称为结构性神经影像学，而血氧水平依赖的磁共振成像（blood oxygenation level dependent-fMRI，BOLD-fMRI）、正电子发射断层成像（positron emission computed tomography，PET）、单光子发射计算机断层成像（single photon emission computed tomography，SPECT）等对脑的功能情况进行描绘，则称为功能性神经影像学。计算方法、定量采集新技术和后处理技术在神经解剖方面的应用，产生了越来越成熟的、体现组织微结构的标记物，癫痫病学已逐步转变为多学科的研究。

不同的影像学检查技术满足的是不同的临床需求。在临床工作中需要根据患者个体情况，选择恰当的检查技术，既满足临床诊断的需要，又避免过度的检查，加重患者经济负担。例如，应避免在尚未进行充分细致的 MRI 等常规结构性影像检查的前提下，盲目为患者开展各种功能性影像检查；而在术前评估阶段，只有在仔细评估了患者症状学、脑电图和 MRI 结构性影像之后，才可依据病情考虑行 PET、fMRI 等检查。

第一节　结构性神经影像学

一、头颅磁共振成像（MRI）

MRI 可以提供脑结构的高分辨率诊断信息，并且可以多方位、多序列成像，能够发现很多头颅 CT 所不能发现的细微结构性异常，如海马硬化、局灶性皮质发育不良（FCD）、海绵状血管瘤、低级别肿瘤等，因此对于癫痫病因诊断、术前评估具有特别重要的作用，是癫痫患者影像学检查的首选项目。

1. 检查与复查指征　当患者为首次发作或新诊断癫痫时，在设备条件允许的情况下，推荐行头颅 MRI 扫描，这将有助于发现前述病因、指导治疗以及判断预后。在疾病早期阶段，MRI 上显示海马硬化的颞叶内侧癫痫患者，发展为药物难治性癫痫的概率是无病变患者的 3 倍；而对于 MRI 显示明确病变的患者，其术后癫痫无发作的概率比 MRI 无病变患者要高 2.5 倍。

定期重复检查 MRI 对于很多患者都是必要的。由于 MRI 诊断结果在很大程度上取决于诸多因素，包括设备磁场强度、相控阵线圈数量、扫描参数、图像的分辨率及阅片者的专业能力等，有时一次扫描并不能确保检测出病灶。因此，优化 MRI 方案重复检查非常重要，尤其是药物难治性癫痫且先前 MRI 呈阴性的患者。再次 MRI 检查可能在 30%～65% 的上述病例中发现病灶；而当 MRI 与特定的影像后处理技术相结合时，对 FCD 的检测灵敏度可高达 74%，这将让医师改善临床决策。若患者短期内癫痫发作加重或出现明显神经功能障碍，应及时复查 MRI。而对于进展性疾病，更应定期复查 MRI 以进行动态比较。对于低龄婴幼儿应注意其正处于大脑髓鞘化阶段，MRI 扫描结果在不同阶段可有不同的表现，因此也要定期复查。

2. 检查参数　选择何种扫描参数需要结合患者具体情况而定。既要获取充分、可靠的结构图像信息以满足临床诊断需求，又要避免过度检查。结合我国国情，推荐对新诊断癫痫患者、癫痫详细扫描或术前评估患者采取以下两种不同的标准：

（1）推荐新诊断癫痫患者 MRI 扫描要求（癫痫 MRI 检查的常规要求、最低要求）：场强 1.5T 及以上，扫描范围覆盖全脑。① 2D 轴位 T_1 加权成像，快速自旋回波序列，层厚 / 层间距 5mm/1mm；② 2D 轴位 T_2 加权成像，快速自旋回波序列，层厚 / 层间距 5mm/1mm；③ 2D 轴位 T_2 液体衰减反转恢复序列（FLAIR），快速自旋回波序列，层厚 / 层间距 5mm/1mm；④ 2D 冠位 T_2 液体衰减反转恢复序列（FLAIR），快速自旋回波序列，扫描方向垂直于 AC-PC 线或垂直于海马长轴，层厚 / 层间距 5mm/1mm。

（2）推荐用于癫痫专科门诊或癫痫中心的癫痫 MRI 详细扫描或术前评估扫描要求：场强推荐 3.0T 及以上，扫描范围覆盖全脑。① 3D T_1 加权成像，梯度回波序列，体素分辨率大小 1mm × 1mm × 1mm；② 3D T_2 液体衰减反转恢复序列（FLAIR），快速自旋回波序列，体素分辨率大小 1mm × 1mm × 1mm；③ 2D 冠位 T_2 加权成像，快速自旋回波序列，扫描方向垂直于海马长轴，层厚 2mm，间距 0mm，像素分辨率 0.4mm × 0.4mm。

T_1 加权成像尤其是毫米级体素分辨率扫描最适合评估解剖、形态学，包括体积、厚度、脑沟 - 脑回形态、灰白质交界完整性等。T_2 FLAIR 序列最适合评估异常信号，尤其是与胶质增生和细胞外间隙增加的高信号。与 T_2 加权成像相比，FLAIR 序列消除了脑脊液的信号，更加突显皮质病变高信号。上述 2D 冠位 T_2 加权成像为选择性项目，垂直于海马长轴的 T_2 加权成像最适合评估海马内部结构（区别 CA 亚区、齿状回）以及杏仁核、海马旁回等，在怀疑内侧颞叶癫痫时可以检查。具体实践中，可结合设备条件、患者个体情况对上述方案推荐参数作出一定调整。

此外，当怀疑存在肿瘤、感染、血管畸形或 Sturge-Weber 综合征时，应酌情选择加做钆增强的 T_1 MRI 扫描，看是否出现造影剂强化；以及对静脉血、出血、铁沉积和钙化敏感的敏感加权成像和 T_2 增强成像。

3. 图像解读　临床医师应亲自逐层阅片，尤其提倡根据患者癫痫电 - 临床特征对影像学资料进行针对性地检视与解读。即使有符合标准的 MRI 检查图像，对癫痫影像学的解读也在很大程度上取决于阅片者对癫痫影像专业知识的掌握程度。相较于传统的阅读影像胶片而言，临床图像存档和传输系统（PACS）以及某些免费的影像浏览平台，允许在三个正交平面（轴位、冠位和矢状位）上同时高效地审阅图像，从而极大地有利于三维 MRI 的阅图。这些平台软件还允许并排观察不同的 MRI 图像并进行比对、评估其形态学和信号的异常，对诊断大有裨益。

海马硬化是药物难治性癫痫最常见的病因之一，其在 MRI 上的表现是 T_2 加权或 T_2

FLAIR 序列上信号增高，T_1 加权成像上见海马萎缩、体积缩小。其他间接特征还可包括：同侧侧脑室颞角扩大、同侧穹窿萎缩、乳头体萎缩、颞叶萎缩等。可以在冠状位并排比较左右海马的对称性、形状和信号。

皮质发育畸形是一组局灶性或者弥漫性皮质结构异常病变的总称，过去认为是隐源性癫痫的患者，越来越多的发现证明其病因就是皮质发育畸形。对怀疑皮质发育畸形的患者，应观察脑沟的形态、灰质、灰白质交界、白质及脑室是否异常。在 50%～90% 的 FCD Ⅱ 型病例中，T_1 加权成像表现为皮质厚度增加、灰白质分界模糊。高达 100% 的病例在 T_2 FLAIR 序列病变灰质经分析呈高信号。FCD 病变可能好发于脑沟底部。脑白质穿通征（transmantle sign）是一种漏斗状的信号，从脑室壁延伸到隐藏病变的新皮质，这是 FCD Ⅱ 型的特征性改变。

对于年龄小于 2 岁的婴儿，因髓鞘形成不完全，白质与灰质对比度差，确定皮质异常十分困难，这些病例应在 1～2 年后行 MRI 复查。

当癫痫 MRI 阅片未见异常，有时不应将视线一直局限在皮质，而去查看有无被漏诊的深部病变，例如下丘脑错构瘤或室管膜下灰质异位结节。

二、头颅CT

CT 作为传统的结构影像学检测手段，其整体敏感性及特异性均不如 MRI，且孕产期妇女禁用，因此，CT 不作为癫痫患者影像学检查的首选，但在以下几种情况下，CT 检查具有独特的应用价值，是对 MRI 的补充：

1. 对于有钙化的病变，如神经节细胞胶质瘤、Sturge-Weber 综合征、结节性硬化、囊虫结节等。

2. 评价颅骨相关异常，如外伤性颅骨缺损、凹陷性骨折、脑膜脑膨出等。

3. 颅内电极置入术前，CT 扫描评价颅骨厚度；颅内电极置入术后，CT 扫描获取每一个电极触点的空间位置，并可与电极置入术前 MRI 影像进行精准融合。

4. 对于 MRI 禁忌证的患者，如体内有心脏起搏器、金属植入物的患者，以及 MRI 幽闭综合征患者，只能进行 CT 检查。

第二节　功能性神经影像学

一、单光子发射计算机断层成像（SPECT）

SPECT 原理是静脉注入含放射性核素的示踪剂后，通过血脑屏障进入脑组织，由于脑代谢改变和血流灌注改变往往是同时发生的，可以比较敏感地反映局部脑组织的血流灌注情况。SPECT 显像的优势在于可以观察发作期及发作间期的血流灌注变化，发作期致痫区的脑血流量增加呈现放射性浓聚区域，表现为高灌注，发作间期呈现放射性减低区域，表现为低灌注。

由于 SPECT 显像的空间分辨率较低，目前提倡发作期 SPECT 减影 MRI 融合技术（subtraction ictal SPECT co-register to MRI，SISCOM）技术，是将发作期与发作间期 SPECT

图像相减后得到的图像,与 MRI 图像进行融合,弥补了 SPECT 空间分辨率较低的不足,同时还增加了致痫区定位的敏感性。

二、正电子发射断层成像（PET）

PET 是一种探测放射性示踪剂在体内分布及动态变化情况的先进分子影像检查技术。在功能神经影像学检查方法中,PET 被认为是癫痫外科术前评估的最佳无创性功能性影像检查方法,它能够利用不同的示踪剂从脑组织葡萄糖代谢、氧代谢、脑血流灌注、神经受体分布、生化和蛋白质合成等方面的改变对致痫区进行定位及定量分析,还能对癫痫的发生机制进行深入研究。目前,最常用于癫痫代谢显像的示踪剂为 ^{18} 氟标记脱氧葡萄糖(^{18}F-FDG),其含量及分布反映了脑组织的葡萄糖代谢情况。致痫区在癫痫发作期,神经元兴奋性异常增高,致痫灶局部能量的消耗明显增加,局部血流和葡萄糖代谢明显增加,^{18}F-FDG 摄取增高,PET 显像上表现为局部脑皮质代谢增高;发作间期,致痫区可能存在大脑皮质萎缩、神经细胞数量减少、突触活动减少及神经元的活性下降等,导致葡萄糖代谢减低、血流灌注减少,^{18}F-FDG 摄取减低,PET 显像上表现为低代谢。在局灶耐药癫痫患者术前评估中,FDG PET 与 MRI、VEEG 及症状学等临床特征一起成为重要的术前评估手段,特别是 MRI 初步诊断为阴性的患者,在 PET 引导下病灶（如细微结构改变的 FCD）的检出,MRI 与发作期脑电图结果不一致及广泛结构病变时提出致痫灶假说以指导 SEEG 置入方面有重要的帮助。目前研究表明:PET 结果阳性而 MRI 阴性的颞叶内侧癫痫患者的预后与 MRI 上显示海马硬化的患者没有显著的统计学差异;颞叶癫痫术后效果良好的患者比效果不好的患者有更大比例的低代谢切除范围;颞叶癫痫患者孤立的颞叶内低代谢病灶是患者术后良好结果的预测指标。以上结果表明 PET 能作为癫痫患者术后疗效预测的一个重要因素。但 PET 检出的葡萄糖代谢减低范围通常比致痫灶的范围更广,且常常累及功能区,故其指导癫痫手术切除范围的价值仍有待进一步研究。目前同机的 PET/MRI 检查已逐步在临床投入使用,同机的 PET/MRI 反应实时的功能与结构异常,并使功能影像与结构影像更好的配准。文献表明同机的 PET/MRI 比单独的 PET/CT、MRI 或 PET/CT 与异机 MRI 的共注册有更高的病灶检出率。同机的 PET/MRI 的动脉自旋标记（ASL）序列还能得到同时的葡萄糖代谢与血流灌注的改变,对研究癫痫患者大脑的病理生理改变有更大的帮助。

三、磁共振波谱成像（MRS）

MRS 是一种可以反映活体脑组织生化代谢的无创性检查方法,通过外加磁场激发活体组织内部的原子核,产生磁共振信号,再转换成波谱。有多种原子核可以用于 MRS 检查,但是以质子 MRS（^{1}H-MRS）最为常用。癫痫患者的主要病理学改变为神经元细胞数减少伴功能紊乱和神经胶质细胞的增生,^{1}H-MRS 表现与病理学改变相关,典型病例的 MRS 表现为 N- 乙酰天门冬氨酸（NAA）减少,胆碱（Cho）、肌酸（Cr）和肌醇（myo-inositol, mI）增加,NAA/（Cr+Cho）比值降低,后者被认为是定量诊断癫痫的最敏感指标之一。

四、弥散张量成像（DTI）

弥散张量成像（diffusion tensor imaging, DTI）是一种近年来在弥散加权成像基础上在 6～55 个线性方向上施加弥散敏感梯度而获取的图像,它反映水分子的弥散运动,在活体内可以反映水分子在组织内的弥散特征。因此，一方面，可以通过平均弥散系数（average diffusion coefficient，ADC）及各向异性分数（fraction anisotropy，FA）的改变，定位致痫区；另一方面，通过纤维束示踪技术能够清楚显示语言传导束、锥体束、视辐射等功能性传导束的形态、走行、移位及与邻近病灶的空间毗邻。

五、磁共振灌注成像（PWI）

灌注是指血液通过毛细血管床与组织进行氧、养分及代谢物的交换，进以维持组织器官活性和功能的过程。定义为单位时间内对单位质量的组织的血液输送量，单位为 ml/（min·100g）。磁共振灌注成像作为一种功能性成像方法，可以提供常规影像检查方法所无法获得的疾病的血流动力学信息，在脑肿瘤、脑缺血疾病中已得到广泛应用，而血流灌注的下降或异常也是癫痫的主要病症和诊断依据。较 SPECT、PET 相比，具有更高的空间分辨率、无辐射、成本较低等优点。

目前主要有两种磁共振灌注方法，一种是使用外源性对比剂，主要是通过静脉内团注顺磁性对比剂后采用快速扫描序列，获得对比剂首次通过感兴趣区的一系列动态影像；另一种是使用水质子作为内源性对比剂，即动脉自旋标记（ASL）技术显示组织的灌注情况。

ASL 的原理是将水质子作为自由扩散的内源性示踪剂，利用翻转脉冲标记成像层面流入侧的动脉血，经过一个从标记区域到成像层面的通过时间之后，血中已经标记的质子在成像层面毛细血管区与组织水中的质子进行交换，引起局部组织纵向弛豫时间 T_1 的变换，将所得的图像与未经标记的图像相减得到灌注图像，通过应用一定的动力学模式，可以定量测量脑血流量。

六、血氧水平依赖的磁共振成像（BOLD-fMRI）

BOLD-fMRI 是基于大脑神经元活动对局部的耗氧量和 CBF 影响程度不匹配，从而引起局部血液中氧合血红蛋白与脱氧血红蛋白比例变化，导致局部磁场性质变化来间接反映神经元活动。该技术利用局部脑组织的血流动力学变化可以间接反映脑组织局部的灌注改变情况。

BOLD-fMRI 的研究设计根据扫描时所处的状态分为刺激或任务相关（task-related）和静息状态（resting-state）的 fMRI。任务相关的 fMRI 是在特定的任务下进行脑功能成像分析，可以用来检测与任务相关的局部脑区活动；静息状态下的 fMRI 是指受试者在扫描时不需要施予任务或者接受外来的刺激，可反映基础状态大脑功能的病理生理改变，具有良好的稳定性、准确性和患者依从性。

目前在癫痫领域，fMRI 主要用于运动、语言皮质功能区的识别定位，其次是致痫区的定位。任务相关的 fMRI 可在术前确认语言半球优势，用于优势半球颞叶切除术。美国神经病学学会推荐使用言语记忆或言语编码的 fMRI 来预测术后语言记忆结果（B 级），非言语记忆编码的 fMRI 来预测术后视觉空间记忆结果（C 级）。功能性磁共振成像也可用于绘制初级运动皮质、躯体感觉皮质或视觉皮质，尤其是当癫痫灶（肿瘤、胶质增生或 FCD）位于或接近运动性语言中枢时。

上述功能性神经影像学总结见表 9-1。

表9-1 功能性神经影像学的原理特点及主要应用场景

功能性神经影像学检查项目	原理及主要应用场景
单光子发射计算机断层成像（SPECT）	通过发作期及发作间期的血流灌注变化来进行致痫区定位。检测难度及成本较高,适合于MRI等常规检查阴性的药物难治性癫痫患者术前评估
正电子发射断层成像（PET）	常用^{18}F-FDG PET,反映了局部脑组织的糖代谢情况,根据致痫区在发作间期糖代谢减低的特定而定位。检测成本较高,适合于药物难治性癫痫患者的术前评估
磁共振波谱成像（MRS）	反映局部感兴趣区的活体脑组织生化代谢情况。非常规检测,主要用于癫痫病灶的定性诊断
弥散张量成像（DTI）	用于观测水分子在组织内的弥散特征。非常规检测,主要在药物难治性癫痫术前评估中通过纤维束示踪来观测各种功能性传导束,进而对功能进行定位。偶尔通过ADC和FA值的改变定位致痫区
磁共振灌注成像（PWI）	提供脑血流灌注信息。与PET相比:分辨率高、无辐射、成本较低,但不及PET技术成熟可靠。并非常规检测,偶有用于术前评估,利用致痫区血流灌注下降或异常的特征来进行定位
血氧水平依赖的磁共振成像（BOLD-fMRI）	基于大脑神经元活动带来的局部血液中氧合血红蛋白与脱氧血红蛋白比例变化,进而造成局部磁场性质变化的现象检测,间接反映脑组织局部的灌注改变情况。临床上主要通过任务态BOLD-fMRI进行特定的功能区定位

第三节 影像后处理技术

医学影像后处理技术在近些年快速发展并应用于临床。通过计算机处理将原始医疗影像如 CT、MRI、DSA、SPECT、PET 和超声等产生的数字化影像进行深度分析,经处理后可得到多模态、多观察面、立体、仿真、多彩、动态、直观的图像信息,提高了 MRI 阴性病灶的检出率,并有助于提高癫痫外科的术前评估效率及手术预后。目前主要分为以下三类。

一、影像数据测量技术

临床获得的影像资料均是由相同大小的体素构成的(二维空间称像素;三维空间称为体素)。每一体素均有对应的数值,即灰度值。不同大小的灰度值形成了图像的明暗对比,如 MRI 影像中脑白质、灰质以及脑脊液信号的差异。利用体素灰度值的大小进行数学运算,可以对 MRI 影像进行皮质厚度测量、脑组织分割和体积测量等工作,例如可以依据不同皮质厚度进行脑区划分,而海马体积测量或表面形态学分析,则有助于 MRI 阴性的颞叶癫痫的诊断。

基于体素的形态学测量分析(VBM)通过将结构像进行分割生成灰质／白质体积指标图、灰质／白质密度指标图、灰质总体积、白质总体积等综合指标;基于表面的形态学测量分析（SBM）在分割的基础上进一步重建皮质，能计算皮质厚度、曲率、局部回指数、脑沟深度等指标。

VBM-MAP 基于高分辨率 MRI 脑部扫描图像进行预处理生成连接图和延展图，以强化显示灰质 - 白质交界处异常，可显著提高 MRI 阴性的 FCD 的检出率并确定 FCD 异常分布范围，而人工阅片结合 VBM-MAP 技术，更能将两者优势最大化。

二、影像数据融合技术

医学影像融合就是把同一患者不同模式的影像在空间上进行配准，获得在同一空间下呈现多模态图像信息的一种技术。不同的结构性影像或功能性影像满足的是不同的临床需求，之间无法相互取代，而融合技术则可使各影像数据达到优势互补。

目前用于癫痫术前应用较多的是 PET/MRI 融合，很好地发挥了 PET 对功能缺失区的高敏感性和 MRI 对脑结构的高空间分辨率的优势。PET/MRI 为 FCD 检测、颅内电极设计和病灶切除提供了补充信息，尤其是对颞叶以外 MRI 阴性 FCD 的检出率有很高的价值。此外，在颅内电极监测病例，电极置入术前 MRI 与电极置入术后 CT 融合，可以精确、清晰地显示电极触点在大脑内的位置。

三、影像数据三维重建技术

为了更立体、直观的观察，可对医学影像进行三维重建。三维重建是指将基于一个或多个视图获得的二维图像重建为三维模型，是一种逆向的还原过程，最常用的算法有两类：一类是基于构建物体表面的面绘制算法；一类是直接绘制物体三维体素的体绘制算法。

通过把多种影像学数据，甚至电生理数据实施融合、重建，得到的三维立体图像可以精确地显示出各脑区的空间位置，利用旋转可以从不同角度观察大脑情况，进一步将特殊信息（灰质厚度、沟回褶皱、沟回深度）添加在脑表面上，显著提高诊断的准确性。目前临床多用于患者电极置入手术的术前计划、评估手术风险与预后、术前宣教、术中指导切除等。

参 考 文 献

[1] WANG I, BERNASCONI A, BERNHARDT B, et al. MRI essentials in epileptology：a review from the ILAE Imaging Taskforce[J]. Epileptic disorders, 2020, 22（4）：421-437.

[2] BERNASCONI A, CENDES F, THEODORE W H. Recommendations for the use of structural magnetic resonance imaging in the care of patients with epilepsy：a consensus report from the International League Against Epilepsy Neuroimaging Task Force[J]. Epilepsia, 2019, 60（6）：1054-1068.

[3] SZAFLARSKI J P, GLOSS D, BINDER J. Practice guideline summary：use of fMRI in the presurgical evaluation of patients with epilepsy：report of the Guideline DevelopmentDisseminationand Implementation Subcommittee of the American Academy of Neurology[J]. Neurology, 2017, 88（4）：395-402.

[4] PYATIGORSKAYA N, HABERT M O, ROZENBLUM L. Contribution of PET-MRI in brain diseases in clinical practice[J]. Curr Opin Neurol, 2020, 33（4）：430-438.

[5] SIDHU M K, DUNCAN J S, SANDER J W. Neuroimaging in epilepsy[J]. Curr Opin Neurol, 2018, 31（4）：371-378.

[6] MIDDLEBROOKS E H, VER HOEF L, SZAFLARSKI J P. Neuroimaging in Epilepsy[J]. Curr Neurol Neurosci Rep, 2017, 17(4): 32.

[7] RÜBER T, DAVID B, ELGER C E. MRI in epilepsy: clinical standard and evolution[J]. CurrOpin Neurol, 2018, 31(2): 223-231.

[8] KINI L G, GEE J C, LITT B. Computational analysis in epilepsy neuroimaging: A survey of features and methods[J]. Neuroimage Clin, 2016, 11: 515-529.

[9] ELSON L, SO P R. MRI Negative Epilepsy: Evaluation and Surgical Management[M]. Cambridge: Cambridge Universily Press, 2015.

[10] MUHLHOFER W, TAN Y L, MUELLER S G, et al. MRI-negative temporal lobe epilepsy- What do we know? [J]. Epilepsia, 2017, 58(5): 727-742.

第十章　癫痫共患病

第一节　概　　述

癫痫共患其他疾病非常常见，广义的癫痫共患病指癫痫病程中发生的其他疾病，约50%成人活动性癫痫患者至少有一种共病性疾病，儿童患者70%以上有不同程度的失能和智力障碍。流行病学研究显示，抑郁、焦虑、偏头痛、心脏病、消化性溃疡、关节炎等在癫痫患者中的发生率高于普通人群数倍，提示癫痫与这些疾病可能存在更为密切的关系，也就是狭义的癫痫共患病。癫痫共患病的存在不仅影响癫痫的治疗康复，也降低了患者的生活质量，癫痫综合管理中越来越需要更多地了解和认识癫痫共患病。

癫痫共患病可以分为神经系统疾病、精神心理疾病和躯体疾病三大类，不同年龄段和不同类型癫痫患者中也有侧重，常见癫痫共患病包括：偏头痛、脑血管病、神经认知障碍、孤独症谱系障碍、注意缺陷多动障碍、抽动障碍、对立违抗障碍、抑郁障碍、焦虑障碍、双相情感障碍、精神病性障碍、睡眠障碍、哮喘、高血压、糖尿病、心血管疾病、自身免疫性疾病、肿瘤等，本章将重点介绍较为常见的癫痫神经精神共患病。

癫痫与共患病的关联机制尚不完全明确，归纳起来有多个模式解释其关系（表10-1），有助于更准确理解癫痫共患病。也有一些辅助筛查评估工具（表10-2）和相关指南，为癫痫共患病的早期识别和正确处理提供帮助。

癫痫是一个多元性疾病，往往造成非单一性功能损害，癫痫共患病可以加深对癫痫的理解，并实现癫痫的全面管理。

表10-1　癫痫与共患病的关联模式

类型	内涵	示例
偶然机制	一种疾病在癫痫患者中发生率与一般人群中相同，但因偶然或偏倚造成高共患率，非真实关联	转诊到癫痫中心的患者病情复杂，出现选择偏倚，影响结果
病因机制	共患的疾病直接或间接引发癫痫	脑血管疾病可以直接导致癫痫发作
结果机制	癫痫引起共患的疾病	长期癫痫发作导致认知功能下降
共享机制	癫痫和共患病存在共同病因	癫痫和伴随的痉挛性瘫痪均可由围产期脑损伤造成
双向机制	癫痫与共患病相互影响	孤独症与癫痫

表10-2 常用成人癫痫共患病筛查评估工具

认知领域	测评工具
总体智能	简易精神状态量表(MMSE) 蒙特利尔认知评估量表(MoCA)
注意和信息处理速度	数字广度测验(DST) 符号数字转换测验(SDMT)
记忆能力	Rey听觉词语学习测验(RAVLT) 听觉词语学习测验(AVLT)
语言能力	词语流畅性测验(VFT) Boston命名测验(BNT)
空间能力	复杂图形测验(CFT) 画钟测验(CDT)
执行功能	Stroop色词测验(CWT) 连线测验(TMT)
人格	艾森克人格问卷(EPQ) 明尼苏达多项人格测查(MMPI)
情绪	癫痫抑郁量表(NEDDI-E) 汉密尔顿抑郁量表(HAMD) 汉密尔顿焦虑量表(HAMA) 广泛焦虑量表(GAD-7) 患者健康问卷-9(PHQ-9)
生活质量及满意度	癫痫患者生活质量量表-31(QOLIE-31) 健康状况调查问卷(SF-36) 日常生活能力评定(ADL)

第二节 癫痫共患偏头痛

成人癫痫共患偏头痛的比例高达 9.3%～34.7%,其预估发病率相对一般人群比值为1.4～3.0。癫痫患儿共患偏头痛的现象也不鲜见,国外研究显示癫痫患儿中偏头痛患病率为14.7%,明显高于一般儿童(2.7%～11%)。癫痫共患偏头痛会增加癫痫发作频率,降低药物治疗反应性,增加难治性癫痫比例和致残率,显著降低患者生活质量。同时合并癫痫时,偏头痛症状往往更严重,发生视觉先兆和畏光畏声的现象也更频繁。

癫痫共患偏头痛的诊断应同时符合癫痫和偏头痛诊断。若癫痫患者的偏头痛发作＞72 小时,可诊断为癫痫合并偏头痛持续状态。国际头痛协会发布的第 3 版头痛疾病分类中介绍了 3 种与癫痫相关的头痛疾病类型:偏头痛先兆诱发的痫样发作(偏头痛癫痫)、癫痫发作期头痛和痫性发作后头痛。在门诊中可使用 ID Migraine 量表快速筛查偏头痛。

临床也可根据头痛症状在癫痫病程中的发生时间进行分类,分为发作前期、发作期、发作后期、发作间期头痛。发作前期头痛开始于癫痫发作 24 小时前，且持续至癫痫发作；发作期头痛在一次单纯部分性发作期间出现；发作后期头痛始于癫痫发作后 3 小时内，且在发作后 72 小时内消失；发作间期头痛始发时间不早于癫痫发作后 3 小时，或者与癫痫发作时间无直接关系。

癫痫共患偏头痛的整体治疗目标是减少癫痫和偏头痛发作频率、严重程度和持续时间，提高患者生活质量。治疗应以药物为主，可在规范的抗癫痫发作药治疗基础上，根据偏头痛的发作情况可分为急性期和预防性治疗。急性期治疗推荐以非甾体抗炎药（NSAIDs）为主，并注意与抗癫痫发作药间的相互作用。癫痫患者合并偏头痛持续状态时，可选择静脉给予丙戊酸钠。丙戊酸钠和托吡酯疗效确切且具有良好的耐受性，可做癫痫合并偏头痛患者预防性治疗的优先选择。

第三节　癫痫共患孤独症谱系障碍

孤独症谱系障碍（autism spectrum disorders，ASD）是一组儿童早期起病的神经发育障碍，以社会互动障碍、语言沟通障碍及反复同一性行为和局限性的兴趣狭窄为核心特征。包括孤独症、阿斯伯格综合征（Asperger syndrome）、瑞特综合征（Rett syndrome）、非典型孤独症和童年瓦解性障碍等。癫痫共患 ASD 使病情复杂、治疗困难、预后更差，而且癫痫患儿容易漏诊，早期诊断、早期干预可以有效改善共患 ASD 患儿的预后。

癫痫共患 ASD 非常常见，5%～37% 的癫痫患者共患 ASD，2.4%～46% 的 ASD 患者共患癫痫。智能障碍是两者共病的重要危险因素；婴幼儿及学龄前期二者共病率高。

癫痫共患 ASD 者，癫痫发病年龄多在 5 岁之前和 10 岁之后，呈双峰分布，起病高峰分别为 3.2 岁和 16.7 岁。癫痫表现为局灶性发作多见、难治性癫痫发生率高、精神发育迟滞、运动发育问题和行为症状多见，有更多睡眠问题。

癫痫共患 ASD 者，ASD 特征为智力发育障碍及低功能发生率高、发育倒退常见，治疗更为困难。

当患儿以 ASD 就诊时，应常规询问癫痫病史和表现，必要时进行脑电图监测；当患儿以癫痫就诊时，应常规询问 ASD 病史和表现，必要时尽享 ASD 相关评估，如孤独症行为评定量表等量表测查。

癫痫共患 ASD 的治疗原则：首先考虑抗癫痫发作药对癫痫发作的控制疗效，可依据癫痫发作类型和癫痫综合征选择药物，此外兼顾情绪、行为和认知表现和药物不良反应。研究发现，丙戊酸、卡马西平、拉莫三嗪等抗癫痫发作药在治疗癫痫的同时可能改善共病患儿的情绪不稳、攻击、冲动、自残、刻板重复行为等 ASD 相关症状。当患者同时患有 ASD 时，则需专科辅助治疗，制定系统化和个体化训练方案，并依据干预效果进行调整。

第四节 癫痫共患注意缺陷多动障碍

一、注意缺陷多动障碍的临床表现及诊断标准

1. 临床表现 注意缺陷多动障碍（attention deficit-hyperactivity disorder, ADHD）是儿童期最常见的一种行为障碍，以与发育水平不相称的注意缺陷、冲动及多动为核心症状。核心症状包括：

（1）注意缺陷：主动注意保持时间明显低于正常发育。常表现为上课时不专心听讲，易受环境的干扰而分心。背诵困难，做功课拖拉、粗心、边做边玩。轻度注意缺陷时可以对自己感兴趣的活动集中注意，如看电视、听故事等，严重注意缺陷时对任何活动都不能集中注意。

（2）多动：在需要相对安静的环境中，活动明显增多。表现为上课坐不住，小动作多、话多等。常严重影响课堂纪律。多动表现随年龄增长可能逐渐不明显。

（3）冲动：说话唐突，行为鲁莽，做事不顾后果，不能忍受挫折和等待，出现危险举动或破坏行为，事后不会吸取教训。

ADHD 常共患对立违抗、品行问题、焦虑等心理障碍，以及学习障碍和抽动障碍。智力障碍与孤独谱系障碍患儿也可伴有 ADHD。

2. 诊断标准 ADHD 诊断主要依赖于临床访谈和行为观察。需要尽可能全面地获得儿童发育过程与行为特点、生长与教育的环境，以及疾病史和家族史等。行为量表与神经心理评估可以帮助筛查和诊断，并需要对可能的共病进行评估与作出诊断。目前国际上较通用的诊断标准有世界卫生组织的《国际疾病分类》（international classification of diseases, ICD）和美国精神病学会的《精神障碍诊断和统计手册》（Diagnostic and Statistical Manual of Mental Disorders, DSM）两大系统。ICD-10 和 DSM-5 诊断标准见表 10-3～表 10-5。

表10-3 ICD-10注意缺陷多动障碍（ADHD）诊断标准

诊断	说明
注意缺陷	
1. 常常不能仔细地注意细节，或在做功课或其他活动中出现漫不经心的错误	如：忽视或注意不到细节、工作粗枝大叶
2. 在完成任务或做游戏时常常无法保持注意	如：在演讲、谈话和长时间阅读时难以保持注意力集中
3. 别人对他（她）讲话时常常显得似听非听	如：思绪似乎在其他地方，即使没有任何明显分散注意的事物
4. 常常无法始终遵守指令，无法完成功课、日常杂务或工作中的义务（并不是因为违抗行为或不理解指令）	如：开始任务但很快失去注意力，并容易分心

续表

诊断	说明
5. 组织任务和活动的能力常常受损	如:难于管理顺序性任务;难于有序保管资料或物品;做事凌乱、无序;糟糕的时间管理;很难如期完成任务
6. 常常回避或极其厌恶需要保持注意去努力完成的任务,如家庭作业	如:学校作业或家庭作业,对较大青少年和成年人则为准备报告、完成表格、审阅较长文章
7. 常常遗失物品,如作业本、铅笔、书、玩具或工具	如:学习资料、铅笔、书、钱包、钥匙、文书工作、眼镜、移动电话
8. 常常易被外界刺激吸引过去	对较大青少年和成人,可包括无关思维
9. 在日常活动过程中常常忘事	如:做杂务,跑腿时;对较大青少年和成人:回电话,付账单或保持预约时

多动

1. 双手或双足常不安稳,或坐时身体蠕动	
2. 在课堂上或其他要求保持坐位的场合离开位子	如:在教室、办公室的地方或其他工作场所离开他/她的位置,或其他要求留在原地的情境
3. 常常在不适当的场合奔跑或登高爬梯(在少年或成年可能只存在不安感)	注意:在青少年或成人,可能只有坐立不安的感受
4. 游戏时常不适当地喧哗,或难以安静地参与娱乐活动	
5. 表现出持久的运动过分,社会环境或别人的要求无法使患儿显著改变	如:在长时间内很难安静或感到不舒适,如在餐馆,会议中;可能让他人感到烦躁或很难跟上

冲动

1. 常在提问未完时其答案即脱口而出	
2. 在游戏或有组织的场合常不能排队或按顺序等候	如:完成别人的句子;抢着对话
3. 经常打扰或干涉他人(如冲撞别人的交谈或者游戏)	如:排队等候时
4. 常说话过多,不能对社会规划做出恰当的反应	如:插入谈话、游戏或活动;可能未询问或得到别人允许就开始用别人的东西;对青少年和成年人,可能侵入或接管别人正在做的事情

注:需肯定存在异常水平的注意缺陷、多动或冲动,而且发生于各种场合,持续存在,并非由其他障碍如孤独症谱系障碍或情感障碍所致。

诊断需符合至少6条注意缺陷症状+至少3条多动性症状+至少1条冲动性症状,且持续至少6个月,达到适应不良的程度,并与患儿的发育水平不一致。

ADHD的发生不晚于12岁。

应在1种以上的场合符合上述标准。例如,不注意与多动应在家和学校都有,或同时存在于学校和另一种对患儿进行观察的场合,如门诊。通常这种跨场合的证据需要1种以上来源的信息。

注意缺陷、多动和冲动的症状导致具有临床意义的影响,或损害其社交、学业、或职业功能。不符合广泛反应障碍、躁狂发作、抑郁发作或焦虑障碍的标准。

表10-4　DSM-5注意缺陷多动障碍(ADHD)诊断标准

A. 症状标准

A1. 注意缺陷症状　符合下述注意缺陷症状中至少6项,持续至少6个月,达到适应不良的程度,并与发育水平不相称

（1）在学习、工作或其他活动中,常常不注意细节,容易出现粗心所致的错误;

（2）在学习或游戏活动时,常常难以保持注意力（如在讲座、谈话或者阅读过长的文章时难以保持专注）;

（3）在与他说话时,常常心不在焉,似听非听;

（4）往往不能按照指示完成作业、日常家务或工作;

（5）常常难以完成有条理的任务或其他活动;

（6）不喜欢、不愿意从事那些需要经历持久的事情,常常设法逃避;

（7）常常丢失学习、活动所必需的东西;

（8）很容易受外界刺激而分心;

（9）在日常活动中常常丢三落四

A2. 多动/冲动症状　符合下述多动、冲动症状中至少6项,持续至少6个月,达到适应不良的程度,并与发育水平不相称

（1）常常手脚不停,或在座位上扭来扭去;

（2）在要求坐好的场合常常擅自离开座位;

（3）常常在不适当的场合过分地奔来奔去或爬上爬下;

（4）往往不能安静的游戏或参加业余活动;

（5）常常一刻不停地活动,好像有个机器在驱动他;

（6）常常话多;

（7）常常别人问话未完即抢着回答;

（8）在活动中常常不能耐心地排队等待轮换上场;

（9）常常打断或干扰他人

B. 病程标准: 某些造成损害的症状出现在12岁前

C. 某些症状造成的损害至少在两种环境出现

D. 严重程度标准: 在社交、学业或职业功能上具有临床意义损害的明显证据

E. 排除标准: 症状不是仅仅出现在精神分裂症或其他精神疾病的病程中,亦不能用其他精神障碍（如焦虑、人格障碍等）来解释

表10-5　DSM-5注意缺陷多动障碍(ADHD)的临床分型

分型	诊断标准
混合型	符合注意障碍症状（A1）和多动/冲动症状（A2）标准,症状持续6个月以上
注意缺陷为主型	符合注意障碍症状（A1）6条症状标准,多动冲动症状（A2）符合3条或以上,症状持续6个月以上
注意缺陷型	符合注意障碍症状（A1）而多动冲动症状仅符合2条或以下,症状持续6个月以上
多动/冲动为主型	符合多动/冲动症状（A2）标准,而不符合注意障碍诊断标准。症状持续6个月以上

二、癫痫儿童共患ADHD的流行病学

ADHD是癫痫儿童最常见的共患病。癫痫儿童共患ADHD的发生率各研究报道差异很大，约30%~40%（13%~70%），与纳入研究的患儿数量、纳入标准（部分研究将癫痫合并智力障碍患儿排除）以及对于ADHD症状的判断标准不一有关。癫痫和ADHD之间存在双向关联，癫痫儿童中ADHD发生率是正常儿童的2.5~5.5倍，而癫痫在ADHD儿童中的发生率是非ADHD正常儿童的3.94倍。

三、癫痫儿童共患ADHD与单纯ADHD的差异

单纯ADHD和癫痫共患ADHD的特点见表10-6。

表10-6　单纯ADHD和癫痫共患ADHD的特点

分类	单纯ADHD	癫痫共患ADHD
ADHD发病年龄	7岁前；可能在学龄前	不明确；可能在癫痫发作前
性别分布	男孩明显多于女孩	男孩多于女孩（亚洲研究）/无明显性别差别（西方研究）
症状特点	多动冲动为核心症状	注意缺陷较多动冲动更严重，也更常见
ADHD亚型	混合型多于注意缺陷为主型	注意缺陷为主型多见
智商	正常或略低于正常	低于正常
症状随年龄增长后的改变	年龄增长后症状有所减轻	年龄增长后多动冲动减轻
兴奋剂的作用	混合型效果好，注意障碍为主型有一定效果	有一定效果；研究有限

四、诊断癫痫共患ADHD时需注意的问题

癫痫儿童共患ADHD的诊断仍需ICD-10或DSM-5诊断标准。但需要先排除是否为其他因素所导致的类似ADHD症状，而并非ADHD这一疾病。需注意以下几点：①认真询问癫痫病史及治疗过程，分析产生ADHD症状的可能相关因素。②排除频繁的微小癫痫发作，尤其需要注意与儿童失神癫痫进行鉴别。③要注意ADHD症状与癫痫治疗的关系，特别要注意抗癫痫治疗的变化与ADHD症状增加的关系。检测抗癫痫发作药血浓度、血生化检查排除由于抗癫痫发作药过量或其他生化代谢异常（如低血糖、低钠血症）对认知及行为的影响。④排除其他可能导致的行为改变，例如是否存在睡眠障碍等。⑤进行智力及学习能力测试，以发现是否存在任何学习困难或认知障碍导致的类似ADHD行为。

此外，需要加以鉴别的还包括：癫痫共患精神障碍性疾病，如焦虑、抑郁、心境障碍等；癫痫共患家庭或学校的重大心理应激，如恐吓、校园欺凌等；癫痫共患其他疾病，如物质滥用、颅脑外伤、甲状腺功能亢进等。

在癫痫共患ADHD的基础上，还需要注意是否同时共患其他疾病，包括：共患精神障

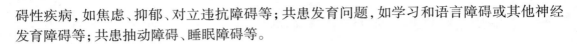

碍性疾病,如焦虑、抑郁、对立违抗障碍等;共患发育问题,如学习和语言障碍或其他神经发育障碍等;共患抽动障碍、睡眠障碍等。

五、癫痫患者共患 ADHD 的治疗

癫痫发作频繁的患儿以控制癫痫发作优先。对于癫痫发作控制相对良好的患儿,主张尽早 ADHD 治疗。对于达到 ADHD 诊断标准的癫痫患儿,根据年龄进行差异化治疗:学龄前(4~5 岁):父母或 / 和老师实施的行为治疗;学龄期(6~11 岁):ADHD 药物,配合行为治疗;青少年(12~18 岁):征得患儿同意后,ADHD 药物,配合行为治疗。

ADHD 药物治疗:推荐药物包括盐酸哌甲酯、盐酸托莫西汀。盐酸哌甲酯是目前最主要的 ADHD 治疗药物,对于无癫痫的 ADHD 患儿核心症状的控制率大于 75%,但对于癫痫儿童缺少较大规模的对照研究数据。虽然有研究认为哌甲酯可能较低惊厥发生的阈值,但目前大多数研究认为对于发作控制相对良好的患者可以应用哌甲酯。除药物治疗外,强调综合治疗,包括环境、心理社会治疗,识别有无共患其他心理问题(如焦虑、抑双相情感障碍等),也应给予相应干预。

抗癫痫发作药:关于不同抗癫痫发作药与 ADHD 的关系,尚缺乏高级别证据。关于共患 ADHD 癫痫患儿的抗癫痫发作药的选择,应尽量避免多药治疗及可能的药物相互作用,尽可能优化抗癫痫治疗,尽量争取更好的发作控制。如果可能,更换成对认知及行为影响更小的药物。

六、儿童患者向成人的过渡

约 2/3 癫痫共患 ADHD 患儿的 ADHD 症状持续至成年。对成人癫痫患者进行 ADHD 筛查,约 1/5 患者为阳性。因此,部分患者可能需要长期治疗和随访。癫痫患儿共患 ADHD 的症状可能持续到成人,而这一点往往被临床医师或患者本人所忽视。对 ADHD 的治疗率从儿童期到成年早期明显下降。而成年早期或成年期对于患者的学习、就业及社会关系影响深远,因此这个过渡阶段需引起医师和患者的重视。

第五节　癫痫共患抑郁障碍

抑郁障碍(depression disorder)是癫痫最为常见的精神共患病之一。抑郁障碍患者患癫痫的风险较普通人群高 3~7 倍。癫痫患者抑郁障碍的终身患病率高达 30%,较普通人群高约 2 倍,癫痫患者的自杀率也较普通人群高 2~3 倍。癫痫共患抑郁障碍不仅具有高自杀风险、影响癫痫预后,而且降低抗癫痫发作药治疗依从性,加重病耻感,降低患者生活质量,应重视对癫痫患者抑郁情绪的筛查识别,积极治疗干预。

与抑郁风险增加相关的重要因素为年龄较大、女性、受教育程度低、失业、抗癫痫发作药依从性差、同时服用多种抗癫痫发作药、羞耻感、伴焦虑、癫痫患病时间长。虽然 DSM-Ⅳ 的结构化临床访谈被视为诊断的精神病学"黄金标准",但不易操作。可采用一些筛查工具用于癫痫共患抑郁高风险患者的筛查。最常用的验证筛查工具是神经障碍抑郁量表(NDDI-E)、贝克抑郁量表(BDI;包括改良 BDI、BDI 快速筛查等)、医院焦虑和抑郁量

表（HADS）、情绪温度计（ETs）、患者健康问卷 9（PHQ-9），患者健康问卷 2（PHQ-2），以及汉密尔顿抑郁量表（HAM-D 或 HRSD）。其中，NDDI-E 被应用得最为广泛，其灵敏度约为80.5%，特异度约为 86.2%。ILAE 推荐癫痫患者中的抑郁可以采用 NDDI-E 量表进行筛查。当患者抑郁症状较轻时，可由神经科医师治疗，当患者患有中度或重度抑郁时，则需精神科专科治疗。

根据癫痫与抑郁发作时间分布，可分为发作前期、发作期、发作间歇期及发作后期抑郁。发作前期，抑郁常于癫痫发作前数小时至 2 天内发生，报道少；发作期，抑郁主要见颞叶癫痫患者，发生率达 10%，常被当成发作先兆；发作间歇期，抑郁出现在两次癫痫发作之间，患病率达 40%～60%，临床表现不典型，多样化；发作后期，抑郁于癫痫发作后 1 小时出现，可持续至癫痫发作后 15 天，多见于额颞叶癫痫，发生率仅次于发作间歇期抑郁。严格意义的癫痫共患抑郁障碍不包括以抑郁症状为表现形式的癫痫发作。

目前推荐对癫痫共患抑郁的患者在服用 ASMs 的同时积极采用抗抑郁药物。某些ASMs 如丙戊酸钠、奥卡西平和拉莫三嗪也有稳定情绪作用，对合并抑郁症的癫痫患者在不违背治疗原则的前提下可首选这些药物作为单药或添加治疗。而苯巴比妥和普利米酮则可能会加重抑郁症，应避免应用。选择性 5- 羟色胺再摄取抑制剂及 5 羟色胺和去甲肾上腺素再摄取抑制剂可明显改善癫痫患者的抑郁症状，且对其癫痫发作影响不大，可作为癫痫共患抑郁的一线药物。但应避免使用三环或四环抗抑郁药和去甲肾上腺素多巴胺再摄取抑制剂。由于使用抗抑郁药可能会增加自杀风险，因此使用抗抑郁药物，特别是在滴定或停药期间应密切观察患者反应。药物治疗无效的患者电休克治疗往往有效；迷走神经刺激术可用于治疗难治性癫痫，现认为也可用于药物及电休克治疗效果均不佳的抑郁症。而认知行为疗法对癫痫共患抑郁的治疗效果目前仍不明确。

第六节　癫痫共患焦虑障碍

焦虑障碍（anxiety disorders）是以焦虑症状为核心表现的一组疾病。癫痫患者共病焦虑很常见，文献报道为 11%～39%。常见癫痫共患焦虑障碍可以表现为广泛性焦虑障碍、惊恐障碍、社交焦虑障碍、创伤后应激障碍和强迫障碍等多种类型。伴有焦虑的癫痫患者还可伴有不同程度的抑郁症状。癫痫共患焦虑障碍自杀率高、成为难治性癫痫风险更高、预后较差，对生活质量影响更大，需要积极关注。

癫痫共患焦虑障碍诊断应该各自符合癫痫和焦虑障碍的诊断，可以采用相关量表进行筛查评估，如广泛性焦虑障碍量表可以用于癫痫共患广泛性焦虑障碍的筛查。诊断中需特别需要与癫痫发作时间时的焦虑表现相鉴别，焦虑障碍与抑郁障碍、双相情感障碍及分离转换障碍等精神障碍的鉴别建议请征询精神专科医师的意见。

癫痫共病焦虑障碍治疗以积极控制癫痫发作治疗为主，合理控制焦虑，提高患者生活质量、预防复发。研究发现，丙戊酸、加巴喷丁、卡马西平等同时具有控制癫痫症状和抗焦虑作用，推荐优选。当患者焦虑症状较轻时，可由神经科医师治疗，当患者患有中度或重度焦虑时，则需精神科专科治疗精神共患病。

选择性 5- 羟色胺再摄取抑制剂抗抑郁药对共病惊恐障碍、社交焦虑、创伤后应激障碍、强迫障碍以及广泛性焦虑障碍均显示疗效，苯二氮䓬类药物可以短期使用。非药物治疗具有重要地位，认知行为治疗可以用于所有共患焦虑障碍的治疗，特别是慢性焦虑。其他心理治疗方法包括行为调整、短程的针对症状的治疗和健康教育尚在探索中。抗抑郁药一般以推荐起始剂量的 1/4～1/2 起始，不稳定癫痫患者应避免使用，抗抑郁药使用中出现癫痫发作需停用抗抑郁药。

第七节　癫痫共患双相情感障碍

双相情感障碍（bipolar disorder）是以临床出现躁狂和抑郁发作的一类疾病，躁狂发作时表现为情感高涨、言语增多和活动增多，而抑郁发作时则出现情绪低落、思维迟缓和活动减少等症状，一般呈发作性病程，躁狂和抑郁常反复循环或交替出现，也可以混合形式存在。

癫痫患者双相情感障碍患病率是健康对照组或其他疾病对照组的 2.46～3.6 倍，双相情感障碍患者非诱发性癫痫患病率是非双相情感障碍患者的 2.2～4.2 倍。癫痫与双相情感障碍都是发作性疾病并可以转化为慢性病程、抗癫痫发作药治疗均有效，且大多数患者均没有颅脑结构异常。

共病患者双相情感障碍症状较突出的表现为易激惹、愤怒、欣快和夸张。情绪稳定性不良和激惹性增高表现突出，可以在没有明显外界刺激和没有明显意识障碍的情况下出现暴发性的激情发作和攻击行为。可有典型的双相情感障碍发作性病程特点，也可自行缓解或慢性化。癫痫患者中双相情感障碍症状发生率显著增高达 12.2%，但疾病诊断上需要鉴别双相情感障碍、发作期焦虑障碍、发作期后躁狂 / 轻躁狂状态、围发作期焦虑等。

抗癫痫发作药选择上，不仅需要结合患者癫痫病因和发作类型，同时需要结合患者精神行为异常症状特点，尽可能选择具有情感稳定作用的抗癫痫发作药如丙戊酸、卡马西平、奥卡西平、拉莫三嗪等，药物加减量及停药过程宜缓慢，并监测抗癫痫发作药的血药浓度，避免使用可能加重患者精神行为异常症状的药物，锂盐因加重癫痫发作并具有神经毒性作用，使用应慎重。心理干预和自我管理，能改善癫痫患者的生活质量和情绪健康状态，减少疲劳症状。当患者明确患有双相情感障碍症时，应由精神科专科治疗其精神共患病。

第八节　癫痫共患精神病性障碍

癫痫共患精神病性障碍（psychotics disorders）是指癫痫患者同时患有以精神病性症状为主要临床表现的精神疾病或综合征。以精神病性症状为表现的癫痫发作不属于癫痫共病。癫痫患者共病精神病性障碍 2.8%～21.8%，高于非癫痫人群。家族精神病史阳性、伴有神经发育异常的患者共病多见，长病程者、局灶性发作精神障碍较多见，此外，精神障碍还可能与某些抗癫痫发作药使用有关。

癫痫共患精神病性障碍临床表现类似精神分裂症，可出现幻觉、关系妄想、被害妄想、被控制感、思维被夺，宗教狂和偏执妄想较多见，情感保留相对完好，可以伴随持久的人格改变如固执、敏感、冲动等。部分患者出现癫痫发作控制后出现精神症状，称为替代性发作。

癫痫共患精神病性障碍继续使用适宜的抗癫痫发作药治疗。癫痫后精神障碍短期使用抗精神病药可以减少并发症和病死率,癫痫发作间期精神障碍可能需要在精神专科医师的参与下较长时间的抗精神病药治疗。共病患者抗精神病药物使用剂量取决于患者的耐受性和疗效。一般要小量起始缓慢加量;关注药物的相互作用;关注对癫痫发作阈值的影响;加药或突然停用抗精神病药应监测抗癫痫发作药的血药浓度变化。一般认为症状完全缓解6个月以上可以考虑缓慢减量,若为多次发作用药时间更长。抗精神病药使用建议精神科医师参与进行。

第九节　癫痫共患睡眠障碍

睡眠障碍与癫痫相互影响,睡眠是癫痫发作和异常放电的重要激活因素,一些癫痫仅在睡眠期发作或在睡眠期间更容易发作,睡眠障碍可增加癫痫发作频率,加重癫痫症状及影响认知功能;癫痫发作及癫痫样放电影响睡眠结构、降低睡眠质量,癫痫患者更易出现噩梦、睡眠片段化、失眠、觉醒后疲倦与异态睡眠等各种睡眠障碍,对于伴随的睡眠障碍的诊断和治疗不仅可改善睡眠相关症状和生活质量,还可以降低癫痫发作。

一、癫痫与睡眠障碍相互影响

1. 癫痫对睡眠的影响　癫痫患者浅睡期延长,深睡期和快速动眼期时间缩短,REM睡眠潜伏期延长。癫痫患者夜间觉醒时间增加、总睡眠时间减少、睡眠效率降低、睡眠周期转换频率明显增加。癫痫对睡眠产生影响的相关因素较复杂,受癫痫的类型、发作起源部位、发作时间及抗癫痫发作药作用等因素影响。癫痫患者睡眠质量、睡眠结构与正常生物节律易受癫痫发作异常放电影响,导致患者白天嗜睡、疲乏无力、认知功能及行为异常。同时,睡眠结构的改变也会影响癫痫发作的频率,形成恶性循环。

2. 睡眠障碍对癫痫的影响　睡眠障碍患者罹患癫痫的风险明显增高,睡眠减少和低氧可能诱发癫痫或恶化癫痫症状。对共患阻塞型睡眠呼吸暂停的癫痫患者给予持续正压通气则有助于控制癫痫。失眠症合并癫痫的患者给予褪黑素治疗后癫痫发作减少。

二、治疗

对于癫痫共患睡眠障碍的患者,选择ASMs应兼顾两种疾病的治疗,采用针对的治疗措施。

1. 药物治疗　癫痫共患睡眠障碍的药物治疗目标应为控制癫痫发作兼顾改善睡眠质量。ASMs选择首先根据癫痫治疗指南,同时兼顾不加重睡眠障碍选用ASMs,常用ASMs对睡眠结构的影响可参考表10-7。睡眠障碍的药物治疗是在抗癫痫治疗的基础上,针对不同类型的睡眠障碍应采用去除病因和诱因的治疗,主要推荐治疗手段见表10-8,并辅以睡眠卫生建议等综合性治疗方案。

2. 非药物治疗　包括睡眠卫生、认知行为疗法、持续正压通气治疗等。

表10-7　抗癫痫发作药对睡眠的影响

抗癫痫发作药	SL	SE	觉醒	N1	N2	N3	REM	日间思睡
苯妥英钠	↓	↓	↓/–	↓/↑	↓	↓/↑	↓	↑
苯巴比妥	↓	↓	↓	↑	↑	–	↓	↑
卡马西平	↓/–	↓/↑	↓/↑	↓/–		↑/–	–	–
丙戊酸钠	–		↓/–			–	↑/–	↑/–
拉莫三嗪	–					↓/–	↑/–	–
加巴喷丁	↓	↑				↑	↑	↑
普瑞巴林	↓	↑		↓		↑	↓/–	↑
左乙拉西坦	–	↑	↓			↓	↓	–/↑
托吡酯								

注：SL，睡眠潜伏期；SE，睡眠效率；N1，N2，N3分别为NREM睡眠Ⅰ、Ⅱ、Ⅲ期；↓减少；↑增加；–不变。

表10-8　临床常见不同类型睡眠障碍的推荐治疗方案

睡眠障碍类型	主要推荐治疗手段
慢性失眠	睡眠卫生+认知行为疗法的远期疗效优于药物治疗，药物推荐短期间歇用非苯二氮䓬类受体激动剂（如右佐匹克隆、唑吡坦等），也可短期应用苯二氮䓬类药物
日间嗜睡	疑似ASMs导致的不良反应：减少药物的白天剂量、停药或更换为镇静作用较小的药物，在睡眠期接受较高剂量的药物；非ASMs所致者查明病因先针对病因治疗，发作性睡病推荐用药：SSRIs，莫达非尼或兴奋剂（如盐酸哌甲酯），但应考虑可能会增加癫痫发作的风险
阻塞型呼吸暂停综合征	应遵循本病治疗指南处理，持续正压通气最有效，合并减肥、减重手术等综合治疗，慎用有增加体重风险的ASMs，避免使用加重本病的药物（如苯二氮䓬类）
不宁腿综合征	循证证据少，本病治疗用药与不宁腿综合征部分一致（多巴胺受体激动剂普拉克索、加巴喷丁、普瑞巴林有效）
快速动眼睡眠行为障碍	首先要建立安全的睡眠环境，药物治疗可选择氯硝西泮，褪黑素，多巴胺受体激动剂普拉克索
周期性肢体运动障碍	多巴或多巴胺受体激动剂是治疗本病的一线药物，可以与ASMs联合使用；部分ASMs对本病有效并获得欧洲指南推荐（如加巴喷丁或普瑞巴林），补充铁与氯硝西泮也有效

参 考 文 献

[1] KEEZER M R, SISODIYA S M, SANDER J W. Comorbidities of epilepsy: current concepts and future perspectives[J]. Lancet Neurol, 2016, 15(1): 106-115.

[2] SEN A, JETTE N, HUSAIN M, et al. Epilepsy in older people[J]. Lancet, 2020, 395(10225): 735-748.

[3] KEEZER M R, BAUER P R, FERRARI M D, et al. The comorbid relationship between migraine and

epilepsy: a systematic review and meta-analysis[J]. European journal of neurology, 2015, 22(7): 1038-1047.

[4] 中国抗癫痫协会共患病专业委员会. 癫痫共患偏头痛诊断治疗的中国专家共识 [J]. 癫痫杂志, 2019, 5(5): 7-17.

[5] AUVIN S, WIRRELL E, DONALD K A, et al. Systematic review of the screening, diagnosis, and management of ADHD in children with epilepsy. Consensus paper of the Task Force on Comorbidities of the ILAE Pediatric Commission[J]. Epilepsia, 2018, 59(10): 1867-1880.

[6] RHEIMS S, AUVIN S. Attention deficit/hyperactivity disorder and epilepsy[J]. CurrOpin Neurol, 2021, 34(2): 219-225.

[7] 中国抗癫痫协会共患病专业委员会. 儿童癫痫共患注意缺陷多动障碍诊断治疗的中国专家共识 [J]. 癫痫杂志, 2018, 4(4): 281-285.

[8] KANNER A M. Management of psychiatric and neurological comorbidities in epilepsy[J]. Nat Rev Neurol, 2016, 12(2): 106-116.

[9] HESDORFFER D C, ISHIHARA L, WEBB D J, et al. Occurrence and recurrence of attempted suicide among people with epilepsy[J]. JAMA Psychiatry, 2016, 73(1): 80-86.

[10] YANG Y, YANG M, SHI Q, et al. Risk factors for depression in patients with epilepsy: A meta-analysis[J]. Epilepsy Behav, 2020, 106: 107030.

[11] GILL S J, LUKMANJI S, FIEST K M, et al. Depression screening tools in persons with epilepsy: A systematic review of validated tools[J]. Epilepsia, 2017, 58(5): 695-705.

[12] KIM A M, ROSSI K C, JETTÉ N, et al. Increased risk of hospital admission for mood disorders following admission for epilepsy[J]. Neurology, 2018, 91(9): e800-e810.

[13] KNOTT S, FORTY L, CRADDOCK N, et al. Epilepsy and bipolar disorder[J]. Epilepsy Behav, 2015, 52(Pt A): 267-274.

[14] BRODIE M J, BESAG F, ETTINGER A B, et al. Epilepsy, Antiepileptic Drugs, and Aggression: An Evidence-Based Review[J]. Pharmacol Rev, 2016, 68(3): 563-602.

[15] MICHAELIS R, TANG V, WAGNER J L, et al. Psychological treatments for people with epilepsy[J]. Cochrane Database Syst Rev, 2017, 10(10): CD012081.

[16] 中国抗癫痫协会共患病专业委员会. 癫痫共患睡眠障碍诊断治疗的中国专家共识 [J]. 癫痫杂志, 2019, 5(6): 417-423.

[17] 刘晨慧, 宿长军. 睡眠障碍与癫痫 [J]. 中国临床医生杂志, 2018, 46(2): 134-137.

第十一章 癫痫患者就诊及治疗注意事项

癫痫是一种慢性神经系统疾病,临床表现多种多样,而且常常需要长期治疗。普通癫痫患者对于这样一种复杂的专业疾病,不仅专业知识上存在着很多困惑,而且对于很多如何就诊,在整个就诊、治疗过程中需要注意哪些问题等也存在很多不明白的地方。本章对癫痫的诊治流程及其注意事项进行一个简单的介绍,以期对癫痫患者更好的就医和完成诊治过程有所帮助。

一、癫痫患者就医流程

癫痫是一个专业性很强的慢性疾病,因此了解其就诊流程,对于提高患者的就医效率很重要。现列流程图如图 11-1。

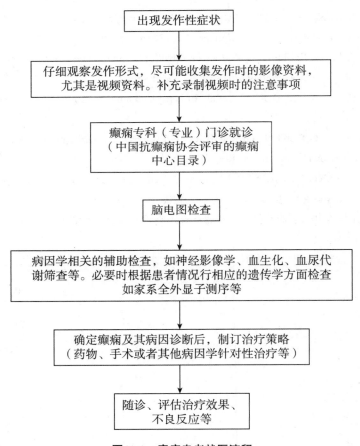

图11-1 癫痫患者就医流程

132

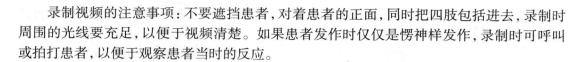

录制视频的注意事项：不要遮挡患者，对着患者的正面，同时把四肢包括进去，录制时周围的光线要充足，以便于视频清楚。如果患者发作时仅仅是愣神样发作，录制时可呼叫或拍打患者，以便于观察患者当时的反应。

二、癫痫患者就诊、治疗过程中的注意事项

患者的求医就诊也是有一些技巧和注意事项的，学会和医师良性互动对于提高诊治效果具有重要意义。现将癫痫患者就诊、治疗过程中的注意事项分述如下。

（一）就诊前准备

1. 发作观察　仔细观察发作形式，尽可能用手机、相机或者摄像机等将患者的发作录下来，这样对于诊断非常有帮助。录像时首先要保证患者的安全。注意尽量光线充足，晚上应该开灯，家长或者家属不要遮挡患者，摄像过程中要包括患者全身整体情况、面部以及发生癫痫发作的主要部位（比如抽搐的肢体）的清晰影像。患者发作时，旁边的亲属一定要镇静，尽可能观察患者的发作情况，包括眼睛是否凝视、向哪个方向，头是否扭转、向哪个方向，脸色是否发青、发白、是否口周发紫，是否吐沫或者唾液增多，肢体有无僵硬、抽搐、是否对称，有无大小便失禁。发作后是否非常疲劳、困倦，肢体是否无力（对称还是不对称），有无呕吐，刚发作后是否说话口齿不清等。如果患者是成年人或者青少年，发作时意识未完全丧失，发作后应尽可能记录下发作刚开始或者即将开始时的所有感受或者异常动作、行为等。

2. 辅助检查准备

（1）脑电图：一份合格的脑电图与脑电图原始数据的采集、阅图者的能力和经验密切相关，最好在具有脑电图技师和癫痫专业医师资质的医疗单位开展（中国抗癫痫协会评审通过的一、二、三级癫痫中心目录）。同时应要求脑电图室尽可能多打印一些原始图，尤其是患者清醒时的背景、发作时以及当地医师认为有异常的图形，这样可以方便其他医师自己判断。脑电图应该是包括清醒以及至少一个完整睡眠周期的图，而且最好是非药物诱导的自然睡眠。

（2）一般癫痫患者常规需要进行血、尿常规、肝肾功能、电解质以及空腹血糖检查，外地患者可提前在当地做好这些检查。

（二）就诊时的注意事项

总体原则，一定要尽可能让医师充分了解患者的所有想法，同时听清楚医师的所有医嘱。

1. 如何说病情与发作相关的情况，如发作容易出现时间（清醒、睡眠等），有无诱因（饥饿、运动后、进食高蛋白后等）等。

应尽可能向医师仔细描述患者的发作的情况，尤其是发作即将开始或者刚开始的情况，如是否有异常的感觉、动作或者行为，最先开始出现抽搐的身体部位等，描述发作时的情况，可参照上面的观察发作部分。

还要反映癫痫相关的共患疾病及生活情况，如是否合并其他疾病，或者正在共用的药物，儿童患者的学习情况，成人患者的工作情况，儿童患者的发育情况，是否有其他精神行为异常，是否有睡眠障碍，等等。

患儿既往的病史及家族史，如既往有无脑损伤的病史、有无罹患中枢神经系统感染的病史等，家里人有无类似疾病史等。

复诊时,还要详细叙述,自上次就诊以来患者发作演变情况以及患者神经精神行为方面的其他任何变化,还有可能的药物不良反应等。

2. 就诊时材料准备 带齐所有既往就诊的资料,包括脑电图的详细图、头颅磁共振或者 CT 图像、所有的化验单。最好按照时间顺序排列。即使复诊也是这样。最好能够按照时间整理患者的发作情况和用药情况的书面材料(可以用一个统一的文件夹存放),以免在诊室遗忘想要介绍的病情和要问的问题。

打印出准备要问的问题,最好每个问题下面预留出足够的空间以备记录。

初诊时一般必须患者本人当面诊治。复诊时,如果患者没有其他不适或者病情变化,儿童患者可以由其父母来进行咨询。

3. 听清楚医师的所有医嘱 就诊过程中应该尽可能听清楚医师的所有医嘱,如果有不明白的地方一定要问清楚,切忌自以为是,造成治疗差错。

(三)就诊后的注意事项

总体原则,一定要遵医嘱、勤记录、定期复诊。

1. 遵医嘱 取药后首先要核对药物和剂型是否正确。仔细阅读说明书,如有不理解的重要问题,可以返回诊室询问接诊医师。

2. 观察疗效和不良反应 养成记日志的好习惯,主要是记录患者发作的情况、药物的不良反应以及其他发生变化的情况,比如睡眠、学习、精神行为、饮食、体重等。按照医嘱,定期进行必要的辅助检查,如血常规、肝功能。

3. 定期复诊 一般按照医师的要求进行复诊即可。癫痫控制良好,没有发作者,可半年左右复诊一次。如果刚开始或者调整剂量,还未达到目标剂量,如果发作没有控制,但是也没有加重,则应该按照医嘱继续加量、观察;如果按照医师医嘱治疗,发作不断加重、出现新的发作或者出现不良反应(如皮疹、肝功能损害等),则应该提前复诊。如果出现快速进展或者严重不良反应,尤其是药物过敏(出皮疹等)或者严重肝功能损害的话,应该尽快就近诊治,因为这些不良反应可以进展很快,少数甚至可以危及生命。

复诊需要准备的材料:①病历资料:带齐所有的既往看病资料,尤其是既往看病的病历本和脑电图;②辅助检查:可以在当地复查好血常规、肝功能,必要时复查血药浓度,如果医师另外有医嘱则遵嘱执行;③脑电图复查:如果已经连续 2 年没有发作,复诊前一定要复查长程脑电图(＞4 小时,包括清醒期和睡眠期的)。如果最近发作增加,而且近期(3 个月内)没有做过脑电图,最好复诊前复查长程脑电图(＞4 小时,包括清醒期和睡眠期的)。

4. 生活管理 详见第十二章。

第十二章　癫痫患者综合管理

罹患癫痫的意义远远超过了单纯的痫性发作。这一疾病严重影响了患者的日常生活，如求学、就业、交友、婚育、经济收入等。长期的担心、照顾癫痫患者也给其家庭成员的心理和生活带来了巨大的压力。癫痫对患者及其家庭生活质量的影响程度与患者的年龄、性别、癫痫类型和严重程度等密切相关。癫痫是一种复杂疾病，不仅需要临床医师的专业诊治知识，还需要患者、患者家属及朋友和其他照顾者的积极参与，需要各种社会组织、社区服务提供者的知识和技能。根据目前的生物-心理-社会医学模式，癫痫治疗与康复的目标不再局限于发作的控制和症状的缓解，而是如何使患者的健康状况全面改善或恢复，即在最大限度控制发作与提升患者生活质量之间找到一个最佳平衡点。因此，癫痫患者的综合管理模式是以患者为中心，以抗癫痫治疗为基础，整合临床医师、照料者、社会组织等多种力量，帮助患者提高自我管理的技能，从而改善健康和提高生活质量。本章介绍癫痫患者的生活质量特点及综合管理的要求。

第一节　癫痫患者的生活质量

生活质量指的是个人在文化和社会背景下，从个人角色、行为、成就、机遇等与个人价值和期待相关方面获得的满足感。据世界卫生组织的定义（1996），生活质量为在与个人生活、奋斗目标、期望值、思想和价值标准相关的特定文化和价值系统下，个人对其社会位置的客观感知。与其他慢性疾病相比，癫痫发作的突然性、反复性和不可预知性，以及对癫痫患者可能造成的认知功能损害和心理负担（如患者存在的羞耻感问题），对患者的生活质量会产生更为强烈的影响。而长期照料患者、社会歧视等因素同样也给其家人带来沉重的经济负担和巨大的心理压力。癫痫对生活质量的影响主要表现在以下几个方面：

一、躯体健康

癫痫的频繁发作是影响生活质量的独立因素，发作频率与生活质量呈负相关。癫痫的反复发作，特别是全面性发作，会造成患者的生理功能损害，产生头痛、头昏、胃肠不适、四肢乏力、疲乏等躯体症状，导致日常生活能力下降。发作时还可能引起身体的意外损伤，如舌咬伤、烫伤、烧伤、颅脑外伤、骨折和软组织伤等，甚至会因高处坠落、溺水等导致意外死亡。

二、心理/精神障碍

患者的心理/精神状况与其生活质量的相关性要远远超过发作频率及疾病的严重程

度。即使在癫痫发作得到完全控制之后,患者的孤立感、社会隔绝感、被歧视和羞耻感(stigma)等心理反应仍可长期存在。

抑郁是癫痫患者最常并发的心理障碍,是影响癫痫患者生活质量的独立因素。反复发作的癫痫患者,抑郁的患病率是一般人群的 3 倍。对于难治性癫痫患者,抑郁对生活质量的影响甚至超过发作频率及发作严重程度。焦虑也是癫痫患者常并发的精神障碍,患病率是一般人群的 2 倍。和抑郁一样,癫痫患者的焦虑也常常被漏诊,没有引起足够的重视,得不到相应的治疗。另外,癫痫患者还常存在对发作的担忧、自我评价过低、挫折感、羞耻感、无助、绝望、烦躁、对事物失去兴趣等问题,心理适应能力较差。癫痫患者的精神症状发生率较高,包括精神错乱、错觉、视幻觉、听幻觉和强迫等,并可以有各种人格失调,如依赖、严厉、固执及情绪不稳定,其人格特点在某种程度上与发作相关。

三、认知功能

约有 30%~40% 的癫痫患者有认知功能方面的损害,是影响生活质量的重要因素。未用抗癫痫发作药的新诊断的癫痫患者,可已有明确的认知功能方面的损害,包括词语学习能力、言语记忆、情景记忆、记忆策略、言语命名,视觉搜索能力及精神运动速度等方面的减退,其中以词语延迟回忆的损害最为显著,而其空间结构记忆、注意力及抗干扰能力则未受影响。

痫样放电可以对认知功能造成严重损害。一次癫痫发作可引起数小时至数天的认知功能下降,称为发作后认知功能损害。其后症状可以部分恢复,所残留的认知功能减退称为发作间歇期认知功能损害。全身强直阵挛发作对于认知功能的损害最为明显,其次为复杂部分性发作和由部分性发作继发全身强直阵挛性发作,言语功能损害明显。一些癫痫综合征如婴儿痉挛症(West 综合征)、Lennox-Gastaunt 综合征、Sturge-Weber 综合征等往往是脑部病理改变的外在表现,伴有严重的认知损害。枕叶癫痫主要表现为注意力、记忆力的下降。额叶癫痫主要为计划与执行功能的减退,记忆功能则不受影响。颞叶癫痫则以近、远期记忆障碍为主。左侧(优势)半球的亚临床发作倾向于造成词语功能下降,右侧半球病变的患者则表现为处理非语言材料的能力下降。癫痫发作频率越高、持续时间越长对认知的影响也越大。发病年龄早,是认知功能预后不良的重要因素之一。早年发病者认知损害严重,而成年期以后发病的患者认知损害轻微。癫痫患者病程越长对其认知损害越明显,尤其体现在言语记忆及情景记忆方面。

抗癫痫发作药是目前癫痫治疗的首选方法,而且用药是一个长期的过程,所以抗癫痫发作药对认知功能的损害受到特别关注。应用抗癫痫发作药的患者存在较广泛的认知损害,包括注意力、言语记忆、情景记忆、空间结构记忆、词语学习能力、抗干扰能力与精神运动速度等方面,其中以词语延迟回忆、注意力以及精神运动速度的损害最为明显。在传统抗癫痫发作药中,卡马西平、苯妥英钠和丙戊酸钠对认知功能影响相似,苯巴比妥对认知功能的影响大于上述三者;在新型抗癫痫发作药中,加巴喷丁、拉莫三嗪对认知功能的影响少于卡马西平,托吡酯(如合适的剂量)的认知功能损害稍重于丙戊酸钠。认知功能损害程度与用药种类和癫痫患者认知损害程度成正比,尤其体现在记忆力、注意力以及精神运动能力方面。

四、社会功能

不同国家、不同文化背景均存在对癫痫的基本知识认识不足的问题,包括患者自身、患者家属、社会一般人群及雇主等,可分别导致患者的依从性不佳、家庭生活满意度下降、社会对癫痫患者的歧视及癫痫患者的就业情况较差等。患者以外的社会一般人群对癫痫的认识不足,认为癫痫患者的心理是有缺陷的,即使在癫痫已被证实是一种神经系统的疾病后,对癫痫患者的误解和歧视仍普遍存在,这对患者的心理情绪方面的影响很大。癫痫患者由于抑郁、羞耻感等导致其社会孤立性,这使他们的社会交往减少,结婚率也因此远低于一般人群。癫痫患者的接受教育的能力和受教育水平也较一般人群要低。在就业方面,癫痫患者的失业率明显高于一般人群,这可能也是造成癫痫患者社会孤立的一个原因。同时,癫痫患者也更难以胜任工作,这一方面是由于他们的受教育水平偏低,另一方面是因为社会对其的歧视。癫痫诊疗相关的检查和多种抗发作药物,特别是新型抗发作药物的长期花费,给患者及家属带来了巨大的经济负担和家庭压力,导致患者及家庭物质生活条件下降,影响生活质量。

第二节　癫痫患者综合管理的模式及内容

癫痫患者的综合管理模式是以患者为中心,以抗癫痫治疗为基础,整合临床医师、照料者、社会组织等多种力量,帮助患者提高自我管理的技能,从而改善健康和提高生活质量。

一、自我管理

自我管理是患者(患儿及家属)对癫痫发作和日常生活的管理策略。癫痫自我管理包括了患者及其家庭建立自我管理技能和行为所需的信息和资源,以便他们能够积极参与以患者为中心的护理过程。其核心要素包括知识、态度、技能和行为、个人对发作的处理能力、药物治疗的安全性考虑、医患沟通和生活方式的选择等。自我管理必需的知识和技能有两类:癫痫特定的管理和慢性病保健管理。癫痫特定的管理涉及癫痫发作、药物治疗、安全性问题、发作的诱发因素和合并症等方面的管理。慢性病保健管理包括保持健康的生活方式、积极建立与医师的合作关系、培养独立生活技能等。获得癫痫自我管理的知识和技能有助于癫痫患者及其家庭成员建立自信,了解自身需求和调动资源以满足需求,提升生活质量,获得最优质的幸福生活。

临床医师很少能有机会观察到癫痫发作,他们往往根据患者自述或家属对癫痫发作的描述来进行判断。因此,通过手机和录像设备拍摄视频、记录或日志等手段能对癫痫发作的形式和频率进行精确记录,为临床医师制定和调整治疗方案提供依据,还有利于评估药物治疗及其他的干预手段的效果。

坚持用药是对患者的巨大挑战。导致患者服药依从性差的原因主要是对副作用的恐惧、忘记服药和认为有段时间不发作就可以停药等。提高依从性的方法有:加强对副作用的监测、做服药记录、使用有日期的药盒、使用提醒便签和闹钟、为方便服药而调整生活作息等。

二、辅助疗法

一些辅助的治疗方法也有利于控制癫痫、教育患者进行自我管理和改善生活质量。行为治疗通常教育患者如何识别发作的诱发因素,并改变不健康的行为(如睡眠缺乏、闪光、过度劳累,饮用酒类、咖啡、浓茶等)。由于害怕发作,癫痫患者的家人往往过度限制其外出活动,使得患者社交能力降低,社交圈减小,加重了自我封闭和焦虑抑郁等心理障碍的发生,从而影响生活质量。适当的、有陪护的户外集体活动有利于改善注意力、情绪调适,并有助于患者增强体质,如保龄球、乒乓球、慢跑、步行、瑜伽等。另外,其他的行为治疗方式包括听音乐、弹琴、绘画、书法、做手工、冥想、心理咨询、利用聚会的形式交流等都能在一定程度上稳定患者的情绪、陶冶情操。

三、有效沟通

对癫痫的危险性、可能的治疗副作用和自我管理的重要性的讨论是临床医师、患者、家属之间有效沟通的主要内容。临床医师应在癫痫疾病确诊后即明确地告知患者及其家属癫痫的危险性,包括癫痫发作本身和药物副作用对身体的影响、癫痫发作所导致的意外伤害、自杀等。目前,癫痫猝死(SUDEP)在西方国家引起极大的重视,在我国还需要进一步引起关注。经常性的有效沟通能使患者及家属了解癫痫相关危险的信息,并学会如何在最大限度上降低风险,提高自我管理能力。有条件的话,可以聘请专业护士、自我管理能力较好的现(曾)患者和家属、志愿者等来帮助沟通,能取得更好的效果。

四、疫苗接种

就目前数据而言,癫痫患者接种疫苗的不良反应发生率与普通人群相当,而感染疾病对癫痫患者带来的损伤远大于疫苗潜在的不良反应风险。接种疫苗后可能引起发热,这将降低癫痫发作阈值,甚至诱发发作。接种疫苗后 48 小时应密切监测体温,如有发热,常规应用退烧药(如对乙酰氨基酚)能降低癫痫发作风险。以下情况建议暂缓接种疫苗,待情况恢复正常后再行接种:暂时的频繁发作;正在感染或发热;免疫性疾病急性发作期。对疫苗成分过敏或者首剂疫苗过敏者应停止接种。上述建议同样适用于新型冠状病毒疫苗,特别需要提醒的是,接种新型冠状病毒疫苗后仍然需要佩戴口罩和保持社交距离以预防新型冠状病毒感染。

五、特殊人群的综合管理

癫痫对患者及其家庭生活质量的影响程度和患者的年龄、性别、癫痫类型和严重程度等都密切相关。以下针对不同的癫痫特殊人群的特点提出相应的综合管理要求。

1. 儿童和青少年 大部分家长一开始对孩子刻意隐瞒其真实的病情。随着年龄的增长,儿童和青少年患者对癫痫知识的渴望与日俱增。临床医师和家长应该主动地向他们介绍癫痫知识和该疾病对他们未来的影响。教会他们如何在日常生活中应对癫痫发作,保护自己的生命安全,化解由发作带来的恐惧。家长应着重训练患儿自我管理疾病的技能(记日志、服药、定期随访等)、基本的独立生活技能、健康的生活方式,包括应对压力和应激、足够的睡眠、情绪调整等。有研究结果提示,患癫痫的儿童和青少年,在生理状况上优于患其他慢性疾病的同龄人，但在社会心理方面，他们则具有更强的孤立感、社会隔绝感、被戏弄和羞耻感和更差的社交能力，其中女性患儿较男性患儿的社交能力更差。近年来新发癫痫患儿的研究表明，精神疾病、认知障碍、行为学问题可以在疾病早期、甚至在癫痫疾病发生之初就出现。因此，家长应重视患儿情绪和精神方面的问题，努力培养他们的社交能力。家庭相关的精神因素，如较大的家庭压力、较少的家庭资源、家庭成员对癫痫疾病的负面态度等均会对患儿产生很大的影响，家长应在这方面做适当的家庭调适，给予患儿温馨和睦的家庭环境。但家长的过度担心和保护会造成患儿过分依赖，以致成年后缺乏独立生活能力。如果癫痫患儿没有扰乱教学秩序的频繁发作，且能正常参与教学活动，可在普通学校接受教育。对于频繁发作的患儿，应根据癫痫专科医师和儿科医师的综合评估，选择适合的特殊教育方式。由于儿童时期的癫痫发作可能有注意力、思维能力、认知损害等风险，患癫痫的儿童和青少年在学校表现和学习成绩常受到影响。家长应和老师配合，根据患儿的病情和特点帮助他们完成学习任务。

儿童和青少年时期对娱乐和运动的需求很高，需要帮助并陪伴他们参与一些低风险的娱乐和运动项目，如露营、慢跑、散步等，培养兴趣爱好也有利于身心健康。应注意采取保护措施，防止意外损伤。对在校体育运动，需结合发作类型和严重程度、对运动的耐受能力、既往癫痫发作诱因等因素综合分析，选择适合癫痫患儿的运动类型和运动时间。另外，不要刻意回避或否认患儿存在青少年期的一些特殊敏感问题，如性、早恋、饮酒等。必要时应坦诚沟通，并告知与癫痫发作的关系，帮助他们作出理智的决定。

2. **成人** 成人癫痫患者生活质量下降的危险因素，包括癫痫发作次数多，癫痫发作时间长，病程长，抗癫痫治疗的副作用，对抗癫痫治疗的依从性差，抑郁或焦虑，缺乏社会支持，受鄙视感，以及对就业的担忧等。他们特别恐惧在公众面前发作而带来的尴尬和耻辱。成人患者渴望在就业、婚姻与生育、驾车等方面获得更有用信息和帮助。

在就业方面，雇主对雇佣癫痫患者仍有顾虑，癫痫患者的失业率明显高于一般人。求职失败部分归因于癫痫发作、情绪和态度问题及缺乏职业技能。男性患者对疾病最大的担忧是就业的限制导致经济压力，从而影响他们的自尊感和自信心。应给予患者提供相应的职业技能培训，帮助他们寻找和尝试适合的工作。对雇主也应进行癫痫知识的教育，消除对患者的偏见。患者的从业环境应相对安全和安静，尽可能避免酒精、嘈杂环境、高空、驾驶机动车、电子游戏，以及接触水、火、电、危险物品和夜班或睡眠时间明显减少的工作。

癫痫患者由于抑郁、羞耻感等导致他们的社会交往减少，结婚率远低于一般人群，结婚年龄延迟，离婚率也较高。患者及其家庭在生育问题上常常面临困惑，间接影响家庭和睦。大部分癫痫患者性功能正常，但也有部分癫痫患者出现一定程度的性生活障碍，出现问题应及时就医。在遵守法律和行政法规的前提下，癫痫患者可以结婚。医师应及时给予婚育方面的指导，帮助患者选择适当生育时机，加强孕期监护。对某些明确遗传性的癫痫，应慎重婚配和生育。

与一般人群相比，癫痫患者驾车发生交通事故的风险明显增加。因此，应该提高认识，加强管理和宣教，防患于未然。癫痫患者，绝对不能在申领机动车驾驶证时隐瞒癫痫病史。如果在专科医师治疗与指导下已 10 年无发作、包括停服抗发作药物后 5 年无发作，可视为癫痫不存在。

3. **女性** 女性患者有特定的需求和关注点。如激素水平波动会影响癫痫发作的频率，服用的药物可能会影响生殖功能、怀孕、哺乳和导致后代畸形。对于育龄期的女性,应帮助她们了解适当的怀孕时机、其后代罹患癫痫的风险、怀孕对发作控制的影响、发作及治疗对胎儿的影响。特别注意应用丙戊酸治疗对女性癫痫患者的后代患有先天发育不良和认知障碍的风险。女性患者亦可能有较严重的性功能障碍,这个问题在我国很少引起关注。在中年以上的女性患者中,抗癫痫发作药和骨质疏松的关系,围绝经期对癫痫发作的影响等问题尤为重要。

女性患者的家庭生活也因癫痫疾病受到影响。如害怕癫痫发作时对孩子造成伤害而被禁止和孩子接触,因为患病而被家人嫌弃,甚至遭受家庭暴力等。除了和患者家属有效沟通外,还可联合社区、妇联及相关部门共同协助解决。

4. 老年人　老年人常合并高血压、糖尿病、心脏病等慢性疾病,而且老年期的癫痫大部分由卒中、脑肿瘤和痴呆等神经系统疾病发展而来,这些疾病都能使患者的躯体健康和生活质量下降更显著。新诊断的老年患者更容易表现出焦虑和抑郁症状以及对抗癫痫治疗副作用的担忧。因此,对他们应尽早加强癫痫的基本知识的教育,特别是药物的副作用及与治疗其他慢性病的药物之间的相互作用。如果确定了导致癫痫的原发疾病,也应告知这些疾病同癫痫发作的关系。另外,也有必要针对有几十年病程的、从成年向老年阶段过渡的患者进行教育,告知年龄增长如何影响癫痫和治疗方案(如调整药物剂量)。

老年患者因发作而受损伤的机会增加,损伤程度也加重。如老年癫痫患者主要担心的跌倒导致的骨折,其可能的危险因素有:抗癫痫发作药的副作用(包括眩晕和共济失调)、骨质疏松、其他合并的神经系统疾病等。因此,老年患者较正常人群具有更高的骨折风险。随着年纪增大,躯体的整体机能下降,老年患者的自我管理能力下降,这时更需要照料者的协助。家庭成员应注意患者的情绪变化,积极护理原发病和其他慢性病,通过各种设施增强患者的安全感以防止意外的发生。

第三节　患者关爱活动的组织

中国抗癫痫协会(CAAE)(http://www.caae.org.cn)病友关爱工作委员会、各省级抗癫痫协会的病友关爱组织及本区域内各级癫痫中心负责关爱癫痫患者的宣传教育及组织患者活动。教育、民政、残联、妇联等相关部门和大众媒体亦应当积极参与此项工作。

1. 开展癫痫患者关爱活动的地点　各级癫痫中心可以利用本单位适宜空间如门诊大厅或会议厅等,作为对癫痫患者开展宣教活动的地点(宣传园地),也可以利用相对固定的场所(院内或院外)建立癫痫患者活动中心,定期开展活动。可以租用其他场地作为临时性活动的地点,但必须配备应对癫痫发作的医疗、应急设备与医务人员,以保证患者安全。将来可以制定"癫痫患者活动中心"的评估与分级标准,开展各省(自治区、直辖市)癫痫患者活动中心的经验交流活动。

2. 癫痫患者关爱活动内容　活动内容包括与疾病相关的科普知识及消除病耻感的宣教讲座、形式多样的康复指导、患者患病后的心理路程交流、互勉,患者家属照护患者的经验交流,组织患者开展绘画、书法、制作工艺品、摄影兴趣小组等,以及"夏令营""欢乐周末"等休闲活动等。在活动中鼓励患者大胆分享自己与疾病作斗争的经验与体会,鼓励患者的

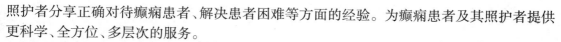

照护者分享正确对待癫痫患者、解决患者困难等方面的经验。为癫痫患者及其照护者提供更科学、全方位、多层次的服务。

　　每年的 6 月 28 日是国际癫痫关爱日,这天也是 1997 年国际癫痫大会通过"全球抗癫痫运动"的日子。国际癫痫关爱日的主旨是宣传癫痫与公共卫生的重要性,呼吁全社会认识癫痫疾病,关爱癫痫患者,并使其得到应有的尊重和鼓励。每年的这一天,全国各大医院癫痫专科医护团队和各级抗癫痫关爱组织会通过各种形式来宣传癫痫相关的知识,为癫痫患者提供义诊服务,帮助癫痫患者,让更多癫痫患者早日摆脱疾病的困扰。

　　3. 组织患者活动的注意事项　组织癫痫患者活动,采取知情同意、自愿参加原则,注意保护患者隐私,不要勉强患者和 / 或家属说自己不愿透漏的内容。对实地参加活动的患者事先评估疾病状况,尽可能请家属陪同。癫痫频繁发作且病情严重的患者更适合参加基于互联网的线上活动。公益活动组织者应充分考虑到活动场地及方案的安全性,做好详尽的事前摸排,制订突发事件预案。

　　4. 利用社会资源支持癫痫关爱工作　各级医疗康复机构、癫痫患者活动中心、为残疾人办的日托中心等社区服务机构,都可以为癫痫患者及其家属提供服务。除了各级癫痫关爱组织发起组织的活动外,通过各种媒体渠道传播的健康资讯对影响公众对癫痫的认识和态度至关重要。资讯的来源包括印刷品、广播、电视、互联网、各种医疗机构或非医疗组织开设的网站和公众号。目前已有多种癫痫相关的出版物和癫痫相关知识在关爱网站和微信公众号上免费供患者阅读和下载,许多癫痫专科医师也会开设个人公众号普及癫痫教育。其他社会支持包括患者亲属和朋友的陪伴支持、社区街道的家访等。但应警惕通过媒体宣传的各种不正规的治疗手段,以防患者受骗上当。

参 考 文 献

[1] 中国抗癫痫协会病友关爱工作委员会. 中国癫痫患者教育与关爱工作规范(试行)[J]. 癫痫杂志, 2021, 7(5): 417-421.

[2] CAPOVILLA G, KAUFMAN KR, PERUCCA E, et al. Epilepsy, seizures, physical exercise, and sports: A report from the ILAE Task Force on Sports and Epilepsy[J]. Epilepsia, 2016, 57(1): 6-12.

[3] ENGLAND M J、LIVERMAN T G 、SCHULTZ M A, ey al. 癫痫面面观:健康与理解 [M]. 李世绰, 译. 北京:人民卫生出版社, 2013.

第十三章

癫痫的中医诊断与治疗

癫痫（epilepsy）俗称"羊角风"或"羊癫风"。中医对其临床发作时的表现描述较多，表现为发作性运动、感觉、自主神经、意识及精神障碍等。对于病因的论述比较宏观，分为先天性因素和后天性因素，病机概括为心、肝、脾、肺、肾五脏气血失调，阴阳失衡，气逆痰涌，火炎风动，蒙蔽心窍，导致突然的发作性神志异常改变。对癫痫的诊断，主要是根据癫痫的病程划分了发作期、休止期与恢复期三个阶段，再根据各期表现有虚实寒热的辨证，用于指导临床治疗。现代医学对癫痫的临床类型划分和诊断细致入微，是由于药物治疗和手术治疗的需要，与之不同，中医药的治疗强调整体调节，强调补虚祛实，着重病机的分析，因此，临床诊断方面沿用传统的内容，没有太大变化。

中医药抗癫痫的治疗历史悠久，有许多常用方剂和中药传承下来，是人用经验的实践总结，非常宝贵。虽然一些抗癫痫中药具有毒性，但是随着中医药领域用药安全的规范化管理不断完善，有毒中药在处方剂量上严格限制，控制了中药肝肾损伤的发生，除特殊体质外，用药基本是安全的。在过去的一段时间内，社会上一些不规范的医疗机构，利用西药控制癫痫发作的优势，在中药配方中掺入西药，由于不能精准把握抗癫痫西药剂量，发生过毒副作用案例，在社会上造成不良影响，损害了中医药治疗癫痫的声誉，在药品监督管理局等相关部门和医疗机构质量管理的当下，相信这种行为会得到有效控制。

二十一世纪是循证医学的时代，本章就中医药抗癫痫的研究进展进行了分析，集成传统经验、循证证据、现代名老中医经验的内容进行了呈现，希望为广大抗癫痫医务工作者提供中医药治疗的参考。

第一节　癫痫的中医诊断与分期

一、中医诊断

1. 定义　癫痫属于中医学的"痫病"范畴。又称"痫证""癫痫""羊痫风"。癫痫是指脏腑受伤，神机受累，元神失控所致，以突然意识丧失，发则仆倒，不省人事，两目上视，口吐涎沫，四肢抽搐，或口中怪叫，移时苏醒，一如常人为主要临床表现的一种发作性疾病。

2. 病因　病机中医学认为本病的发生与多种因素有关，分为先天性因素和后天性因素两方面，而且强调"七情"为患。先天性因素又称作"胎痫"，意为胎中带来的，如大脑发育不全，脏腑功能先天不足、遗传等；《素问》有云："此得之在母腹中时，其母有所大惊，气上而不下，精气并居，故令子发为癫痫"，《活幼心书·痫证》进一步说明"胎痫者，因未产前，或母食酸咸过多，或为七情所伤，致伤胎气"，说明情志及胎产失常是先天致病的主要因素。后天因素包含许多,如七情失调,饮食不洁,劳累过度,或精神刺激,或继发于其他脑部疾病。肝、肾、脾亏虚是本病主要病理基础,由此而产生之风阳、痰火、血瘀是本病的病理因素。

二、中医辨证分期

1. 发作期　癫痫发作期的病机主要是脏气不平,营卫逆乱,逆气所生,是"气"功能的紊乱。中医认为,人体内诸气各有其正常的运行规律。如元气,行三焦通道分布全身,主宰人体的生命活动;经气,行经络之内;卫气行于脉之外;营气行于脉之中;胃气、肺气下行;脾气上升;肝气舒发;肾气潜藏等。若这些气反其道而行之,就可能导致逆气上巅犯脑,迷闭脑窍,引动肝风。脑为逆气所犯,则必生眩晕或跌仆。脑受迷闭而神昏目瞑,引动肝风则抽搐。

2. 休止期　是指癫痫停止发作阶段,因病情轻重而异。轻者休止期数月甚至逾年,重者休止期数日甚至按小时或分秒计算。休止期仅仅是逆气暂时消散,但由于痰、热、积、瘀、虫、惊等病因未除,而脏腑、经络、气血的功能未恢复,随时有再次发作的可能。

3. 恢复期　也称缓解期,此期指癫痫停止发作三年以上。这个时期将会出现三种情况:一是致病因素已除,脏腑、经络、气血功能正常,逆气不再产生,癫痫痊愈。二是致病因素已除,脏腑、经络、气血功能尚处于恢复之中,此时期若无特殊原因,一般也不会再犯病;若突受惊恐或其他精神刺激,感染时疫瘟毒,颅脑受伤,饮食不洁,过劳或月经初潮等,又可能破坏脏腑、经络、气血的平衡,产生逆气,使癫痫复发。三是病因虽除,脏腑、经络、气血功能受到严重影响,已经不可能恢复,其中主要是脑神受蒙,脾肾两亏。

第二节　癫痫的中医药治疗

癫痫的中医药治疗原则是发作期以祛邪、开窍醒神为主,恢复期和休止期以祛邪补虚为主。祛邪宜以豁痰息风、开窍定痫法为主;补虚宜以健脾化痰,补益肝肾,养心安神法为主。治疗方法丰富多样,一般内治与外治结合,灵活多变,如药物、针灸、按摩、心理调适、饮食调理等措施,往往根据病情选用几种方法配合应用。

一、中医药治疗方法

1. 发作期

(1)阳痫

主症:病发前多有眩晕,头胀痛,胸闷乏力,喜伸欠等先兆症状,或无明显症状,旋即仆倒,不省人事,面色潮红、紫红,继之转为青紫或苍白,口唇青紫,牙关紧闭,两目上视,项背强直,四肢抽搐,口吐涎沫,或喉中痰鸣,或发怪叫声,甚则二便自遗。移时苏醒,除感疲乏、头痛外,一如常人,舌质红,苔多白腻或黄腻,脉弦数或滑。

治法:急以开窍醒神,继以泻热涤痰息风。

方剂:黄连解毒汤合定痫丸加减。

药物:黄连15g,黄芩9g,黄柏12g,栀子15g,贝母9g,胆南星12g,半夏9g,茯苓15g,橘皮15g,生姜6g,天麻15g,全蝎6g,僵蚕9g,琥珀1.5g,石菖蒲12g,远志15g,甘草6g。

煎服法：急煎，顿服。

（2）阴痫

主症：发作时面色晦暗青灰而黄，手足清冷，双眼半开半合，昏愦，僵卧，拘急，或抽搐发作，口吐涎沫，一般口不啼叫，或声音微小。也有仅见呆木无知，不闻不见，不动不语；或动作中断，手中物件落地；或头突然向前倾下，又迅速抬起；或二目上吊数秒及至数分钟恢复，病发后对上述症状全然无知。多一日频作十数次或数十次。醒后周身疲乏，或如常人，舌质淡，苔白腻，脉多沉细或沉迟。

治法：息风涤痰，定痫开窍。

方剂：半夏白术天麻汤合涤痰汤加减。

药物：半夏 9g，胆南星 6g，橘红 9g，茯苓 15g，白术 15g，党参 30g，天麻 15g，全蝎 9g，蜈蚣 3 条，远志 6g，石菖蒲 9g。

煎服法：急煎，顿服。

（3）脱证

主症：持续不省人事，频频抽搐。偏阳衰者：伴面色苍白，汗出肢冷，鼻鼾息微，脉微欲绝；偏阴竭者：伴面红身热，躁动不安，息粗痰鸣，呕吐频频。

抢救治疗：有痰热者，立即灌服安宫牛黄丸，偏阳衰者，加用参附注射液静推或静滴；偏阴竭者，加用清开灵或参麦注射液静滴。抽搐严重者，灌服紫雪丹；喉中痰声沥沥者，用竹沥膏开水化溶后灌服。

2. 恢复期

（1）痰火扰神证

主症：急躁易怒，心烦失眠，咳痰不爽，口苦咽干，便秘尿黄，甚则彻夜难眠，目赤，舌红，苔黄腻，脉多沉滑而数。

治法：清泻肝火，化痰宁神。

方剂：当归龙荟丸加减。

药物：龙胆草 9g，青黛 1.5g（冲），大黄 12g，黄连 12g，黄芩 15g，黄柏 9g，栀子 15g，木香 6g，当归 12g，茯苓 15g，半夏 9g，橘红 12g。

煎服法：每日一剂，水煎服。

（2）风痰闭阻证

主症：发病前多有眩晕，胸闷，乏力，痰多，心情不悦，舌质红，苔白腻，脉滑有力。

治法：涤痰息风，镇痫开窍。

方剂：定痫丸加减。

药物：天麻 15g，全蝎 9g，蜈蚣 3 条，半夏 9g，胆南星 6g，橘红 9g，石菖蒲 12g，琥珀 1.5g（冲），远志 10g，茯苓 15g，丹参 9g，麦冬 12g，姜汁 15g，炙甘草 9g。

煎服法：每日一剂，水煎服。

3. 休止期

（1）心脾两虚证

主症：反复发病不愈，神疲乏力，心悸失眠，面色苍白，体瘦，纳呆，大便溏薄，舌质淡，苔白腻，脉沉细。

治法：补益心脾为主。

方剂：归脾汤加减。

药物：黄芪 30g，党参 15g，白术 12g，茯苓 15g，炙甘草 9g，酸枣仁 20g，木香 12g，何首乌 20g，当归 12g，远志 6g，煎服法：每日一剂，水煎服。

（2）肝肾阴虚证

主症：痫病频作，神思恍惚，面色晦暗，头晕目眩，两目干涩，耳轮焦枯不泽，健忘失眠，腰膝酸软，大便干燥，舌红苔薄黄，脉沉细而数。

治法：滋养肝肾为主。

方剂：大补元煎加减。

药物：党参 15g，熟地黄 20g，枸杞子 15g，山药 15g，当归 12g，山茱萸 15g，杜仲 15g，龟板 20g（先煎），鳖甲 20g（先煎）。

煎服法：每日一剂，水煎服。

4. 中成药治疗

（1）发作期用药：根据痰、热、风、火等不同病机，可以辨证选用礞石滚痰丸、医痫丸、紫雪丹、安宫牛黄丸、牛黄清心丸等药物。脱证可酌情选用参麦注射液、参附注射液；阳痫可选用清开灵注射液、醒脑静注射液等。

（2）缓解期用药：根据心脾两虚和肝肾阴虚等不同病机，可以辨证选用柏子养心丸、归脾丸、六味地黄丸等药物。

二、中医外治方法

（一）针灸治疗

1. 发作期

取穴：百会、风府、大椎、后溪、腰奇。

配穴：若正在发作或昏迷者加人中、十宣、涌泉；牙关紧闭加下关、颊车；夜间发作加照海；白天发作加申脉，小发作可配内关、神门、神庭；局限性发作，配合谷、太冲、阳陵泉、三阴交；精神运动性发作，配间使、神门、丰隆、巨阙和中脘。

方法：根据病情酌情选用 4～5 个穴，正在发作时用强刺激法，发作过后每日或隔日一次，亦可配合使用电针治疗。

2. 休止期和恢复期

（1）体针

虚证取穴：神门、内关、足三里、阴陵泉、三阴交、太溪、中脘、巨阙。

实证取穴：风府、大椎、鸠尾、丰隆、太冲。

配穴：发作频繁后神情倦怠加气海，用灸法。智力减退、表情呆滞加肾俞、关元均用灸法。

方法：每次治疗，酌情选用 4～5 个穴，巨阙、鸠尾用平刺浅刺。

（2）艾灸

取穴：大椎、肾俞、足三里、丰隆、间使、腰奇。

方法：每次选用 1～2 个穴，采用化脓灸法，隔 30 日灸治一次，4 次一个疗程，以上各穴可交替使用。

（3）电针

虚证取穴：神门、内关、足三里、阴陵泉、三阴交、太溪、中脘、巨阙。

实证取穴：风府、大椎、鸠尾、丰隆、太冲。

方法：选择 1～2 组穴位，接通电针仪，用脉冲电刺激 20～30 分钟，隔日一次，10 次一疗程。

（4）头针

部位：根据临床表现和 EEG 检查，找到异常放电的"兴奋灶"来确定其病变发生的具体部位或区域（额、顶、枕、颞）。

方法：根据确定的异常放电部位或区域进行针刺，用捻针手法，大幅快速捻转。隔日一次，30 次为一疗程。每疗程后休息 5～7 日再进行第 2 个疗程的治疗。

（二）按摩

发作期急则治标，豁痰顺气为主；可用手指按压四关（双合谷、太冲）、人中、少商、十宣及足踇趾、中趾、小趾侧旁敏感点，最后按压二风门、承浆，发作休止期以治本为主，健脾化痰、补益肝肾、养心安神，可用手指揉按中府、中脘、关元，重压三阴交、公孙、足三里、肺俞、心俞，并结合辨证选择有关穴位加减。

常用外治法还包括埋线、灸治、揿针、耳穴压豆、穴位注射、熏洗、割治、拔罐等，可以酌情应用。

第三节　中医药治疗癫痫的循证证据

一、基于循证证据的临床研究进展

1. 癫痫证候研究的循证证据　中医证候是指导临床治疗的关键环节，也是保证疗效的基础。近年来有学者通过文献研究从病因、病机、证候要素及方证等不同角度，提取并整理了癫痫的常见证候类型，为其证型规范化提供了循证证据。

癫痫中医常见证型比较多，对 1977—2013 年癫痫证候分布的文献分析发现共计 37 个，其中风痰闭阻、肝风内动、痰瘀阻络、痰火扰神、痰蒙心神、肝肾阴虚证为主要证型；涉及风淫、火热、痰凝、血瘀、气滞、水湿、惊证、阴虚、气虚、血虚、阳虚等 11 个病机要素和肝、肾、心、脾、胃 5 个脏腑病位。在对 1996—2016 年难治性癫痫的中医证候要素的一项研究中，发现其病位包括肝、神、心、脾、肾、经络 / 脑络；病性包括痰、火、气滞、血虚、气虚、血瘀、动风、闭、阴虚、精亏，病位中肝的出现频率为第一位；病性中在发作期以风为主要表现；说明难治性癫痫，因实动风多于因虚生风。对其证型归纳，虚证包含肝肾阴虚、肝血亏虚、肾虚精亏、脾肾气虚、脾阴不足、心脾两虚共 6 证型；实证包含肝风内动、风痰闭窍、风痰瘀阻、痰瘀闭阻、痰火扰神、痰气郁滞、肝郁痰热、瘀阻脑络、气滞血瘀共 9 种证型，其中主要涉及风、痰、瘀、火、郁、气滞 6 种证素的相兼为证。癫痫涉及病理因素复杂，主要为痰，常与火热、气虚、血瘀、动风和窍闭相互为病，病位在肝。由此可见，风痰、肝风、痰瘀、痰火、肝肾阴虚证是比较公认的核心证候及关键要素。

2. 抗癫痫中药研究的循证证据　近年来对抗癫痫中药应用规律的研究，多见以古籍文献、现代文献为研究资料，应用描述性分析、数据挖掘等方法，分析并总结常用中药及其配伍，对临床治疗有一定指导价值。

对 1977—2013 年文献中方药分布规律分析，发现涉及方剂 308 首，成方 69 首，以祛痰剂、补益剂、和解剂、理血剂、清热剂、治风剂为主。共涉及中药 251 味 20 大类，以补虚、平肝息风、化痰止咳平喘、活血化瘀、安神、理气、清热药为主。常见药物有胆南星、石菖蒲、全蝎、天麻、僵蚕、茯苓、郁金、朱砂、钩藤、甘草、远志、天竺黄、白芍、蜈蚣、琥珀、半夏、地龙、陈皮、丹参、青礞石等。在《中医方剂大辞典》中治疗癫痫方剂有 532 首方剂，共 895 味中药，使用频次在前 25 位的中药依次分别为：甘草、人参、朱砂、大黄、麝香、黄芩、远志、防风、茯神、牛黄、当归、半夏、天麻、黄连、雄黄、茯苓、白术、石膏、龙齿、石菖蒲、全蝎、细辛、麻黄、白附子、钩藤。对《中华医典》文献库中难治性癫痫的组方用药规律分析，发现药物频次前 5 位的分别是人参、半夏、胆南星、远志、朱砂，且非常重视虫类药、矿物类药使用。可见，癫痫用药规律中重视肝风、痰、瘀的因素，脏腑辨证时兼顾肝、心、脾三脏，为临床治疗癫痫提供选方用药的思路及依据。

3. 针灸治疗癫痫研究的循证证据　在针灸治疗癫痫方面，近年来对其取穴规律研究颇多，对 1990—2013 年针灸治疗癫痫的现代文献发现取穴以督脉穴和背俞穴为主，多用大椎、百会、人中、风府、筋缩、心俞、肝俞、内关、鸿尾、太冲、丰隆等穴，方法分别有穴位埋线、毫针针刺与电针法。运用数据挖掘技术，分析针灸治疗癫痫的选穴规律及核心穴对，使用频率最高的前个五腧穴为大椎、百会、丰隆、腰奇、鸠尾，频率最高的经脉为督脉、膀胱经、胃经、任脉，常用的特定穴为交会穴、络穴、背俞穴。关联规则分析结果显示支持度最高的为大椎-心俞-丰隆，通过聚类分析可得到 14 个聚类群，这些关联群和聚类群可以视作核心穴对，辨证配穴加减运用。如肾气不足可选用关元-气海-腰俞，瘀血阻络可选用合谷-太冲-三阴交并配膈俞-血海，督脉选穴可用命门-哑门-腰阳关和脊中-至阳-身柱，头皮针可选用枕上正中线-额中线-癫痫区-舞蹈震颤区-运动区，为临床和科研提供重要参考。对 2006—2016 年针刺治疗癫痫"同功穴"的配伍规律分析显示，主要为百会、足三里、丰隆、太冲、合谷，其所属经脉主要为督脉、足三阳经，提示多分布在下肢部和头颈项部，重视局部取穴和远道取穴相配合。

现代临床中穴位埋线疗法比较常用，最常用的穴位有丰隆、筋缩、大椎、腰奇、心俞、鸠尾等，应用频次最高的经脉为督脉、足太阳膀胱经，足阳明胃经，为穴位埋线治疗癫痫的临床选穴提供循证依据。

4. 中医药治疗癫痫的疗效评价　研究中医药治疗癫痫的研究中，最多见的是常规西药治疗的基础上加载中药治疗，用于提高疗效，特别是在难治性癫痫或儿童癫痫中，较多地应用中医药配合西药治疗。

中医药治疗癫痫的系统评价发现，中西医结合在治疗脑外伤后癫痫、小儿癫痫、脑卒中后癫痫、难治性癫痫、癫痫持续状态以及未分类的癫痫方面疗效均优于单纯西药治疗，且在提高癫痫疗效和改善脑电图方面具有优势。抗癫痫中药大多缓效，作用持续时间较长，疗效稳定可靠，毒副作用相对较少。在儿童癫痫的临床研究中，息风止痉法最常用，多项随机对照试验的 meta 分析显示其临床疗效优于常规西药；中医药治疗成人癫痫的系统评价显示，辨证论治、经方加减、中成药联合西药组，疗效明显高于单纯西药组，具体在提高总有效率、改善症状积分及脑电图变化方面优势明显，且未发现严重不良反应。另外，有研究提示针刺联合中药优于中药治疗，针刺联合西药优于西药，差异均有统计学意义，表明临床上针刺治疗癫痫具有一定的优越性。

虽然现有许多系统评价显示中医药和针灸治疗癫痫,在减少发作次数、延缓发病时间、减轻症状等方面疗效肯定,但是仍然需要更多的经过科学设计的大样本多中心临床研究证据支持,以进一步验证中医药的应用价值。

二、基于名老中医经验的方案推荐

本节内容总结了近代全国中医临床学家治疗癫痫的经验,选择了有一定的临床研究证据支持的 8 位国医大师或者全国名老中医的临床经验方进行推荐,作为对中医古籍或者教科书中癫痫治疗方案的补充。

1. 名老中医应用中医药治疗癫痫的方案推荐

(1)周仲瑛教授治疗癫痫方药推荐

方剂名称:癫痫方

方剂组成:天麻 10g,钩藤 15g,白蒺藜 10g,全蝎 5g,广地龙 10g,炙僵蚕 10g,胆南星 10g,法半夏 10g,川芎 10g,郁金 10g,丹参 12g,白薇 15g,石菖蒲 10g,牡蛎 30g(先煎),生石决明 30g(先煎),生地 12g,知母 10g,麦冬 10g。

适应证:各种类型癫痫的发作期和休止期均可应用。

研究证据:本方剂由《医学心悟》的定痫丸、《中医内科杂病证治新义》的天麻钩藤饮、《宣明论方》的大川芎丸、《温病全书》的菖蒲郁金汤等加减化裁形成,经过临床 70 年的经验总结为专方。

(2)余瀛鳌教授治疗癫痫方药推荐

方剂名称:癫痫通治方

方剂组成:牡蛎(先煎)30g,郁金 10g,龙齿(先煎)24g,白矾(先煎)3g,胆南星 6g,桃仁 10g,丹参 16g,苦杏仁 10g,竹茹 10g,陈皮 6g,儿童用药根据其年龄体质量酌减。

适应证:各种类型癫痫,中医辨证为实证。

研究证据:方剂来源于 60 余年经验总结,以并以门诊 243 份病历,累计 1 219 诊次为基础,结合数据挖掘方法总结形成。通过小样本数据(20 例,计 120 诊次)得到强直痉挛型癫痫患者服用该方 3 个月和 6 个月的总有效率均为 80%($P < 0.01$,$P < 0.01$),数据分析结果显示,服中药 3 个月平均发作频次与服中药前 3 个月平均发作频次比较,具有显著性统计学差异($Z=-2.616$,$P < 0.01$),服中药 4~6 个月平均发作频次与服中药前 3 个月平均发作频次比较,统计学具有显著差异($Z=-3.059$,$P < 0.01$),提示该方可以减少患者发作频次,且均未见不良反应。

(3)林夏泉教授治疗癫痫方药推荐

方剂名称:除痫散(益脑安胶囊)

方剂组成:天麻 72g、全蝎 60g、当归 150g、炙甘草 60g、胆南星 21g。

服用方法:共为细末,重者日服 3 次,轻者服 2 次,每次 3g,开水送服。

适应证:原发性癫痫、颞叶癫痫。

研究证据:林夏泉教授传承人刘茂才教授在林老"除痫散"基础上,加化瘀涤痰药物,制成院内制剂益脑安胶囊,在广东省中医院临床治疗癫痫 10 多年。对 57 例西医治疗不理想的患者在加用益脑安胶囊治疗后效果优于单纯西药治疗组;益脑安胶囊联合抗癫痫发作药治疗,在提高颞叶癫痫病灶切除术后患者的生活质量评分、减少癫痫发作次数及改善脑电图变化方面,临床效果明显优于单纯抗癫痫发作药治疗,无药物副作用或不良事件,提示益脑安胶囊的联合治疗具有较好的安全性。

（4）张士卿教授治疗癫痫方药推荐

方剂名称:平痫冲剂

方剂组成:天麻10g、石菖蒲10g、郁金10g、代赭石10g、胆南星10g、丹参10g、僵蚕10g、白芍10g。

适应证:儿童癫痫。

研究证据:2004—2007年甘肃中医学院附属医院中医儿科门诊62例,平痫汤每日1剂,分早晚2次温服,连服28日为1个疗程,停药3~5日,开始第2个疗程治疗。服药后以每3个疗程为单位计算癫痫发作次数,服药6个疗程后开始作为疗效判断起始点,服药2年后总结临床疗效。总有效率达71.0%,其中完全控制率为17.7%,显效率为30.6%,有效率为22.6%,整个治疗过程未出现不良反应。

（5）王松龄教授治疗癫痫方药推荐

药物名称:平痫胶囊

药物组成:天麻12g、钩藤20g、僵蚕20g、全蝎8g、蜈蚣2条、蝉蜕12g、地龙10g、海马6g、胆南星10g、磁石15g、琥珀8g、石膏16g、滑石20g、石菖蒲9g、远志9g、白豆蔻6g、沉香6g、薄荷根10g、人参8g、紫河车10g、当归10g、川芎8g、白马蹄12g、柿霜30g。

药物制法:钩藤、蝉蜕、磁石、生石膏、滑石、石菖蒲、远志、沉香加水共煎3次,浓缩为清膏,烘干,与余药共粉碎过120目筛,装0号胶囊。

服用方法:每次3粒,每日3次,于三餐时面汤送服。

适应证:难治性癫痫。

研究证据:采用随机对照试验设计,观察治疗癫痫104例,试验组口服平痫胶囊,对照组口服苯妥英钠,2个月为1个疗程,连用治疗1~3个疗程。两组服药期间均停用其他抗癫痫的中西药物。两组综合疗效比较,试验组52例,总有效率为90.36%,对照组52例,总有效率为55.76%。经统计学处理,组间疗效差异有显著性($P < 0.01$)。试验治疗后脑电图总有效率为71.14%;对照组经治疗后脑电图总有效率为37.45%。经统计学处理,u=3.44,$P < 0.01$,说明试验组脑电图改善明显优于对照组。试验组在治疗过程中未见明显副作用,其中27例患者治疗前后的肝肾功能检查均在正常范围。仅个别患者稍有便溏,但不影响继续服药。对照组发生肝损害4例。

2. 名老中医针灸治疗癫痫方案推荐

（1）田从豁教授治疗癫痫的方案推荐:田从豁教授认为癫痫虚实夹杂,以风、火、痰、瘀、惊为主要病因,导致督脉功能失常,元神失守,脑髓失衡;并确定通督调神的治疗原则,以大椎、陶道、长强为经验穴,配合具体辨证选穴治疗。主张疾病分期治疗,发作期醒神开窍,间歇期通督调神。

穴位配伍:百会风府督脉

刺法与注意事项:成人多选用1~1.5寸毫针,百会采用丛刺法,风府进针不超过1寸,其他督脉穴位从大椎穴处开始进针,将针刺入皮下棘突上方,进而沿督脉循行向上平刺进针1.5寸,将针尖刺入棘间韧带中,至硬脊膜效果最好,患者有强烈的针感。若患者为儿童,则选用1寸毫针,针刺深度稍浅。此外,癫痫为顽疾,邪气入深,留针时间长则效果更佳,每个患者应留针 1 小时。但对于临床表现为小发作或儿童患者,则留针时间不超过 0.5 小时或不留针。在针灸治疗的同时配合中药效果更佳。

研究证据:指导思想、选穴及针法来源于 60 余年临床经验总结,田从豁教授治疗癫痫在减轻其发作的频率和症状、减少抗癫痫发作药的用量上积累了丰富的经验。

(2)吴旭教授治疗小儿癫痫方案:吴旭教授治疗小儿癫痫擅于从痰论治,通过针刺和温灸来化痰息风,从而达到安神、平阴阳的目的。吴老传承"澄江针灸学派",在临床治疗过程中,强调疗效的关键为"守神"和"治神",在儿童针灸时,常嘱患儿家属哄患儿呈睡眠状态或静息状态,呈闭目"养神"之意。

穴位配伍:四神针四关穴足三里

刺法与注意事项:常选用艾灸,取穴足三里(双侧),采取温针法治疗小儿癫痫,而四神针是治疗神志疾病的经验效穴,选取头部或督脉附近验穴来达"通督"的作用。开"四关穴""通达阴阳跷脉"是以"平阴阳"为目的。重视因人制宜,不同癫痫患者病情轻重缓急不同,需辨证论治,针刺取穴可随症加减。且认为起居调摄、家庭防护在癫痫的预防中至关重要。

研究证据:在吴旭教授门诊的抗癫痫治疗中,针灸疗法的介入能明显减少抗癫痫发作药的剂量和毒副作用以及患者癫痫发作的频率。典型验案显示:每周针刺 3 次,3 个月为 1 个疗程,治疗 10 次后,发作次数明显减少,3 个月基本未再发作,并逐渐停抗癫痫发作药,继续针灸治疗 1 年未再发作。

(3)刘开运教授"特色小儿推拿"方案推荐:刘开运教授的"刘开运特色小儿推拿"作为湖南湘西武陵山区域具有民族特色的传统医疗技术之一和我国小儿推拿流派主要代表之一,其以特色鲜明的"五经"推法及奇特的疗效是湘西地区宝贵的非物质文化遗产。

推拿处方来源:临床治疗经验总结

手法部位:小儿推拿核心是"推五经",是指五个腧穴,从拇指至小指的螺纹面分别称脾经、肝经、心经、肺经、肾经。推拿手法强调开门、关门之意。开门程序:开天门、推坎宫、推太阳、掐总筋、分阴阳,关门程序:拿按肩井,将开窍、关窍列为常规穴。

研究证据:通过典型病案分析发现患儿推拿 1 个疗程后意识状态清楚,发作频率明显减少,症状基本得以控制,连续治疗 3 个疗程后随访未复发。且患儿家属容易接受,是一种无毒副作用的中医特色疗法,具有一定推广价值。

另外,近 10 年间中医药治疗癫痫的循证医学证据及治疗方案推荐均有进展,并于 2017 年形成并发布了《中医儿科临床诊疗指南·小儿癫痫(修订)》,提出小儿癫痫诊疗指南的范围、术语和定义、诊断、辨证、治疗、预防和调护,供中医儿科行业使用,为中医药研究和治疗癫痫提供了一定指导。

参 考 文 献

[1] 肖瑶,李振光,王净净,等. 基于文献研究的难治性癫痫中医证候要素分布 [J]. 湖南中医药大学学报,2018,38(12):1416-1420.

[2] 赵艳青,滕晶. 基于中医传承辅助平台系统癫痫的组方用药规律分析 [J]. 中医药信息,2015,32(3):91-93.

[3] 田茸,何乐,陈浩方,等.基于Canopy算法层次聚类对癫痫古方用药规律的研究分析[J].时珍国医国药,2016,27(11):2872-5872.

[4] 尹莲君,薛道金,黄涛,等.难治性癫痫的中医用药规律研究[J].广东药科大学学报,2020,36(3):431-435.

[5] 王坤,唐纯志,田小婷,等.基于数据挖掘技术分析针灸治疗癫痫病的选穴规律[J].辽宁中医杂志,2018,45(10):2017-2021.

[6] 齐城成,章新友,仵倚,等.穴位埋线法治疗癫痫病疗效的Meta分析[J].江西中医药大学学报,2016,28(2):32-35.

[7] 吴立群,蒋海琳,王富春.基于现代文献针刺治疗癫痫的同功穴规律分析[J].辽宁中医杂志,2018,45(9):1953-1956.

[8] 张媛,聂莉媛,张青,等.中医药治疗癫痫的系统评价[J].中华中医药杂志(原中国医药学报),2016,31(12):5266-5270.

[9] 聂莉媛,张青,王潇慧,等.中医药治疗成人癫痫的系统评价[J].中国中医急症,2015,24(4):569-617.

[10] 邓博文,罗晓舟,唐纯志,等.针刺治疗癫痫有效性的Meta分析[J].针刺研究,2018,43(4):263-268.

[11] 李柳,叶放,夏飞,等.周仲瑛从风痰辨治癫痫的临证思路与经验[J].中国中医基础医学杂志,2021,27(2):314-317.

[12] 张妮楠,周洪伟,林睿凡,等.基于临床诊疗数据的余瀛鳌先生治疗癫痫的通治方分析[J].中国实验方剂学杂志,2020,26(24):96-102.

[13] 华荣,黄燕,刘茂才,等.岭南名医林夏泉养血熄风、涤痰定痫法辨治癫痫的临床经验[J].广州中医药大学学报,2016,33(1):118-120..

[14] 高旅,刘丽娜,史正刚,等.张士卿教授治疗小儿癫痫经验探析[J].中国中西医结合儿科学,2020,12(6):473-476.

[15] 秦程高,张社峰,王伟民.王松龄教授治疗难治性癫痫经验.中医研究,2016,29(6):39-41.

[16] 王松龄,刘剑,吕建设."平痫散"治疗癫痫52例[J].中医研究,1995,8(2):41-43

[17] 王蕊,朱远,赵宏.田从豁病证结合治疗癫痫经验[J].中医杂志,2015,56(21):1817-1825.

[18] 阮韦韦,鲍超,李彦彩,等.吴旭教授从痰论治小儿癫痫的临床经验总结[J].临床与病理杂志,2018,38(9):2051-2054.

[19] 宿绍敏,李中正,贾元斌等.湘西刘氏推拿治疗小儿癫痫经验[J].湖南中医杂志,2016,32(9):42-43.

[20] 马融,刘振寰,张喜莲,等.中医儿科临床诊疗指南·小儿癫痫(修订)[J].中医儿科杂志,2017,13(6):1-6.

附录1　癫痫发作的分类（ILAE，1981年）

一、部分性发作（从一侧大脑半球开始）

1. 单纯部分性发作（无意识障碍）
   ◇ 运动症状的发作
   ◇ 躯体感觉性或特殊感觉症状的发作
   ◇ 有自主神经症状的发作
   ◇ 有精神症状的发作
2. 复杂部分性发作（伴有意识障碍）
   ◇ 单纯部分性发作起病，继而出现意识障碍
   ◇ 发作开始就有意识障碍
3. 部分性发作发展至全面性发作
   ◇ 单纯部分性发作发展至全面性发作
   ◇ 复杂部分性发作发展至全面性发作
   ◇ 单纯部分性发作发展成复杂部分性发作然后继发全面性发作

二、全身（全面）发作

1. 失神发作和不典型失神发作
2. 肌阵挛发作
3. 阵挛发作
4. 强直发作
5. 全面性强直阵挛发作
6. 失张力发作

三、不能分类的发作

因资料不充足或不完全以及迄今分类标准尚无法归类的发作。
1. 某些情况下发生的偶然或反复癫痫发作
2. 持久或反复发作（癫痫持续状态）

附录2　描述发作症状的术语（ILAE，2001年）

Ⅰ. 一般术语

1.0 症状学
有关症状和体征的语言学分支。

2.0 癫痫发作
癫痫的表现（过度的和/或超同步化），通常是脑神经元的自限性活动。

3.0 发作期
突然的神经系统病变，如卒中或一次癫痫发作。

4.0 癫痫
a）癫痫性疾病：一种慢性神经系统疾病，特点是反复的癫痫发作。

b）癫痫：存在慢性反复癫痫发作的疾病可以考虑癫痫性疾病。

5.0 局灶性（部分性的同义词）
发作开始症状表明或符合最初的活动为一侧大脑半球的局部。

6.0 全面性（双侧性的同义词）
发作开始症状表明或符合双侧大脑半球受累。

7.0 惊厥
惊厥是一个非常通俗的词（指英语 convulsion），指过度的异常的肌肉收缩，通常是双侧的，可以是持续性的也可以是间断性的。

Ⅱ. 描述癫痫发作症状的术语
除特别说明外，以下是针对发作的描述。

1.0 运动性
包含任何形态的肌肉运动。其运动形式可由肌肉收缩增强（正性）或减弱（负性）产生。

除非说明，下列术语是修饰"运动性发作"或"发作"的形容词，例如"强直运动发作或张力不全发作"。

1.1 基本的运动
单一形式的肌肉或一组肌肉的收缩，通常是刻板的，不能分解成一个以上的时相位（除强直-阵挛外）。

1.1.1 强直
肌肉收缩持续性增强，维持数秒至数分钟。

1.1.1.1 癫痫性痉挛（以前称婴儿痉挛）
躯体和近端肌肉突然屈曲，伸展或屈曲-伸展混在一起，维持时间一般比肌阵挛运动长，但是比强直发作短，大约1秒。有些可以表现做鬼脸、点头。癫痫性痉挛发作往往成串出现。

1.1.1.2 姿势性
姿势可以是双侧对称的也可以是不对称的（如击剑样姿势）。

1.1.1.2.1 转侧性
眼，头和/或躯干的持续的强迫性旋转或从中线偏向一侧。

1.1.1.2.2　肌张力不全

主动肌和拮抗肌同时持续收缩,引起手足徐动或扭曲运动,长时间产生异常姿势。

1.1.2　肌阵挛

单个或多个肌肉或肌群的突然、短暂的(＜ 100 毫秒)不自主收缩,可累及各个部位(轴 /近端肢体 / 远端)。

1.1.2.1　负性肌阵挛

张力性肌肉活动中断≤ 500 毫秒,其前没有肌阵挛的证据。

1.1.2.2　阵挛

同一组肌群有规律的长时间的肌阵挛,频率约2～3 次 /s,与节律性肌阵挛为同义词。

1.1.2.2.1　杰克逊发作

阵挛性运动通过一侧身体的邻近部位扩散。

1.1.3　强直 - 阵挛

强直后继发阵挛。也可以见到阵挛 - 强直 - 阵挛变异类型。

1.1.3.1　全面性强直 - 阵挛发作(同义词:双侧强直 - 阵挛发作,以前称大发作)

双侧对称性强直收缩,然后双侧躯体肌肉的阵挛性收缩,常伴有自主神经的表现。

1.1.4　失张力

先前并未出现肌阵挛或强直事件,肌肉的紧张性突然丧失或降低,持续 1～2 秒或更长,累及头、躯干、下颌或四肢肌肉。

1.1.5　起立不能

由于失张力、肌阵挛或强直机制引起直立姿势的丧失。同义词:跌倒发作。

1.1.6　同步性

身体各部位的运动性事件在相同时间以相同频率出现。

1.2　自动症

多少有些协调的、重复的运动性活动,常在认知损伤时出现,事后患者对此不能回忆。自动症常类似于自发运动,可以包括一些发作前正在进行的活动的不适当的继续。

以下一些形容词通常用来修饰“自动症”。

1.2.1　口咽部

咂唇、噘嘴、咀嚼,舔,磨牙或吞咽。

1.2.2　模仿性

面部表情提示为某种情绪状态,常常是恐惧。

1.2.3　手或脚的活动

(1)主要是单侧或双侧远端肢体。

(2)摸索、敲打、拨弄活动。

1.2.4　手势

常常是单侧的。

(1)用手指向自己或周围环境的摸索或探测性运动。

(2)类似于想要用语言表达紧张情绪的动作。

1.2.5　运动过度

(1)主要累及近端或轴的肌肉,引起不规则的划圈样运动,踏步、髋部前冲、摇动运动。

（2）正在运动的频率增加，或不适当的快速操作运动。

1.2.6　运动减少

正在进行的运动性活动的幅度或频率减少。

1.2.7　语言障碍

损伤仅累及语言，没有明显的原发性运动或感觉通路受累，表现为语言理解损伤、不能命名、语言错乱、或上述的联合。

1.2.8　失用

尽管运动和感觉系统保持通畅，并有适当的理解与合作，但不能执行自发的或模仿的学习性运动。

1.2.9　发笑

暴发性的大笑或傻笑，常没有适当的情感内容。

1.2.10　大哭

暴发性的哭。

1.2.11　发声

单次或重复性发出咕哝或尖叫声。

1.2.12　语言

单次或重复的发出词、短语或短句声。

1.2.13　自发性

刻板的，仅累及自身，脱离环境的影响。

1.2.14　反应性

不是刻板的，涉及自身以外，受环境的影响。

2.0　非运动性

2.1　先兆

患者主观感觉到的发作迹象，可以在明显的发作之前出现；如果仅有主观感觉，可以构成一次感觉性发作。

2.2　感觉性

并非由外部的适当刺激引起的某种知觉性体验。修饰"发作"或"先兆"。

2.2.1　基本感觉

单一的未加修饰的原始感觉模式，包括躯体感觉、视觉、听觉、嗅觉、味觉、内脏觉或头部感觉。

2.2.1.1　躯体感觉

包括针刺、麻木、电击感、疼痛、运动感觉或渴望运动的感觉。

2.2.1.2　视觉

闪光或闪烁的光、斑点、简单的图形、暗点或黑矇。

2.2.1.3　听觉

蜂鸣声、鼓声或单一的音调。

2.2.1.4　嗅觉

通常是令人不愉快的气味。

2.2.1.5　味觉

味道感包括酸、苦、咸、甜或金属味。

2.2.1.6 上腹部的

上腹部不适,包括恶心、空虚、紧束、搅动、波动、不适、疼痛和饥饿感,感觉可以上升到胸或咽喉部。某些表现反映了发作期自主神经功能障碍。

2.2.1.7 头部的

头部的感觉,如头部发轻、刺痛或头痛。

2.2.1.8 自主神经的

与自主神经系统受累一致感觉,包括心血管、胃肠道、汗腺运动神经和体温调节功能(如:自主神经性先兆,自主神经性发作)。

2.2.2 体验性的

情感、记忆或各种知觉成分包括错觉或幻觉;这些现象可以单独或联合出现。也包括人格解体感觉。这些现象有主观的,类似生活中的体验,但是患者知道并不是存在实际生活中。

2.2.2.1 情感性的

包括恐惧、忧郁、快乐和生气(罕见)。

2.2.2.2 记忆的

发作期记忆障碍,如熟悉感(déjà-vu)和陌生感(jamais-vu)。

2.2.2.3 幻觉的

没有相应的外部刺激而产生的各种知觉,包括视觉、听觉、躯体感觉、嗅觉和/或味觉现象。如"听到"和"看到"有人谈话。

2.2.2.4 错觉的

实际知觉的改变,包括视觉、听觉、躯体感觉、嗅觉和/或味觉系统。

2.3 认知障碍

本术语描述下列事件:认知障碍是主要的或非常明显的特征;涉及下列 2 个或更多的认知表现;或这些表现的原因仍然不确定。

认知的表现:

- 知觉:感觉信息的象征性概念(反映客观事物的整体形象和表面联系的心理过程)。
- 注意:对主要知觉或任务的适当选择。
- 情绪:知觉的适当情感意义(人从事某种活动时产生的兴奋心理状态)。
- 记忆:储存和提取知觉和概念的能力。
- 执行功能:对后果的预料、选择、监测以及运动功能的启动,包括行为和语言。

3.0 自主神经事件

3.1 自主神经性先兆

累及自主神经系统的感觉,包括心血管、胃肠道、汗腺运动、血管运动和体温调节功能。

3.2 自主神经性发作

一种客观证实的明显的自主神经系统功能改变,累及心血管、瞳孔、胃肠道、汗腺运动、血管运动和体温调节功能。

4.0 躯体特定区的修饰

4.1 单侧化(偏利)

4.1.1　一侧性

运动、感觉或自主神经表现完全或主要累及一侧。

偏侧：用于其他描述性的前缀，如偏侧阵挛。

4.1.2　全面性（双侧性）

运动、基本感觉或自主神经表现完全或主要累及双侧。

运动表现进一步被修饰为：

4.1.2.1　非对称

两侧的行为在量和／或分布上明显不同。

4.1.2.2　对称的

两侧的行为在性质和／或分布上相同。

4.2　身体部分

指受累区域如上肢、下肢、面部、躯干和其他。

4.3　中心性

修饰性描述近端至身体的轴。

4.3.1　轴性

累及躯干，包括颈部。

4.3.2　近端肢体

主要受累从肩、髋，到腕、踝。

4.3.3　远端肢体

累及手指、手、足趾和／或脚。

5.0　发作次数的修饰和描述

以下列出常用的术语有形容词、名词、动词。

5.1　发病率

在一段时间内癫痫发作的次数，或单位时间内发作的天数。

5.1.1　规律的，不规律的

事件之间的间隔一致（不一致）或可预期（不可预期，混乱的）。

5.1.2　丛集性（簇）

1）名词：指定时间内（一般指一天或几天）发作的发生率超过该患者过去一个较长时间内发生率的平均数。

2）动词：上述发生率的变化。

5.1.3　诱发因素

一过性的或者散发性的能够增加慢性癫痫患者发作频率的内源或者外源性因素，或者他们在没有癫痫的易感个体中诱发发作。

5.1.3.1　反应性

伴有一过性的系统紊乱如并发疾病、睡眠丧失或情绪紧张。

5.1.3.2　反射性

总是由特殊的传入性刺激或患者的活动诱发。传入性刺激可以是：基本的即无结构的（闪光、惊跳、单音）或复杂的即结构性刺激。活动可以是基本的如运动、复杂的如认知功能

（阅读、下棋）或二者兼之（如大声朗读）。

5.2 状态依赖性
完全或主要出现在困倦、睡眠或觉醒等不同阶段。

5.3 月经的
发作完全或主要出现在月经周期的某一阶段。

6.0 持续时间
发作表现从开始（如先兆）到感觉或观察到的发作活动结束的时间。不包括非特异性的发作前驱期或发作后状态。

6.1 癫痫持续状态
一次发作的发作期症状没有停止，而且持续时间已经远远超过这类发作类型的大多数患者；或者反复的发作，在发作间期，患者的意识状态没有恢复到基线水平。

7.0 严重性
对观察者和患者陈述的发作进行多方面判断。观察判断的主要内容包括：发作持续时间、运动累及的范围、发作时与外界交流的认知损伤程度、单位时间内最多发作次数。

患者的陈述还应该包括：外伤程度、情绪、社交及发作时言语的因果关系。

8.0 前驱症状
发作前的表现。一种客观或主观的临床改变，如局部有病的感觉或紊乱，其预示癫痫的发作的出现，但并不构成发作的一部分。

9.0 发作后现象
临床发作结束后出现或加重的中枢神经系统的一过性临床异常表现。

9.1 单侧麻痹
任何一侧性发作后的功能障碍。涉及运动、语言、躯体感觉和／或躯体整合功能，包括视觉、听觉或躯体感觉忽视现象。

9.2 非侧化现象
认知损伤、遗忘、精神病。

9.2.1 认知损伤
认知性操作减低，包括知觉、注意力、情绪、记忆、执行能力、操作和语言等其中一项或多项。

9.2.2 顺行性遗忘
不能回忆新近的事。

9.2.3 逆行性遗忘
不能回忆以前记忆的事。

9.2.4 精神病
在清醒、警觉状态下的人对外界的错误理解，包括情绪和社会性的思维障碍。

附录3　症状学发作分类

症状学发作分类(semiological seizure classification，SSC)

1. **先兆(aura)**
   躯体感觉性先兆(somatosensory aura)
   视觉性先兆(visual aura)
   听觉性先兆(auditory aura)
   嗅觉性先兆(olfactory aura)
   味觉性先兆(gustatory aura)
   自主神经性先兆(autonomic aura)
   腹部先兆(abdominal aura)
   精神性先兆(psychic aura)

2. **自主神经性发作(autonomic seizure)**
3. **愣神发作(dialeptic seizure)**

4. **运动性发作(motor seizure)**
   4.1 简单运动性发作(simple motor seizure)
   　肌阵挛
   　痫性痉挛
   　强直
   　阵挛
   　强直-阵挛
   　偏转
   4.2 复杂运动性(complex motor seizure)
   　自动运动性(automotor seizure)
   　过度运动性(hypermotor seizure)
   　发笑(gelastic seizure)
5. **特殊发作(special seizure)**
   失张力性发作(atonic seizure)
   失立性发作(astatic seizure)
   少动性发作(hypomotor seizure)
   难动性发作(akinetic seizure)
   负性肌阵挛(negative myoclonic seizure)
   失语性发作(aphasic seizure)

附录4　新生儿癫痫发作的分类及诊断流程(ILAE，2021年)

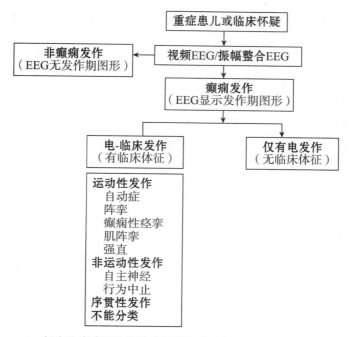

新生儿癫痫发作的分类及诊断流程(**ILAE，2021年**)

附录5　新生儿癫痫发作的诊断级别（ILAE,2021年）

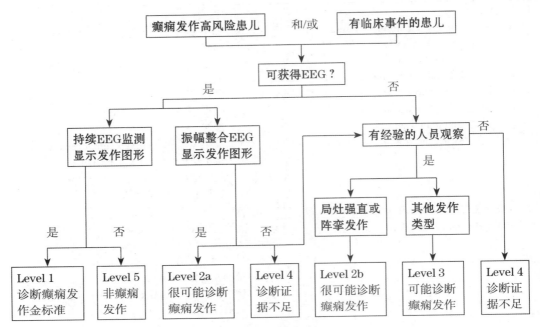

新生儿癫痫发作的诊断级别（ILAE,2021年）

附录6　癫痫和癫痫综合征的分类（1989年）

癫痫和癫痫综合征的分类（1989年）

与部位相关（局灶性、限局性、部分性）的癫痫及综合征
　特发性（起病与年龄有关）
　　具有中央颞区棘波的良性儿童癫痫
　　具有枕叶暴发的儿童癫痫
　　原发性阅读性癫痫
　症状性
　　慢性进行性部分性癫痫持续状态
　　以特殊形式诱发发作为特征的综合征
　　颞叶癫痫
　　额叶癫痫
　　枕叶癫痫
　　顶叶癫痫
　隐源性

全面性癫痫和综合征

　特发性(按起病年龄次序列举)

　　良性家族性新生儿惊厥

　　良性新生儿惊厥

　　良性婴儿肌阵挛癫痫

　　儿童失神癫痫

　　青少年失神癫痫

　　青少年肌阵挛癫痫

　　觉醒时大发作的癫痫

　　其他全面性特发性癫痫

　　以特殊状态诱发发作的癫痫

　隐源性和/或症状性

　　West综合征

　　Lennox-Gastaut综合征

　　肌阵挛站立不能性癫痫

　　肌阵挛失神癫痫

　症状性

　　非特异性病因引起

　　　早期肌阵挛性脑病

　　　婴儿早期伴有暴发-抑制脑电图的癫痫性脑病

　　　其他症状性全面性癫痫

　特殊综合征

　　合并于其他疾病的癫痫发作,包括有发作及以发作为主要症状的疾病

不能明确为局灶性还是全面性的癫痫和癫痫综合征

　兼有全面性和局灶性发作的癫痫

　　新生儿惊厥

　　婴儿严重肌阵挛性癫痫

　　慢波睡眠期持续性棘慢波的癫痫

　　获得性癫痫性失语(Landau-Kleffner综合征)

　　其他不能确定的癫痫

　没有明确的全面性或局灶性特征的癫痫

特殊综合征

　　热性惊厥

　　孤立稀少的发作或孤立的癫痫状态

　　仅由于急性代谢性或中毒性事件的发作,如酒精、药物、子痫、非酮性高血糖等因素而引起的发作

附录7　ILAE癫痫和癫痫综合征分类（2010年）

ILAE癫痫综合征和其他癫痫（2010年）

按起病年龄排列的癫痫综合征

　新生儿期

　　新生儿良性家族性癫痫（BFNE）

　　早期肌阵挛脑病（EME）

　　大田原综合征

　婴儿期

　　游走性局灶性发作的婴儿癫痫

　　West综合征

　　婴儿肌阵挛癫痫（MEI）

　　婴儿良性癫痫

　　婴儿良性家族性癫痫

　　Dravet综合征

　　非进展性疾病中肌阵挛脑病

　儿童期

　　热性发作附加症（FS+）（可始于婴儿期）

　　Panayiotopoulos综合征

　　肌阵挛失张力（以前称站立不能性）癫痫

　　良性癫痫伴中央颞区棘波（BECTS）

　　常染色体显性遗传夜发额叶癫痫（ADNFLE）

　　晚发性儿童枕叶癫痫（Gastaut型）

　　肌阵挛失神癫痫

　　Lennox-Gastaut综合征

　　伴睡眠期持续棘-慢波（CSWS）的癫痫性脑病

　　Landau-Kleffner综合征（LKS）

　　儿童失神癫痫（CAE）

　青少年-成年期

　　青少年失神癫痫（JAE）

　　青少年肌阵挛癫痫（JME）

　　仅有全面强直-阵挛发作的癫痫

　　进行性肌阵挛癫痫（PME）

　　伴有听觉表现的常染色体显性遗传性癫痫（ADEAF）

　　其他家族性颞叶癫痫

　起病年龄可变的癫痫

　　不同起源部位的家族性局灶性癫痫（儿童至成人）

　　反射性癫痫

　其他一组癫痫（constellations）

　　伴有海马硬化的颞叶内侧癫痫（MTLE伴HS）

Rasmussen综合征

伴下丘脑错构瘤的发笑性发作

偏身惊厥-偏瘫性癫痫

不符合上述任何诊断类型的癫痫[可首先根据是否存在已知的结构或代谢异常（推测的原因）]，然后根据发作起始的主要形式（全面性或局灶性）

脑结构-代谢异常所致的癫痫

皮质发育畸形（半侧巨脑回，灰质异位等）

神经皮肤综合征（结节性硬化，Sturge-Weber综合征等）

肿瘤

感染

创伤

血管瘤

围产期损伤

卒中等

原因不明的癫痫

有癫痫发作，但传统上本身不诊断为一种癫痫的情况

良性新生儿惊厥（BNS）

热性发作（FS）

附录8　ILAE癫痫综合征的分类（2022年）

ILAE癫痫综合征的分类（2022年）

新生儿及婴儿期起病的癫痫综合征

自限性癫痫综合征

自限性（家族性）新生儿癫痫（SeLNE）

自限性（家族性）婴儿癫痫（SeLIE）

自限性（家族性）新生儿-婴儿癫痫（SeLNIE）

遗传性癫痫伴热性惊厥附加症（GEFS+）

婴儿肌阵挛癫痫（MEI）

发育性癫痫性脑病（DEE）

早发婴儿发育性癫痫性脑病（EIDEE）

婴儿癫痫伴游走性局灶性发作（EIMFS）

婴儿癫痫性痉挛综合征（IESS）

Dravet综合征（DS）

病因特异性癫痫性脑病

KCNQ2-发育性癫痫性脑病（*KCNQ2*-DEE）

吡哆醇依赖性发育性癫痫性脑病（*ALDH7A1*-DEE）

*5'*磷酸吡哆醇缺陷性发育性癫痫性脑病（*PNPO*-DEE）

CDKL5-发育性癫痫性脑病（*CDKL5*-DEE）

原钙黏蛋白19簇集性癫痫（*PCDH19*簇集性癫痫）

葡萄糖转运子Ⅰ缺陷综合征（GLUT1DS）

Sturge-Weber综合征（SWS）

伴下丘脑错构瘤的痴笑性发作（GS-HH）

儿童期起病的癫痫综合征

　自限性局灶性癫痫综合征

　　自限性癫痫伴中央颞区棘波（SeLECTS）

　　自限性癫痫伴自主神经症状（SeLEAS）

　　儿童枕叶视觉癫痫（COVE）

　　光敏性枕叶癫痫（POLE）

　遗传性全面性癫痫综合征

　　儿童失神癫痫（CAE）

　　眼睑肌阵挛癫痫（EEM）

　　肌阵挛失神癫痫（EMA）

　发育性癫痫性脑病或癫痫性脑病

　　肌阵挛失张力癫痫（EMAtS）

　　Lennox-Gastaut综合征（LGS）

发育性癫痫性脑病伴睡眠期棘波活化（DEE-SWAS）及癫痫性脑病伴睡眠期棘波活化（EE-SWAS）

　　热性感染相关性癫痫综合征（FIRES）

　　半侧惊厥-偏瘫-癫痫综合征（HHE）

起病年龄可变的癫痫综合征

　具有多基因遗传病因的全面性癫痫综合征

　　青少年失神癫痫（JAE）

　　青少年肌阵挛癫痫（JME）

　　仅有全面强直-阵挛发作的癫痫

　推定为复杂遗传的自限性局灶性癫痫综合征

　　儿童枕叶视觉癫痫（COVE）

　　光敏性枕叶癫痫（POLE）

　具有遗传性、结构性或遗传-结构性病因的局灶性癫痫综合征

　　睡眠相关过度运动性癫痫（SHE）

　　家族性内侧颞叶癫痫（FMTLE）

　　伴可变起源的家族性局灶性癫痫（FFEVF）

　　伴听觉特征的癫痫（EAF）

　病因特异性癫痫综合征

　　伴海马硬化的内侧颞叶癫痫（MTLE-HS）

　　Rasmussen综合征（RS）

　具有多基因遗传病因的兼有全面性及局灶性的癫痫综合征

　　阅读诱发的癫痫（EwRIS）

　伴发育性脑病、癫痫性脑病或两者兼具的癫痫综合征以及伴进行性神经系统恶化的癫痫综合征

　　进行性肌阵挛癫痫（PME）

　　热性感染相关性癫痫综合征（FIRES）

特发性全面性癫痫综合征（IGE）

  儿童失神癫痫（CAE）

  青少年失神癫痫（JAE）

  青少年肌阵挛癫痫（JME）

  仅有全面强直阵挛发作的癫痫（GTCA）

附录9　癫痫综合征相关致病基因

癫痫综合征	基因名	编码蛋白	遗传模式
良性家族性新生儿癫痫（BFNE）	KCNQ2	电压门控钾离子通道的亚单位	AD
	KCNQ3	电压门控钾离子通道的亚单位	AD
良性家族性新生儿婴儿癫痫（BFNIE）	SCN2A	电压门控钠离子通道的亚单位	AD
良性家族性婴儿癫痫（BFIE）	PRRT2	富含脯氨酸的跨膜蛋白2	AD
	SCN2A	电压门控钠离子通道的亚单位	AD
	SCN8A	电压门控钠离子通道的亚单位	AD
遗传性癫痫伴热性惊厥附加症（GEFS+）	SCN1A	电压门控钠离子通道的亚单位	AD
	SCN1B	电压门控钠离子通道的亚单位	AD/AR
	GABRG2	GABAa受体亚单位	AD
	STX1B	突触融合蛋白1B	AD
大田原综合征	STXBP1（30%）	突触融合蛋白结合蛋白1	AD
	KCNQ2（20%）	电压门控钾离子通道的亚单位	AD
	SCN2A（10%）	电压门控钠离子通道的亚单位	AD
	GNAO1	鸟嘌呤核苷酸结合蛋白，α-活化活性多肽O	AD
	KCNT1	电压门控钾离子通道的亚单位	AD
	SCN8A	电压门控钠离子通道的亚单位	AD
	SIK1	盐诱导激酶1	AD
	AARS	丙氨酰tRNA合成酶1	AR
	BRAT1	BRACT1相关ATM激活剂1	AR
	CACNA2D2	电压依赖钙离子通道α2/δ亚基2	AR
	NECAP1	NECAP胞吞相关蛋白1	AR
	PIGQ	磷脂酰肌醇聚糖锚生物合成Q类蛋白	AR
	SLC25A22	溶质载体家族25，成员22	AR

癫痫综合征	基因名	编码蛋白	遗传模式
大田原综合征	*ARX*	无芒相关同源框	XR
	PIGA	磷脂酰肌醇聚糖锚生物合成A类蛋白	XR
早期肌阵挛性脑病	*SETBP1*	SET结合蛋白1	AD
	SIK1	盐诱导激酶1	AD
	SLC25A22	溶质载体家族25亚组,成员22	AR
	PIGA	磷脂酰肌醇聚糖锚生物合成A类蛋白	XR
婴儿痉挛症	*STXBP1*（2%）	突触融合蛋白结合蛋白1	AD
	CHD2	染色质域解旋酶DNA结合蛋白2	AD
	DNM1	动力蛋白1	AD
	FOXG1	叉头样转录因子G1	AD
	GABRA1	GABAa受体亚单位	AD
	GABRB3	GABAa受体亚单位	AD
	GABRG2	GABAa受体亚单位	AD
	GNAO1	鸟嘌呤核苷酸结合蛋白	AD
	GRIN1	谷氨酸受体,N甲基D天冬氨酸亚基1	AD
	GRIN2A	n-甲基-d-天冬氨酸受体2A亚基	AD
	GRIN2B	n-甲基-d-天冬氨酸受体2B亚基	AD
	HCN1	超极化激活环状核苷酸门控钾通道1	AD
	KCNA2	电压门控钾离子通道的亚单位	AD
	KCNT1	电压门控钾离子通道的亚单位	AD
	MAGI2	膜相关的鸟苷酸激酶,包含WW和PDZ结构域2	AD
	MEF2C	MADS BOX转录增强因子2,多肽C	AD
	NDP	Norrin胱氨酸结生长因子	AD
	PTEN	磷酸酶和张力蛋白同源物	AD
	SCA2	脊髓小脑共济失调2	AD
	SPTAN1	α非红细胞血影蛋白1	AD
	SETBP1	SET结合蛋白1	AD
	SIK1	盐诱导激酶1	AD
	SCN1A	电压门控钠离子通道的亚单位	AD
	SCN1B	电压门控钠离子通道的亚单位	AD
	SCN2A	电压门控钠离子通道的亚单位	AD
	SCN8A	电压门控钠离子通道的亚单位	AD
	SCN9A	电压门控钠离子通道的亚单位	AD

癫痫综合征	基因名	编码蛋白	遗传模式
婴儿痉挛症	TCF4	转录因子4	AD
	TSC1	结节性硬化症1	AD
	TSC2	结节性硬化症2	AD
	IRF2BPL	干扰素调节因子2结合蛋白成员	AD
	DOCK7	胞质分裂分裂器7	AR
	NRXN1	轴突蛋白1	AR
	PIGN	磷脂酰肌醇聚糖锚生物合成N类蛋白	AR
	PIGP	磷脂酰肌醇聚糖锚生物合成P类蛋白	AR
	PIGQ	磷脂酰肌醇聚糖锚生物合成Q类蛋白	AR
	PIGS	磷脂酰肌醇聚糖锚生物合成S类蛋白	AR
	PLCB1	磷脂酶C，β1	AR
	SLC25A22	溶质载体家族25亚组，成员22	AR
	ST3GAL3	ST3 β半乳糖苷α2，3-涎酸转移酶3	AR
	TBC1D24	TBC1结构域家族成员24	AR
	WWOX	含有氧化还原酶的WW结构域蛋白	AR
	CDKL5	细胞周期素依赖性激酶样5	XD
	ARX	无芒相关同源框	XR
	PIGA	磷脂酰肌醇聚糖锚生物合成A类蛋白	XR
	ALG13	尿苷二磷酸核苷酸-N乙酰氨基葡萄糖糖基转移酶	XL
Dravet综合征	SCN1A（80%）	电压门控钠离子通道的亚单位	AD
	CHD2	染色质域解旋酶DNA结合蛋白2	AD
	HCN1	超极化激活环状核苷酸门控钾通道1	AD
	GABRA1	GABAa受体亚单位	AD
	GABRB3	GABAa受体亚单位	AD
	GABRG2	GABAa受体亚单位	AD
	KCNA2	电压门控钾离子通道的亚单位	AD
	SCN1B	电压门控钠离子通道的亚单位	AD
	SCN2A	电压门控钠离子通道的亚单位	AD
	SCN8A	电压门控钠离子通道的亚单位	AD
	SCN9A	电压门控钠离子通道的亚单位	AD
	STXBP1	突触融合蛋白结合蛋白1	AD
	PCDH19	原钙黏蛋白19	XL

续表

癫痫综合征	基因名	编码蛋白	遗传模式
婴儿癫痫伴游走性局灶性发作（EIMFS）	KCNT1	电压门控钾离子通道的亚单位	AD
	SCN2A	电压门控钠离子通道的亚单位	AD
	SCN1A	电压门控钠离子通道的亚单位	AD
	GABRA1	GABA$_A$受体亚单位	AD
	GABRB1	GABA$_A$受体亚单位	AD
	GABRB3	GABA$_A$受体亚单位	AD
	HCN1	超极化激活环状核苷酸门控钾通道1	AD
	KCNQ2	电压门控钾离子通道的亚单位	AD
	SCN8A	电压门控钠离子通道的亚单位	AD
	ATP1A3	ATP酶，Na$^+$/K$^+$转运，α-3多肽	AD
	AIMP1	氨基酰-tRNA合成酶复合物相互作用多功能蛋白1	AR
	BRAT1	BRCA1相关ATM激活剂1	AR
	ITPA	肌苷三磷酸酶	AR
	KARS	赖氨酰tRNA合成酶1	AR
	PLCB	磷脂酶C，β1	AR
	QARS	谷氨酰胺酰基tRNA合成酶	AR
	SLC12A5	溶质载体家族12亚组	AR
	SLC25A22	溶质载体家族25亚组，成员22	AR
	TBC1D24	TBC1结构域家族成员24	AR
	WWOX	含有氧化还原酶的WW结构域蛋白	AR
	CDKL5	细胞周期素依赖性激酶样5	XD
	SMC1A	染色体1A结构维持	XD
	PIGA	磷脂酰肌醇聚糖锚生物合成A类蛋白	XR
Lennox-Gastaut综合征	DNM1	动力蛋白1	AD
	GABRB3	GABA$_A$受体亚单位	AD
	GLI3	锌指转录因子	AD
	HNRNPU	高度保守的蛋白质，与RNA结合并介导其代谢和运输	AD
	SCN1A	电压门控钠离子通道的亚单位	AD
	SCN2A	电压门控钠离子通道的亚单位	AD
	SCN8A	电压门控钠离子通道的亚单位	AD
	STXBP1	突触融合蛋白结合蛋白1	AD
	MTOR	高度保守的蛋白激酶	AD

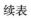

续表

癫痫综合征	基因名	编码蛋白	遗传模式
Lennox-Gastaut综合征	CACNA1A	电压门控钙通道α1A亚基蛋白	AD
	GRIN2B	N甲基D天冬氨酸受体NR2亚基	AD
	KCNQ3	电压门控钾离子通道的亚单位	AD
	CHD2	染色质解旋酶DNA结合蛋白2	AD
	IQSEC1	小GTP酶ARF6的鸟嘌呤核苷酸交换因子	AR
	IQSEC2	GTP结合蛋白ARF家族的一个鸟嘌呤核苷酸交换因子	XD
	CDKL5	细胞周期素依赖性激酶样5	XD
	ALG13	尿苷二磷酸核苷酸-N乙酰氨基葡萄糖糖基转移酶	XL
	FLNA	丝蛋白A	XD
肌阵挛失张力癫痫（Doose综合征）	SCN1A	电压门控钠离子通道的亚单位	AD
	SCN2A	电压门控钠离子通道的亚单位	AD
	SCN1B	电压门控钠离子通道的亚单位	AD
	SYNGAP1	脑特异性突触Ras GTP酶激活蛋白,为N甲基D天冬氨酸受体复合体的成员	AD
	KCNA2	电压门控钾离子通道的亚单位	AD
	KCNB1	电压门控钾离子通道的亚单位	AD
	ASH1L	参与染色质表观遗传修饰的组蛋白甲基转移酶	AD
	GABRG2	GABAa受体亚单位	AD
	SLC2A1	葡萄糖转运蛋白1	AD
	CHD2	染色质域解旋酶DNA结合蛋白2	AD
	CHD4	含有染色体结构域的蛋白,催化ATP依赖的染色质重塑	AD
	SLC6A1	电压依赖性γ-氨基丁酸转运蛋白1	AD
	STX1B	电压门控钠离子通道的亚单位	AD
	SMARCA2	SWI/SNF ATP依赖的染色质重塑复合物的核心催化单元	AD
	MECP2	染色质相关蛋白,激活和抑制转录	XL
	NEXMIF	神经突延伸相关的X连锁的智力残疾蛋白	XD
癫痫失语谱系疾病（ESES/CSWS/LKS/ABPE）	GRIN2A	N甲基D天冬氨酸（NMDA）受体	AD
	SCN2A	电压门控钠离子通道的亚单位	AD
	KCNB1	电压门控钾离子通道的亚单位	AD
	KCNA2	电压门控钾离子通道的亚单位	AD

续表

癫痫综合征	基因名	编码蛋白	遗传模式
癫痫失语谱系疾病（ESES/CSWS/LKS/ABPE）	KCNQ2	电压门控钾离子通道的亚单位	AD
	ATN1	保守的参与核信号转导的转录辅阻遏因子	AD
	OPA3	线粒体外膜脂质代谢调节剂	AD/AR
	SLC6A1	γ-氨基丁酸（GABA）转运体	AD
	RARS2	线粒体精氨酸tRNA合成酶	AR
	HIVEP2	与各种基因的NFKB位点结合的转录因子	AD
	CNKSR2	中枢神经系统中神经元突触后密度（PSD）的一部分支架和适配器蛋白	XL
	SRPX2	Sushi重复蛋白	XL
	SLC9A6	单价钠选择性钠/氢交换器（NHE）	XL
眼睑肌阵挛伴失神癫痫	SYNGAP1	脑特异性突触Ras GTP酶激活蛋白，为N甲基D天冬氨酸受体复合体的成员	AD
	RORB	核受体-维生素A相关孤独受体β（RORβ）	AD
	CHD2	染色质域解旋酶DNA结合蛋白2	AD
	NEXMIF	神经突延伸相关的X连锁的智力残疾蛋白	XD
进行性肌阵挛癫痫（PME）	GOSR2	高尔基SNAP受体复合体成员2	AR
	ASAH1	溶酶体酸性神经酰胺酶	AR
	KCNC1	钾离子电压门控通道亚家族C成员	AD
	TBC1D24	TBC1结构域家族成员24	AR
	SCARB2	溶酶体膜2型蛋白	AR
	PRICKLE1	细胞极性信号通路的核心成员	AR
	CARS2	线粒体半胱氨酰-tRNA合成酶2	AR
	SERPINI1	丝氨酸蛋白酶抑制剂	AD
	PTT1	棕榈酰蛋白硫酯酶1	AR
	TPP1	三肽基肽酶1	AR
	CLN3	Battenin	AR
	DNAJC5	热休克蛋白家族成员C5	AD
	CLN5	CLN蛋白5	AR
	CLN6	CLN蛋白6	AR
	MFSD8	溶酶体膜蛋白	AR
	CLN8	CLN蛋白8	AR
	CTSD	组织蛋白酶D	AR

癫痫综合征	基因名	编码蛋白	遗传模式
进行性肌阵挛癫痫（PME）	*GRN*	颗粒体蛋白	AR
	ATP13A2	溶酶体P5型ATP水解酶	AR
	CTSF	组织蛋白酶F	AR
	KCTD7	钾通道四聚体结构域包含蛋白7	AR

注：ABPE，不典型部分性良性癫痫；CLN，神经元蜡样质脂褐质沉积症；CSWS，癫痫伴慢波睡眠期持续棘慢波；ESES，睡眠期癫痫性电持续状态；LKS，Landau-Kleffner综合征；AD，常染色体显性遗传；AR，常染色体隐性遗传；XL，X连锁遗传；XD，X连锁显性遗传；XR，X连锁隐性遗传。